죽음은 직선이 아니다

죽음은 직선이 아니다

암, 도전, 진화 그리고
삶과 죽음에 대한 매혹적인 탐구

김
범
석   지
음

흐름출판

일러두기

1. 단행본은《 》로, 신문이나 잡지, 영화, 방송 프로그램 등은 〈 〉로 표기했다.
2. 각주는 독자들의 이해를 돕기 위해 저자가 단 것이다.
3. 문헌 출처는 번호를 달아 미주로 처리했다.
4. 국립국어원 표준어 규정 및 외래어 표기법을 따르되, 일부는 관례와 원어 발음을
   존중해 그에 따랐다.

아버지의 죽음, 그리고 질문들

당신이 기억하는 첫 번째 죽음은 무엇인가? 나의 경우에는 아버지의 죽음이다.

아버지에 대한 기억의 한 조각은 목욕탕으로 거슬러 올라간다. 집마다 샤워 시설이 갖춰져 있지 않던 시절, 일요일에 목욕탕에 가는 것은 우리 집 행사였다. 어머니는 어린 나를 여탕에 데리고 가셨다. 서너 살 때까지는 여탕인지 남탕인지 구분도 못 했고 기억도 안 났지만, 어느 순간부터는 여탕에 가는 일이 곤혹스러웠다. 국민학교에 들어가면서부터 여탕은 확실히 불편했다. 동네와 학교에 아는 여자아이들이 생기기 시작했는데, 혹시라도 그 아이를 만날까 봐 걱정됐다. 남자와 여자는 다르다는 분별도 하게 되었고, 나는 어엿한 남자라는 자의식이 생겼는데 여탕이라니.

하지만 어머니는 이런 내 마음은 아랑곳없이 나를 계속 여탕에 데리고 가셨다. "이 애는 다 커서 남탕에 가야 해요"라며 여탕 출입구를 막아서는 주인아주머니에게 어머니는 "애가 키만 크지 아직 학교에 들어가지 않았어요"라며 거짓말을 하셨다. "아니에요. 저 국민학생이에요"라고 항변하며 안 들어가겠다는 나의 등짝을 때리고 어머니는 나를 여탕으로 몰고 가셨다. 다행히 같은 반 여자 아이를 한번도 만나진 않았지만 지금도 그때를 생각하면 창피하다.

어머니가 이렇게 하신 데는 나름 이유가 있었다. 어머니가 목욕탕에서 가장 중요하게 여긴 것은 '때밀기'였다. 탕에서 노곤해지도록 때를 불리고 나면, 빨간 이태리타월로 온몸이 새빨게질 때까지 벅벅 밀고 또 밀었다. 국숫발처럼 밀려 나오는 새까만 때를 보며 "까마귀가 형님이라고 부르겠다. 이렇게 해야 깨끗해진다"라고 하셨다. 어린 나에겐 그 모든 과정이 고통스럽고 창피했다.

반면 아버지와의 목욕은 달랐다. 아버지는 때를 밀지 않으셨다. 비누로 등을 살살 문질러주시고는 냉탕에서 마음껏 놀게 해주셨다. 어머니는 때를 '제대로' 밀지 않은 아버지를 타박했지만, 나는 아버지와의 목욕 시간이 편안하고 즐거웠다. 일요일에 어머니가 목욕탕에 가자고 하시면 나는 아버지께 애처로운 구원의 눈빛을 보냈고 그러면 아버지는 나를 데리고 목욕탕에 가주셨다. 그 시절, 아버지는 나의 피난처였다.

그러나 그 시간은 오래가지 않았다. 사춘기가 되면서 나는 아버지보다 친구들과 어울리는 것이 더 좋아졌다. 피난처가 필요 없어진 사춘기 남자아이에게 아버지가 들어올 공간은 크지 않았다.

일요일마다 목욕탕에 가자는 아버지의 제안을 거절하면서 어느 순간부터는 아버지와 목욕탕 가는 일은 없어졌다. 대신 독서실에 간다며 친구들과 놀러 다니기 바빴다. '공부 열심히 하라'는 말을 자주 하셨던 아버지에게 공부해야 한다는 핑계는 언제나 훌륭한 이유가 됐다. 목욕탕뿐만 아니라 청계산에 가자는 제안도, 친척 집에 가자는 제안도, 오랜만에 외식하자는 제안도, '공부해야 돼요'라는 말 한마디에 무력해졌다. 그렇게 아버지와 함께하는 시간은 점차 줄어들었다.

그러던 아버지가 폐암에 걸리셨다. 중학교 2학년 때였다. 처음에는 그저 수술을 받는다고만 들었다. 무슨 수술인지 물었지만 "애들은 몰라도 된다"고 하셨다. 아버지는 걱정 말고 공부나 열심히 하라고 하셨다. 나는 공부를 열심히 했고, 공부를 열심히 하는 만큼 아버지와 멀어져갔다.

이듬해 아버지의 폐암이 재발했다. 병원에 가는 일이 잦아지면서 아버지는 회사를 그만두셨다. 온종일 집에 누워 계실 때가 많았고, "아야, 아야" 하면서 끙끙거리실 때가 많아졌다. 이모들 말로는 상태가 안 좋다고 하는데, 어떻게 얼마나 나쁘신 건지 나에게는 알려주지 않았다. 나는 내가 다 컸다고 생각했는데 어른들은 여전히 나를 아이로 봤다.

그러던 어느 날, 아버지가 욕실에서 나를 부르셨다.

"등에 손이 잘 안 닿네. 등 좀 밀어주겠니."

욕실에 들어가보니 아버지는 맨살을 드러낸 채 앉아 계셨다. 갈비뼈를 따라 길게 난 수술 자국이 한눈에 들어왔다. 족히 50센티미터는 넘어 보이는 수술 흉터는 내가 상상했던 것보다 깊고 아렸다. 충격이었다. 아버지와 함께 목욕탕에 가지 않은 사이에 많은 일이 일어났다. 정확한 상황은 몰랐지만 아버지의 건강이 무척 안 좋다는 것만은 명확하게 느껴졌다. 마음을 추스르고, 어렸을 때 아버지가 하셨듯 비누로 등을 부드럽게 문질렀다. 그날 아버지는 오랜만에 웃으셨다.

죽음은 생각보다 빨리 찾아온다

당시 나는 집에서 몇 분 거리에 있는 상가 4층의 '능인선원'이라는 절에 다녔다. 불교의 대중화를 선언하며 아파트 한복판에 자리 잡은 도심 속 포교당이었다. 친구 따라다니던 절로, 대단한 불심이 있었던 건 아니다. 그저 눈길이 가는 여자아이가 없나 두리번거리며 청소년부 법회를 오갔다.

그러던 어느 날, 절에서 1,080배를 하는 철야정진 행사가 열렸다. 말이 좋아 철야정진이지 청소년부 선후배들이 모여서 밤새 노는 그런 행사였다. 밤새워 놀 생각에 신난 친구들과 달리, 나는 무척 심각했다. 그 무렵 아버지의 건강이 좋지 않아서였다.

청소년부를 맡은 스님은 부처님께 진심으로 기도하면 소원이 이루어진다고 했다. 그날 밤, 아버지의 병이 나아지길 바라며 매 순간 정성을 다해 절을 했다. 다리가 후들거리고 숨이 가빠도 멈추지 않았다.

"다시 예전처럼 돌아갈 수만 있다면, 아버지와 목욕탕에도 가고 청계산에도 가고, 아버지가 원하시는 건 뭐든 하겠습니다."

그렇게 다짐하며 간절히 절을 이어갔다. 법당 위에 앉은 부처상의 인자한 얼굴을 보니, 부처님이 아버지의 병을 다 낫게 해줄 것만 같은 느낌이 들었다. 절을 하면 할수록 느낌은 확신이 됐다. 예전의 일상으로 돌아갈 수만 있다면 아버지와 함께 목욕탕도 가고, 청계산도 가고, 아버지가 하자는 건 다 하겠습니다! 그렇게 절을 하고 또 했다. 1,080배를 해냈을 땐 후들거리는 다리를 가눌 수 없을 정도였다. 절을 모두 마치자 아버지가 다시 건강해질 거라는 확신이 섰다.

하지만 정성이 부족했던 걸까? 기도는 이루어지지 않았다. 1993년 2월 추운 겨울, 아버지는 봄을 맞이하지 못한 채 세상을 떠나셨다. 아버지의 나이 쉰, 내 나이 열일곱이었다.

염을 하며 아버지의 나신을 다시 보게 됐다. 냉동실에서 나온 아버지의 몸은 몹시도 차가웠다. 시신은 분명 아버지였지만, 내가 알던 아버지가 아니었다. 아버지의 입에 쌀과 노잣돈을 넣어드리면서 나는 울었다. 눈물이 뚝뚝 떨어져서 차가운 아버지의 시신을 적셨다. 집안 어른들은 울고 있는 어린 상주에게 아버지의 혼백이 가족을 잘 보살펴줄 것이니 걱정하지 말라고 했다.

하지만 현실은 아버지의 나신만큼 차디찼다. 아버지가 세상을 떠나자마자 사람들은 우리 가족들을 외면했다. 아버지가 없으면 삼촌이 아버지 대신이니 어려운 일 있을 때 찾으라던, 그 삼촌은 아버지의 빚을 갚지 않고 잠적했다. 사업을 하던 삼촌을 대신해서 아버지가 빌렸던 돈이었고, 응당 삼촌이 갚았어야 할 돈이었다. 아버지의 퇴직금으로 빚잔치를 했는데도 빚이 남았다. 그 와중에 기억에도 없던 아버지 친구들은 기억에도 없는 아버지의 빚을 갚으라고 찾아왔다. 갑자기 돌아가신 탓에 주변 정리가 하나도 안 되어 있어서 액수를 확인하기도 어려웠다.

죽음은 생각보다 빨리 온다는 것을 그때는 몰랐다. 죽음이 임박했음을 의사들이 분명히 알렸을 텐데, 죽음을 논하는 것 자체가 고통스러운 일이다 보니 설마하면서 차일피일 주변 정리를 미루었던 듯싶다. 그사이에 죽음은 느닷없이 찾아왔고, 아버지는 그 흔한 유언 한마디 남기지 못하신 채 정리 안 된 어수선한 모습으로 세상을 떠나셨다. 그래도 내 동생, 내 친구들이니 설마 내 아내, 내 아들을 괴롭히진 않겠지라는 순진한 착각과 함께.

아버지의 순진함과 준비 안 된 죽음을 뒤로하고, 평생 집안 살림만 하시던 어머니는 식당일을 나가셨다. 20년 가까이 솥뚜껑 운전만 했던 중년 여성이 할 수 있는 일은 다른 솥을 운전하는 것 말고는 없었다. 그러고도 돈이 모자라면 집을 담보로 대출을 받았고, 생활비가 떨어지면 다시 대출을 받았다. 쌓이는 빚에

이자가 연체되어 더 이상 돈을 빌릴 수 없는 지경이 되었다. 당연히 원금을 상환할 수 있을 리 만무했다. 은행에서는 상환을 계속 미루면 압류가 들어가고 경매에 부쳐질 것이라 했다. 이 모든 일이 고등학교 2학년 학생이 감당하긴 어려운 삶의 무게였다.

가장이 죽고 나면 한 집안이 어떻게 무너지는가를 생생하게 겪었다. 핏줄도 핏줄 나름이라는 사실도 배웠다. 돈이 없으면 가족이 해체된다는 사실도 알게 됐다. 아버지가 없는 가난한 고등학생을 사람들이 어떤 시선으로 쳐다보는지도 깨달았다. 모두 나로서는 감당하기 힘든 현실이었다. 이 모든 게 아버지의 죽음 때문인 것 같았다. 아버지가 암에 걸리지만 않으셨어도, 아버지가 돌아가시지만 않으셨어도 내 인생이 이렇게 비참해지진 않았을 텐데. 이렇게까지 고생하지 않았을 텐데. 그 시절에는 그렇게 생각하고 또 생각했다. 도대체 나에게만 왜 이런 일이 벌어진 것일까. 왜 나에게만….

질문과 해답들

시간을 되돌릴 수만 있다면 무엇이든 할 수 있을 것 같았다. 담배가 폐암을 일으킨다는데 어떻게 해서든 아버지가 담배를 끊게 했을 것 같았다. 그간 아버지에게 담배를 끊으라는 말을 한 번도 하지 못한 것이 못내 억울했다.

시골 출신으로 자수성가하신 아버지는 담배를 달고 사셨다. 세상일에 찌들고 힘들어도 힘들다는 내색을 하는 법이 없었다. 옛날 남자들은 다 그랬다. 남자는 강해야 했다. 미주알고주알 힘듦을 표현하는 것은 남자다운 행동이 아니었다. 힘들어도 슬퍼도 속으로 삭여야 했다. 그런 남자에게는 담배라는 친구가 있었다. 담배 한 대 피우고 나면 아버지는 세상 근심걱정 없는 표정이 됐다. 담배는 힘든 저쪽 세상으로부터 힘들지 않은 이쪽 세상으로 오게 해주는 매개체였다.

세상의 찌든 일은 담배와 함께 날아갔을지 몰라도 폐는 담배 연기에 찌들어갔다. 죄 없는 폐는 그렇게 썩어갔고, 수십 년을 말없이 견디던 폐에는 조용히 암이 자라났다. 폐암은 점차 번져갔고, 종국에는 아버지의 목숨을 앗아갔다. 담배는 아버지를 아예 저세상으로 보내버렸다. 하지만 시간을 돌이켜 담배를 끊게 만드는 일은 불가능했다. 시간은 내 편이 아니고 돌이킬 수도 없다. 냉정해도 세상의 이치가 그랬다. 그럴수록 의문은 커졌다.

우리는 왜 죽는가.
사람은 왜 암으로 죽는가.
암은 도대체 어떤 병인가.
어떻게 암이라는 병이 생기는 것인가.
죽음이란 과연 무엇인가.
죽고 나면 어떻게 되는가.

이런 질문들이 나를 끊임없이 괴롭혔다. 이 질문들의 해답을 찾고 싶었다. 그래야만 내가 겪은 억울함이 풀릴 것만 같았다. 적어도 내 삶의 고통이 왜 시작되었는지 알고 싶었다. 그러기 위해서는 아버지의 목숨을 앗아간 '암'이라는 병에 대해 알아야만 했다. '죽음'에 대해서도 알아야만 했다. 나는 죽음으로부터 아직 어떠한 교훈도 얻지 못했다.

한 걸음 더 나아가, 암으로 죽는 사람들을 살리고 싶었다. 내가 겪었던 고통을 다른 사람들도 겪게 하고 싶지 않았다. 사랑하는 이를 암으로 잃는 고통은 나 하나로 충분했다. 암을 증오했고, 정복하고 싶었다.

암을 정복하려면 의사가 되어야 했다. 문제는 성적이었다. 의대에 가기에는 성적이 모자랐다. 이를 악물고 하루에 12시간씩 공부했다. 꿈쩍도 하지 않던 성적은 꿈쩍 않고 공부해서 책상 의자의 방석이 너덜너덜해질 무렵 갑자기 오르기 시작했다. 다행히 운이 따라주어 의과대학에 들어가게 되었다. 그렇게 6년 과정을 마치고 의대를 졸업한 뒤, 내과 레지던트가 됐다. 암에 대해 연구하고 치료할 수 있는 첫 단추가 끼워진 셈이다. 이제 어렸을 때 품었던 의문들에 대한 답을 찾기 위한 긴 여정을 떠날 수 있게 됐다. 여정을 떠날 모든 준비는 끝났다.

처음에는 그렇게 믿었다.

차 례

Contents

5부 ◆ 죽음 뒤집어보기

13장 전환과 공존 ◆ 320

실체로서의 죽음 • 320 | 스펙트럼으로서의 죽음 • 324
"어차피 죽으면 끝인데" • 329
관점의 전환 – 암과 함께 살아간다는 것 • 334
완화의료 • 339

14장 죽음과 노화 ◆ 345

암의 예방과 저속 노화 • 345
담배 – 마약, 노화 촉진제, 발암물질 • 351
시간을 늘리는 법 • 356 | 시간의 상대성 • 360

15장 정견 – 무엇과 싸우는가 ◆ 367

불안과 불확실성 사이에서 • 367
항암 치료를 하는 유일한 경우 • 371
소록도의 암환자 • 375
3인칭으로 한발짝 떨어져서 바라보기 • 380
암을 둘러싼 서사 • 385 | 우리는 무엇과 싸우는가 • 392
여정을 마치며 • 399

에필로그 어떤 끝에서 시작을 이야기하다 • 405
감사의 글 • 414
미주 • 417

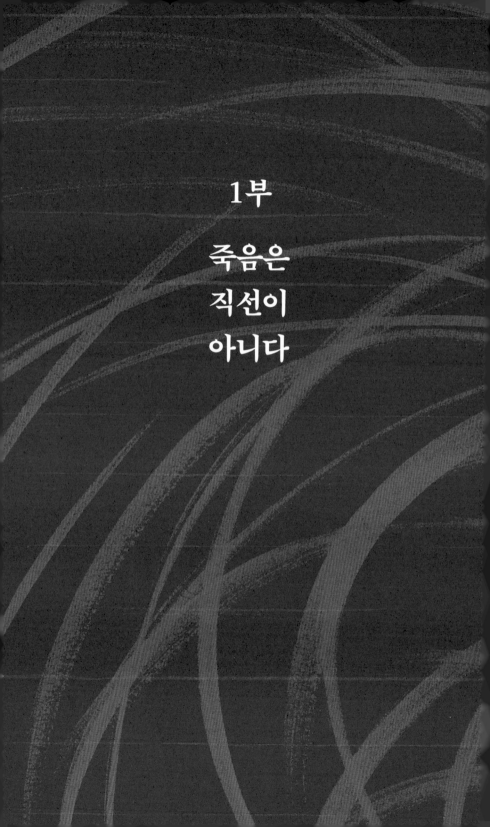

1부

죽음은
직선이
아니다

1장 혼돈의 한복판에서

3월 1일이란 경계선

"선생님, 여기 신성식 환자 혈압 떨어져요. 와서 좀 봐주셔 야 할 것 같아요."

"선생님, 정우식 환자 지금 산소포화도가 떨어져요. 여기부터 와서 봐주세요. DNRDo Not Resuscitate* 서명 안 한 환자인데, 중환자실로 보내실 거예요?"

"선생님, 여기 좀 빨리요!"

* 심폐소생술을 하지 않겠다는 문서.

2003년 3월 1일, 나에게는 새로운 카오스가 열린 날이었다. 3월에는 아무리 급해도 대학병원에 가면 안 된다는 우스갯소리가 있다. 대학병원의 인턴과 레지던트가 모두 초짜이기 때문이다. 3월에는 실수도 잦고 어리바리한 초턴(초보 인턴)과 초보던트(초보 레지던트)들이 병동을 활보한다. 그래서 2월이면 10분 만에 끝났을 일이 3월에는 한 시간 넘게 걸리는 경우가 허다하다. 대학병원에서 3월 1일은 삼일절이 아니라 카오스가 열리는 날이다.

질서와 혼돈 사이에도 선이 그어져 있듯, 대학병원에선 2월 28일과 3월 1일 사이에 커다란 선이 그어져 있다. 2월 28일까지만 해도 인턴이던 이들이 3월 1일 땡하는 순간, 경계를 넘어 레지던트 1년 차가 된다. 사람은 달라진 게 없는데 3월 1일을 기점으로 어제의 인턴이 오늘부터는 주치의인 레지던트로 바뀐다. 나 역시 그랬다.

대부분의 환자가 암 관련 치료를 받는 이곳 115병동에서, 나는 2월을 끝으로 인턴을 마치고, 3월 1일 0시가 되자마자 환자의 목숨을 책임지는 주치의가 됐다. 환자들이 보기에는 어제까지만 해도 분명히 콧줄과 소변줄을 꽂던 사람이 오늘부터는 자신을 주치의라고 소개했다. 미더울 리 없다. 병원에서의 3월 1일은 그렇게 다들 한 연차씩 올라가며 새로운 과업을 부과받는 날이다.

그날도 그랬다. 환자들을 인계받아야 했기에 2월 28일 오후 6시부터 병동을 지켰다. 인계를 받았지만 잘해낼 수 있을지 두려웠다. 아니나 다를까, 시작부터 카오스 그 자체였다. 6시가 지나고 2월의 주치의가 병동을 떠나자마자 호출이 밀려들었다. 당시에는 호출용 기기로 '삐삐'라고 불리던 무선호출기를 사용했는데, 삐삐는 이름처럼 미치도록 삑삑 울려댔다. 조금이라도 회신이 늦으면 8282(빨리빨리)라는 숫자가 호출기 화면을 채웠다. 2월까지는 말년병장처럼 일에 익숙해진 레지던트가 약을 써가며 근근이 버티게 했던 환자들이 3월 1일이 되어 손이 바뀌자마자 상태가 악화됐다. 1년이라는 연륜의 차이는 컸다. 10년 경력과 11년 경력이라면 1년의 연륜 차이는 단지 10퍼센트 차이였겠지만, 0년과 1년의 차이는 무와 유의 차이만큼 무한대로 컸다.

"선생님, 김봉남 환자 어레스트arrest(심정지)날 것 같아요. DNR 받으실 거죠? 아니면 중환자실 보내실 거예요?"

아직 환자 파악이 온전히 되지 않았으니 결정이 될 리 없었다. 환자와 가족들에게는 냉정해 보이겠지만, 레지던트는 포기할 환자와 살릴 수 있는 환자를 구분해야 한다. 그러나 3월 1일의 레지던트가 된 나에게는 그런 재주가 없었다. 이런 때는 급한 대로 중환자실로 환자를 보내는 게 상책이다. 포기해야 할 환자라도 일단 살리는 쪽으로 가야 한다. 그렇게 해서라도 살릴 수만 있다면, 아니 정확히 말해서 내가 담당하지 않을 수만 있다면 (중환자실로 가면 담당 주치의가 바뀐다) 환자를 기꺼이 중환자실로 보내고 싶었다.

하지만 중환자실에 연락해보니 그곳도 이미 병상이 다 차 있었다. 다른 초보던트들이 먼저 중환자실로 환자를 보낸 것이다. 어떻게든 병동에서 버텨야 했다. DNR을 받아야 하나. 부족한 휴대용 인공호흡기를 빌려와야 하나. 어쩌지?

고민만 깊어질 뿐, 아무런 행동도 하지 못했던 그날, 다행히 간호사분들이 베테랑이었다. 그날 간호사마저 경험이 없는 신참이었다면 나는 주저앉아 울어버렸을지도 모른다. 베테랑 간호사들은 환자들의 불평을 막아주었고, '빵꾸난' 오더order*들에도 근근이 버텨주었다. 내가 헤매는 모습을 보다 못한 간호사들이 안 되겠는지 본격적으로 나섰다.

"선생님, 김봉남 환자 혈압 떨어지는데요. 도파민dopamine (승압제) 거실 거죠?"

노티** 자체가 '혈압 떨어지는데 어떻게 할까요'가 아니라 '도파민 거실 거죠'였다. 어리바리한 나는 마치 늘 그래 왔다는 듯이 '네, 그럽시다'라고 답했다.

"용량은 어떻게 시작할까요?"

---

* 면허를 가진 의사가 환자에게 처방이나 지시를 내리는 의료 행위. 보통 의사가 오더를 내면, 간호사가 이를 수행한다.
** 간호사가 환자 상태를 의사에게 보고하는 일.

"어… 그게… 잠시만요. 용량이 어떻게 되더라. 약전 어디에 나와 있을 텐데… 책이 어디에 있지."

"5마이크로로 시작하실 거죠? 보통 그렇게 하는데…"

"아… 네… 그렇죠. 그렇게 해주세요. 5마이크로였죠."

마치 알고 있었다는 듯 대답했지만, 모르고 있었다. 내 무지함에 자괴감이 몰려왔지만 초보던트에게 자괴감은 사치다. 환자의 목숨이 우선이다.

"선생님, 섞는 수액은 큰 걸로 오더 내주세요."

"네, 알겠습니다."

나의 무지함을 간호사들의 관록으로 메웠다. 내가 오더를 내는 사람인지 간호사가 오더를 내는 사람인지 구분되지 않았지만 위급한 환자 앞에서 그런 건 하나도 중요치 않았다. 그저 너무 고마웠다.

그때였다. 스피커를 타고 CPR Cardiopulmonary Resuscitation (심폐소생술) 상황 방송이 울려 퍼졌다.

"본원 CPR팀 95병동으로, 본원 CPR팀 95병동으로."

나만 헤매고 있는 게 아니었다. 인턴에서 1년 차로 올라선 내 동기들 역시 헤매고 있었다. 환자의 상태가 나빠진 것은 안타까웠지만 한편으론 묘한 안도감이 들었다. 혼자 싸우는 줄 알았던 전쟁터에서 어딘가에 동료가 있다는 사실을 확인한 기분이었다. 병원에는 그날 밤에만 네 번의 CPR 방송이 울려 퍼졌다.

CPR 방송이 나면 의사들은 즉각 하던 일을 멈추고 CPR 상황이 벌어진 장소로 뛰어가야 한다. 일명 코드 블루Code Blue. 병동에서는 환자의 숨이 끊어질 듯한 순간이 되면 일사불란하게 의사들이 모여 CPR을 실시한다. 그러나 그날만은 달랐다. 한 무더기의 의사들이 우르르 달려가서 일제히 허둥댔다. 모인 사람은 많았으나 지시를 내리는 사람은 없었다. 인턴 때 하던 대로 동맥혈 채혈과 정맥주사 선을 확보하는 일을 할 뿐 그 누구도 가장 기본적인 처치인 에피네프린epinephrine과 아트로핀atropine을 주라는 이야기를 하지 못했다. 보다 못한 간호사들이 또 나섰다.

"선생님, 여기 에피네프린 하나, 아트로핀 하나 줘도 되죠? 한 분은 가서 포터블 엑스레이 오더 좀 넣어주세요."

2년 차인 중환자실 주치의가 CPR 현장에 도착해서야 지휘 체계가 섰다. 지휘자를 찾은 오케스트라처럼, 부사관을 찾은 오합지졸처럼 의료진은 체계적으로 움직이기 시작했다.

"한 사람은 샘플 가지고 접수해주세요. 한 사람은 여기 라인 걸어주시고. 라링고laryngoscope(기도 삽관을 하기 위해 목 안을 보는 도구)! 라링고 주세요. 이거 불 안 들어와요. 다른 라링고. 자! 인튜베이션intubation(기도 삽관)할게요. 앰부 연결 준비해주세요. 제세동기 준비해주세요. 충전 준비해주세요. 준비 다 되었나요?"

무질서해진 생사의 경계선에서 누군가는 그렇게 질서를 잡아가고 있었다. 오더order를 내리며 질서order가 잡혀가고 있었다. 이제는 환자가 혼돈의 세상에서 질서의 세상으로 돌아오기만을 바랄 뿐이었다.

한참 동안 다른 병동 CPR을 하고 내가 맡은 병동에 돌아오니 선배 전공의가 와서 보호자와 면담을 하고 있었다. 담당 간호사가 안 되겠는지 지난달 레지던트를 호출했던 것이다. 이제는 2년 차가 된 선배가 보호자와 면담을 하고 환자 정리를 해주었다. 선배의 도움에 눈물이 날 것 같았다.

"범석아, 괜찮니? 내과 레지던트 죽을 맛이지? 그래도 도망가지 말고 잘 견뎌라."

내가 민망해할까 봐 선배는 한마디 덧붙였다.

"신성식 환자 DNR 받았다. 보호자가 좀 까다로운 분이라 아무래도 내가 받는 게 나을 것 같아서. 그래도 며칠은 버티실 줄 알았는데, 생각보다 빨리 무너지시네. 인계 잘 해줬어야 했는데 미안하다."

병동에 온 김에 선배는 기본적인 내과적 치료에 대해서도 한 시간 정도 알려주었다. 교실에서 배운 수많은 내과 수업보다 그날 한 시간 동안에 더 많은 것을 배웠다. 책에서 배우는 지식이 아니라 현장에서 배우는 지식이 내 몸에 체화되어 들어왔다. 떠나는 선배의 뒷모습이 너무나 멋있어 보였다. 하지만 병동 너머로 멀찌감치 사라져가는 선배를 보자 다시 불안감이 엄습했다. 마음 같아서는 '여기 좀 같이 있어줘요'하고 바짓가랑이라도 붙잡고 매달리고 싶었다. 그러나 그 선배 역시 새로운 담당 병동이 있었다. 그렇게 선배는 사라졌고 나는 무질서한 혼돈의 세계 속에 다시 남겨졌다. 울고 싶었다.

레지던트의 첫날 밤

그날 밤은 긴 악몽 같았다. 주치의가 된 첫날의 긴긴밤 동안 네 장의 사망진단서를 썼다. 내가 잘못해서 환자들이 죽은 것만 같았다. 내가 아니라 경험 많은 다른 사람이 치료했으면 이렇지 않았을 것 같았다. 후회됐다. 자격 없는 사람이 흰 가운을 입어서 환자가 죽고 있는 것은 아닌지 죄책감이 밀려왔다.

길을 잘못 선택했나. 나는 내과 의사를 하면 안 되는 사람인가. 지금이라도 그만둬야 하나. 그제야 도망가지 말고 잘 견디라는 선배의 말이 떠올랐다. 그 선배는 알고 있었던 것이다. 그 선배도 작년 3월 1일에는 나와 같았으리라.

새벽 4시, 한두 시간이라도 눈을 붙여야 할 것 같아서 당직실로 향했다. 조금이라도 자두지 않으면 내일 하루를 버텨낼 자신이 없었다. 환자들은 생사의 갈림길을 오가는데 그 와중에 주치의라는 작자는 쪽잠이라도 자보겠다고 당직실에 드러누웠다. 돌아가신 분들께 면목이 없었다. 몸은 금방이라도 쓰러질 것처럼 피곤한데 막상 침대에 누우니 정신이 또렷해졌다. 잠이 오지 않았다.

겨우 까무룩 잠이 들려는 찰나, 복도 옆으로 지나가는 통곡 소리가 선잠을 깨웠다. 평소 같으면 들리지 않았을 침대 바퀴 소리도 들렸다. 바퀴 소리가 새벽녘 고요한 병동 복도에 울려 퍼졌다. 그 소리를 울음소리가 따라갔다. 시신을 병동에서 장례식장으로 운구하는 소리였다. 흐느끼며 울부짖는 여자 목소리가 울려 퍼졌다. 조금 전 돌아가신 내 환자의 운구 소리인지, 아니면 다른 병동의 운구 소리인지 알 수 없었지만 통곡 소리가 귓가에 맴돌았다.

선잠이 든 상태에서 이게 꿈인지 현실인지도 구분되지 않았다. 차라리 꿈이라면 좋겠다. 다시 어제의 인턴 시절로 돌아가고 싶었다. 인턴 때는 선배 전공의가 하는 일을 지켜보면 그만이었는데, 주치의가 되고 나니 내 환자라는 책임감과 어려움이 온몸을 짓눌렀다. 어려운 일을 통해 성장한다지만, 나는 그저 피하고만 싶었다. 스물다섯 살, 이제 막 내과 주치의가 된 풋내기 의사에게는 감당하기 어려운 밤이었고 누군가에게는 생사가 달린 밤이었다. 책임감이 가슴을 짓눌렀다. 가위 눌린 것인지 선잠에서 깬 것인지 알 수 없는 시간들이 지나갔다.

보호자의 울음소리가 사이렌 소리 지나가듯 작아지며 저쪽 병동으로 사라지다가, 잠시 후 다시 벽을 맞고 튕겨나온 파장처럼 메아리쳐서 되돌아왔다. 소리는 더 커졌다. 마지막 저승 가는 길에 나를 원망하는 외침 같았다.

그렇게 다음 날이 되었고, 다음 주가 되었다. 여전히 카오스가 지배하는 병원 생활이지만, 시간 앞에 영원히 지속되는 고통은 없었다. 인간은 적응하기 마련이다. 악몽 같았던 3월은 어찌어찌 지나갔다. 같은 병동에서 근무하는 동료들이 있어서 버틸 수 있었다. 지금은 수간호사가 된 병동 간호사, 지금은 호흡기내과 교수가 된 동기, 지금은 소화기내과 교수가 된 병동 수석의 선생님 등 주변의 좋은 분들이 어려운 환자가 있을 때마다 함께 고민해주고 함께 노력해주었다. 힘들 때 함께할 누군가가 있다는 사실을, 우리 모두가 연결되어 있다는 사실을 그때 깨달았다. 혼자서는 어려워도 함께라면 견딜 수 있었다. 우리는 사회적 존재니까.

죽음의 상전이

3월 내내 사망진단서를 쓰면서 깨달은 사실이 하나 있다. 바로 죽음에 이르는 순간에 대한 것이다. 죽음에 익숙하지 않을 때는 인간의 몸이 서서히 나빠진다고 생각했다. 하지만 그렇지 않았다. 버틸 수 있는 선을 넘어서면 우리 몸은 한순간에 무너졌다.

물론 중간에 작은 징조들은 있다. 그 징조들을 파악하고 교정해서 예전으로 돌려놓는 것이 병동 주치의의 책무다. 열이 나면 열이 나는 원인을 찾아 해결하고, 혈압이 떨어지면 혈압이 떨어지는 원인을 찾아야 한다. 그런데 내과에서 그 해결책이란 대개 온전치 않았다. 열이 나는 근본, 혈압이 떨어지는 근본이 해결되지 않았기 때문이다. 암 환자들의 경우, 대부분 그 근본에 암이 자리 잡고 있었다.

징조들은 그렇게 차곡차곡 쌓여간다. 그렇게 소소한 징조들이 쌓이면 물리학에서 이야기하는 상전이phase transition가 일어난다. 상전이의 순간, 예를 들어 액체가 기체로 바뀌는 순간은 불현듯 찾아온다. 99도까지는 아무 일 없던 물이 100도가 되는 순간 갑자기 끓어오르며 수증기가 된다. 99도까지 올라가는 동안 1도, 1도 쌓여가는 징조는 100도가 되어야 변화로 이어진다. 그 지점이 임계점이다. 죽음도 그랬다.

모든 죽음은 생각보다 빨리 찾아왔다. 죽음은 직선적이지 않다. 임계점을 넘어서면 몸은 한순간에 꺾인다. 임계점을 넘어서는 순간, 몸은 순식간에 변한다. 이쪽은 생生, 저쪽은 사死. 마지막 바이털이 끊어지는 순간까지도 그랬다. 그 과정은 대개 이렇다.

열이 난다. 호흡이 거칠어지고 맥박이 빨라진다. 혈압이 떨어진다. 혈압이 떨어지면 심장과 폐로 가는 혈류량이 줄어든다. 줄어든 혈류량만큼 심폐 기능이 떨어진다. 그러면 다른 장기로 가야 하는 혈액의 흐름이 멈춘다. 뇌로도 혈액이 공급되지 않아 의식이 희미해진다. 심장이 펌프질을 못 하니 온몸이 붓는다. 소변이 안 나오기 시작한다. 팔다리가 붓고 폐도 붓는다. 폐부종이 생기니 숨을 쉬어도 폐로 산소가 안 들어간다.

이제 얕고 빠른 호흡과 깊고 완만한 호흡, 그리고 수 초간의 호흡 정지가 반복된다. 몸이 부으면서 혈관 사이의 투과도는 더 떨어지고 온몸에서 산소 공급이 떨어진다. 다시 혈압이 더 떨어지고 온몸은 쇼크 상태가 된다. 심장으로도 피가 못 가니 심장은 수축력을 더 잃는다. 그렇게 악순환이 반복되다가 어느 순간 심장은 더 이상 버티지 못하고 멎기 시작한다. 이쯤 되면 이상하다고 느낀 보호자가 간호사를 찾는다. 간호사의 호출에 의사가 뛰어와보면 이미 심장박동수가 현저히 느려져 있다. 분당 50회, 40회, 30회, 그리고 순식간에 0. CPR을 하는데도 바이털 사인이 고꾸라지고 심전도가 평평해지면 의사는 사망 선언을 한다. 삶의 끈은 그렇게 끊어진다.

"○○○ 환자 2003년 3월 ○일 ○○시 사망하셨습니다."

이 순간은 서서히 오지도 연속적이지도 않았다. 등속도도 아니었다. 임계점을 넘기면서 순식간에 가속화됐다. 99도의 물이 100도에서 수증기가 되는 것처럼. 불과 1도 차이이니 1퍼센트 차이라고 생각할 수 있지만 99와 100의 1 차이는 무와 유의 차이만큼이나 무한대로 크다. 2월 28일과 3월 1일은 하루 차이지만 인턴과 레지던트의 차이는 무한대로 큰 것처럼. 이것이 내가 느낀 생사의 갈림길이었다. 그리고 그 갈림길에는 임계점 같은 선이 드리워져 있었다.

내가 배운 의학은 이 갈림길에서 생각보다 무기력했다. 치료는 그렇다 쳐도 죽음의 과정조차 제대로 설명하지 못했다. 죽음에 직접적인 영향을 주는 장기에는 심장, 폐, 뇌 말고도 신장, 간, 소화관 등 수많은 장기가 있다. 이 구조물 하나하나가 어느 정도 손상을 입었을 때, 어떤 문제를 일으키며 사망에 이르는지 현대 의학은 제대로 설명하지 못했다. 장기들이 동시에 망가질 때 서로 어떻게 영향을 주면서 망가지는지도 설명하지 못했다.

임계점의 순간이 너무 짧아서 포착하기 어려운 것인지도 모른다. 패배를 인정하고 싶지 않아서 그 마지막 장면을 외면하는 것인지도 모른다. 다만 분명한 사실은 인간의 몸에는 견딜 수 있는 한계가 있고, 그 한계를 넘어서면 더 이상 가역적으로 돌아오지 못한다는 것이다.

우리는 그 임계점을 넘은 이후를 '죽음'이라 부른다. 호흡과 의식이 사라지면 심정지가 일어나고 몸의 모든 기능은 멈춘다. 의학에서는 그 순간을 심장사, 폐사, 뇌사 등으로 정의한다. 아니 그냥 죽음 또는 사망이라 칭한다.

죽음은 늘 우리 곁에 있었다. 그저 관심이 없거나 외면했을 뿐. 그해 3월 1일 나는 판도라의 상자를 열었고 수많은 죽음을 주치의라는 자리에서 목도하게 됐다. 인간 곁에는 늘 이러한 죽음이 있어왔는데, 그간 내가 살아왔던 세상에서는 그런 죽음이 없었다. 하지만 이제 나는 경계선 너머의 세상으로 건너와버렸다. 삶과 죽음이 공존하는 병원 안의 세상은 병원 밖의 세상과 달랐다.

죽음의 순간에 대한 관찰은 사람은 왜 죽는가 하는 의문을 증폭시켰다. 언제나처럼 답을 찾아야만 했다. 판도라의 상자에 마지막으로 남아 있던 희망을 꺼내보는 심정으로 죽음의 원인을 찾고 해결책을 모색해보기로 했다. 첫 번째 질문은 이것이었다.

우리는 왜 죽는가?

2장 우리는 왜 죽는가

사망진단서 쓰는 법

레지던트 2년 차가 되자 조금씩 여유가 생겼다. 환자를 보는 일도, 죽음을 대하는 일도 어느 정도는 익숙해졌다. '익숙해졌다'는 말이 '잘 해낸다'는 의미는 결코 아니었다. '점차 그 일을 겪는 빈도가 늘어났다'가 더 정확하다. 엄밀하게는 '점차 무감각해지며 반쯤 자포자기하는 심정으로 받아들이게 됐다'는 의미에 더 가까웠다. 죽음 앞에서 나는 여전히 서툴렀다. 특히 사망의 원인 앞에서 그랬다.

암 환자의 사망진단서에 대해 고민하기 시작한 것도 그 무

⑪ 사망의 원인 ※(나)(다)(라)에는 (가)와 직접 의학적인과관계가 명확한 것만을 적습니다	(가)	직접 사인		발병부터 사망까지의 기간	
	(나)	(가)의 원인			
	(다)	(나)의 원인			
	(라)	(다)의 원인			
	(가)부터 (라)까지와 관계없는 그 밖의 신체상황				
	수술의사의 주요소견			수술 연월일	년 월 일
	해부의사의 주요소견				

〈그림 1〉 사망진단서

렴이었다. 의사는 법적 서식인 사망진단서에 사망 원인을 적어야 한다.

사망 원인의 (가)는 직접 사인, (나)는 (가)의 원인, (다)는 (나)의 원인, (라)는 (다)의 원인, 이런 식이다. 아브라함이 이삭을 낳고 이삭은 야곱을 낳고 야곱은 유다와 그의 형제를 낳았듯이, (라)는 (다)를 낳고, (다)는 (나)를 낳고, (나)는 (가)를 낳고, 마침내 (가)는 직접적으로 사망에 이르게 한다. 이런 일련의 과정을 거쳐 사망에 이르게 되니, 사망진단서에는 죽음의 원인과 과정, 최종적인 직접 사인을 적는다.

레지던트 1년 차 때는 사망진단서를 간단하게 썼다. (가) 폐암. 끝. (나)와 (다)는 빈칸으로 놔뒀다. 다른 전공의들도 비슷했다. 하지만 폐암으로 죽은 환자라 해도 그 진행이 다 같지는 않았다. (가) 패혈증, (나) 폐렴, (다) 폐암 이런 식으로 사망하는 환자가 있고, (가) 호흡부전, (나) 객혈, (다) 폐암 이런 식으로 사망하는 환자가 있었다. 시작은 폐암이어도 마지막 모습은 조금씩 달랐다. 그래서 사망의 원인을 구체적으로 알아야 할 필요가 있었다.

내가 찾아본 의학 교과서 중 암 환자의 사망 원인에 대해 직접적으로 다룬 책은 별로 없었다. 그나마 내과학 교과서 《해리슨Harrison's Principles of Internal Medicine 14th edition》에 암 환자의 사망 원인에 대해 언급되어 있었다. 단 한 줄이었다.[1]

암 환자는 주로 감염과 출혈로 죽는다.

5리터의 피

이 한 문장은 초보 레지던트인 나에게 큰 영감을 주었다. 거꾸로 말하면 출혈과 감염을 막으면 생명을 살릴 수 있다는 결론이 가능했기 때문이다. 세상을 단순하게 보려는 이에게 세상은 한없이 단순해 보인다. 세상 경험이 없을수록 세상이 호락호락해 보이지 않던가. 감염과 출혈이라, 이 둘만 막으면 되겠구나!

둘 중 현실적으로 내가 대처할 수 있는 부분은 출혈이었다. 사람의 몸에는 약 5리터의 혈액이 담겨 있다. 우리 몸의 골수는 죽을 때까지 쉴 새 없이 혈액을 만들어낸다. 백혈구, 적혈구, 혈소판 등 혈액을 이루는 세포들은 끊임없이 생성되고, 사멸하며, 온몸 구석구석 쏘다닌다. 심장은 또 어떠한가. 심장은 생의 마지막 순간까지 펌프질하면서 5리터의 혈액을 있는 힘껏 쥐어짠다. 심장이 펌프질을 멈추면 사람은 죽음에 이른다. 어떤 원인에 의해서든 5리터의 혈액 중 1리터 이상 급격히 빠져나가면 우리 몸은 쇼크 상태에 접어들고 활동을 멈춘다.[2]

혈액이 손실되는 원인은 다양하다. 가장 흔하게는 교통사고와 외상이 있다. 칼에 찔려 대동맥이 찢어지거나, 교통사고로 큰 혈관이 파열되면 피가 샌다. 순식간에 피가 새어 나오면 저혈량 쇼크hypovolemic shock가 일어나 폐, 뇌, 심장 같은 중요 장기에 혈액이 공급되지 않아 다발성 장기 부전multi organ failure에 이른다. 그러면 사람은 쇼크로 죽는다.

이론적으로는 피가 새는 속도보다 빠르게 피를 몸에 주입하면 죽음을 피할 수 있다. 2017년 11월 13일, 판문점을 통해 귀순하다가 다섯 발의 총상을 입은 오청성은 과다 출혈로 사망할 뻔했지만, 158회에 걸쳐 12리터의 혈액을 수혈받고 응급 수술을 실시한 덕에 죽음을 면했다.[3] 당시 담당 의사였던 이국종 교수님은 오청성의 몸에는 남한 동포들의 피가 흐른다고 했다. 원래 몸에 있던 피의 2~3배에 가까운 피를 수혈받았으니 그렇게 말할 만하다. 만일 수혈 속도가 출혈 속도를 따라가지 못했더라면 그는 분명 죽었을 것이다. 출혈이 일어나더라도 몸에 흐르는 혈류량만 유지되면 사람은 죽지 않는다.

암 환자, 특히 백혈병 같은 혈액암의 경우 이런 문제가 종종 발생한다. 항암 치료로 인해 혈소판이 감소하고 골수가 억제된 환자는 심각한 출혈이 발생하면 쇼크가 오거나 사망할 수 있다. 다만, 출혈 속도를 따라잡을 정도로 신속하게 수혈하고, 적절한 조치를 통해 피가 멎게 하면 환자를 살릴 수 있다.

내게도 비슷한 경험이 있다. 레지던트 2년 차 때 피를 토하며 응급실에 내원한 간경화 정맥류 출혈 환자를 치료한 적이 있다. 출혈을 확인하고 (지금은 많이 쓰이진 않지만) SB튜브 Sengstaken-Blakemore tube라는 특수 튜브를 식도로 밀어 넣고 공기를 불어넣었다. SB튜브가 풍선처럼 부풀어 올라 식도정맥류를 압박하면 지혈이 된다. 지혈과 동시에 계속 수혈하면서 손실된 출혈량을 빠르게 따라잡았다. 출혈은 수혈과 지혈로 어느 정도 해결할 수 있었다. 다행히 환자는 죽음의 문턱에서 삶 쪽으로 유턴했다. '내가 한 생명을 살렸구나'하는 보람을 맛본 날이었다. 2년 차 때는 응급실에서 이런 경험을 종종 했다.

하지만 암은 조금 달랐다. 교과서와 달리 실제 임상에서는 혈액암보다 고형암*이 더 많았다. 출혈로 죽는 고형암 환자는 생각보다 많지 않다. 당시 내과 교과서《해리슨》이 쓰일 때에는 고형암은 치료법이 마땅치 않았고 그나마 혈액암은 치료법이 있었기에, 교과서에선 주로 혈액암을 다뤘다. 그 후로《해리슨》개정판이 나오면서 "암 환자는 주로 감염과 출혈로 죽는다"라는 문장은 슬그머니 사라졌다.

---

* 유방암, 폐암같이 신체의 고형 조직에서 발생하는 악성 종양이다.

감염의 세계

오히려 문제는 감염이었다. 현실에서는 감염이 출혈보다 많았다. 다행히 인류에게는 항생제라는 무기가 있다. 항생제만 잘 써도 패혈증의 고비를 넘기는 환자를 2년 차 때 몇 명 경험하고 나니, 항생제만 잘 써도 암 환자를 잃지 않겠다는 자신감이 들었다. 그렇다. 내과 의사의 백미白眉 중 하나가 항생제다. 하지만 내 생각을 무참히 짓밟은 사람은 다름 아닌 항생제 전문가인 감염내과 교수님이었다.

그 교수님은 항생제를 원칙에 맞게 쓰도록 강조하기로 유명했다. 항생제가 남용되면 세균은 그 항생제에 저항하는 방향으로 진화해 어김없이 내성균이 생겨난다. 세균도 생명이라 끊임없이 진화하며 환경에 적응하고 살길을 모색한다. 내성이 생기면 그다음에 쓸 수 있는 항생제가 없어져 세균에 속수무책으로 당하게 된다.

환자 한 명을 살려보겠다고 무작정 센 항생제(항생제가 듣는 균의 종류가 많은 광범위 항생제)를 자주 썼다가는 항생제가 듣지 않는 내성균, 즉 슈퍼 박테리아가 생겨난다. 그러다가 내성균이 병원에 범람하면 그 슈퍼 내성균이 병원의 주된 균이 되고, 그 후로는 항생제가 다른 환자에게도 듣지 않게 되어, 다수의 환자를 잃을 수도 있다. 세균에 대한 병원의 일차적 방어선이 무너지는 셈이다.

한두 명 살리겠다고 수백 명을 사지로 내몰 수는 없다. 그래서 감염내과 교수님은 늘 원칙을 강조했다. 항생제를 원칙에 맞게 쓰는 것은 입원 환자 전체의 생명을 위해 중요하다. 눈앞의 환자 한 명을 살리려고 강한 항생제를 처방하려는 전공의들과 눈에 보이지 않는 수백 명의 환자를 살리기 위해 강한 항생제의 사용을 제한하려는 감염내과 교수님은 때때로 대치했다. 항생제를 마음대로 쓰지 못하게 하는 교수님을 매정하다며 원망하는 전공의도 있었다. 확실히 소선小善은 대악大惡을 닮아 있었고 대선大善은 비정非情을 닮아 있었다.*

그 교수님은 선문답 같은 회진으로도 유명했다.

"지금 우상엽에 생긴 폐렴의 원인균은 무엇인가요?"

"포도상구균Staphylococcus aureus이 가장 흔한 원인균으로 알고 있습니다. 항생제는 피페라실린-타조박탐piperacilline tazobactam을 쓰고 있습니다."

"우리 병원의 포도상구균 중에서 MRSA Methicillin-resistant Staphylococcus aureus (페니실린 또는 세팔로스포린cephalosporin을 포함한 베타락탐β-lacktam계 항생물질에 내성을 보이는 포도상구균)의 빈도는 어느 정도 되나요?"

"……"

* 이나모리 가즈오 일본항공 회장이 한 말로 알려져 있다.

"지금 이 환자의 숙주인자host factor로 인한 면역 상태는 어떤가요? 이분은 면역력이 저하된 환자인가요, 아니면 면역력이 온전한 환자인가요?"

"……"

"그러면 이 환자에게 반코마이신vancomycin(그람양성균에서 써볼 수 있는 가장 강력한 항생제)을 정말 쓰실 건가요?"

"……"

교수님의 질문이 쏟아질 때면 레지던트들은 꿀 먹은 벙어리가 되기 일쑤였다. 교수님의 질문을 듣다 보면 반코마이신을 쓰라는 건지 쓰지 말라는 건지 무척 헷갈렸다. 끝내 답을 주지 않고 병동을 떠나시면 교수님의 말을 어떻게 해석해야 할지를 두고 대책회의가 열렸고, 으레 갑론을박이 벌어졌다.

"아니야, 아까 교수님 표정 봤잖아. 지금이라도 빨리 반코마이신을 쓰라는 뜻이야."

"아니야, 그렇게 쉽게 제한 항균제를 쓰라고 하실 분이 아니라고. 뭔가 다른 뜻이 있을 거야."

"혹시 환자의 면역력을 높이는 치료가 더 중요하다는 뜻은 아니었을까?"

그렇게 갑론을박하다 보면 교수님의 지도를 받는 전임의 선생님이 와서 항생제를 이러이러하게 쓰라고 알려주고 갔다. 그렇게 전공의들은 하나씩 배워 나갔다. 시작은 항생제였지만,

항생제가 도달하는 해부학 구조, 균의 특징, 항생제의 특징, 환자의 면역력 등을 종합적으로 이해하지 않으면 안 되는 세계로 한 걸음씩 나아갔다. 그렇게 선문답 회진의 의도를 따라가다 보면 새로운 눈이 트였다. 전체를 보는 눈이 트이면 어느 순간 비로소 환자가 눈에 들어왔다. 그게 교수님의 진짜 의도였다.

한번은 항생제 치료를 두고 너무 고민되는 환자가 있었다. 환자 상태에 대해 보고하면서 어떤 항생제가 가장 좋은 선택인지 물었다. 교수님은 눈을 감고 내가 하는 이야기를 한참 듣더니 뜬금없는 이야기를 꺼냈다.

"사람이 죽으면 시체가 되지요?"
"네."
"사람이 죽으면 시체는 썩어요. 그러면 시체는 왜 썩지요?"
"……"
"썩는다는 것은 무엇을 의미하나요?"
"……"

내가 대답을 못 하고 눈만 멀뚱멀뚱하게 뜨고 있자 답답했는지 교수님이 한마디 덧붙였다.

"죽는다는 것은 나와 주변의 경계가 없어지는 겁니다. 내가 주변이 되고 주변이 내가 되면, 세균이 그 틈으로 들어오는 거예

요. 정상적으로 존재하던 세균들이 들어오면 내 몸은 썩지요. 살
아 있어도 부패가 시작된다고요. 살아 있지만 죽어가고 있는 거
예요."

나와 나 아닌 것이 하나되는, 죽음

우리 몸을 이루는 세포는 세포막으로 둘러싸여 있다. 세포
막이라는 경계를 통해 세포는 외부와 내부로 나뉜다. 세포는 세
포막을 통해 내부로 생존에 필요한 물질을 받아들이고, 외부로
노폐물을 배출한다. 이렇게 세포는 외부와 내부를 항상 일정한
상태(항상성)로 유지하기 위해 애쓴다. 우리는 이를 '생명 활동'
이라고 말한다.

살아 있는 유기체들은 세포막이 허물어지지 않도록 에너지
를 이용해 세포막을 유지하고, 내부와 외부를 구분짓는다. 주어
진 유전 정보를 이용해 생명 활동에 필요한 물질을 합성하며, 질
서를 유지하고 엔트로피Entropy*를 감소시키는 방향으로 살아간
다. 만일 세포막이 허물어지면 세포는 죽고, 세포가 죽으면 세포
막은 허물어진다. 선후 관계는 불명확하나 내부와 외부의 경계

---

* 엔트로피는 시스템이 얼마나 정돈되어 있는지 또는 어지러워져 있는지를 나타내는
개념이다. 엔트로피가 높을수록 무질서하고 낮을수록 정돈된 상태이다.

가 사라진다는 결과는 같다.

세포의 집합체라 할 수 있는 우리 몸도 외부와 내부로 나뉜다. 피부, 폐, 위장, 대장 같은 장기들은 우리 몸에서 외부와 맞닿아 있는 최전선이다. 우리 몸의 외부에는 세균이 존재하는데, 우리는 때로는 세균과 협력하며 때로는 세균과 싸우면서 살아간다. 상피세포라 불리는 외부와 맞닿은 우리 몸의 방어벽에서는 지금 이 순간에도 치열한 전투가 벌어지고 있다. 상피세포들은 침입자들이 들어오지 못하도록 세균과 바이러스를 감시한다. 좋은 세균들이 만들어내는 물질은 유용하게 이용하고, 나쁜 세균들이 만들어내는 물질은 면역 세포로 보내 적군의 정보를 입력한다. 면역 세포는 그 정보를 이용해서 나쁜 세균을 죽인다. 수명이 다한 상피세포는 적진을 향해 달려가 장렬히 전사하며 우리 몸을 지켜낸다.

사실 우리 몸에는 세포보다 더 많은 세균이 살고 있다. 우리 몸의 세포 수는 30조 개 정도인데, 몸에 사는 세균의 개체 수는 이보다 더 많은 38조 개 정도다.[4] 어찌 보면 우리 몸에 세균이 사는 것이 아니라, 세균들 사이에 우리 몸이 둥둥 떠 있다는 것이 더 정확한 표현인지도 모른다. 최근 마이크로바이옴-microbiome[**] 이라는 개념이 등장하면서 세균의 역할에 대한 이해가 더 깊어

[**] 마이크로바이옴은 특정 환경에 존재하는 모든 미생물 군집(microbiota)과 한 개체의 모든 유전 정보(genome)의 합성어로 미생물(Microbe)과 생태계(Biome)를 뜻한다.

졌다. 세균들 때문에 자가면역질환에 걸리기도 하고,[5] 세균들 때문에 우리의 감정이 변하기도 한다. 예를 들어, 행복 호르몬이라고 불리는 세로토닌Serotonin은 뇌에서 기분 조절 기능을 담당하는 신경전달물질로, 90퍼센트가 장에서 만들어진다. 세로토닌이 적게 분비되면 불안감, 짜증, 우울증을 유발하는데 만일 장내 미생물 균형이 무너져 마이크로바이옴 환경에 이상이 생기면 감정 조절, 불안장애, 우울증이 일어날 수 있다.[6] 세균 종류가 다양한 암 환자는 면역항암제에 더 잘 반응한다.[7] 대장균, 포도상구균, 바실러스균 같은 원시적인 미생물이 고등한 인간의 건강과 감정을 좌우한다는 사실이 믿기지 않는다면, 믿지 않아도 좋다. 그러나 믿기지 않아도 사실은 사실이다. 세균은 우리와 함께 살면서 우리의 건강은 물론 감정까지 좌우한다.

삶의 매 순간 세균은 우리와 함께하는데, 죽음의 순간에 세균이 개입하지 않는다면 그게 더 이상한 일이다. 죽음이란 나와 주변의 경계가 없어지는 것, 다시 말해 셀프self와 넌셀프non-self의* 경계가 없어지는 것이라고 볼 때, 세균들은 그 틈으로 밀고 들어와서 전에는 일으키지 않았던 감염을 일으킨다. 환자의 면역력이 충분할 때는 문제되지 않았을 감염이었다.

죽음이란 '나와 주변의 경계가 없어지는 상황'이라는 해석은 신선한 충격이었다. 나는 죽음을 개체의 소멸로만 바라봤지, 경계의 소멸로 바라본 적은 없었다.

경계가 없어지며 세포막이 사라지고 늘 함께 공존하던 세균들이 몸의 방어벽을 뚫고 들어와 몸속의 일부가 되는 현상. 그렇게 세균이 경계 너머로 들어오면, 육신은 부패한다. 나와 주변의 경계가 없어지는 상황, 셀프와 넌셀프의 경계가 없어지는 상황, 외부와 내부의 경계가 없어지는 상황, 그리하여 나와 주변이 하나되는 현상. 나와 나 아닌 것이 하나되는 현상. 그것이 죽음이다.

세포막 개념을 개체의 개념으로 확장해서 보면 내 몸을 이루는 경계가 사라지는 현상, 즉 나와 주변이 하나되는 현상도 가능하다. 주변이라는 단어를 자연으로 치환해보자. 나와 자연이 하나되는 현상이 곧 죽음이다. 말 그대로 자연으로 돌아가는 것이 죽음이다. 죽음은 '돌아가심' 아니던가.

그날, 교수님이 회진을 마칠 때쯤 용기를 내어 물었다.

"선생님, 그러면 반코마이신을 써볼까요?" 쓸 수 있는 가장 강력한 항생제를 써보겠다는 나의 말에 교수님은 이렇게 되물었다.

"암에 대해서는 어떻게 할 건가요? 추가로 항암 치료 계획

---

* 셀프(self)는 우리말로 자기, 자아, 본인이라는 말로 옮길 수 있다. 영어의 self는 개인의 정체성과 자기 인식에 초점을 맞추지만, 우리말의 자아는 개인의 정체성과 더불어 사회적 맥락과 공동체와의 관계 속에서 이해되는 경우가 많아 영어의 self와 차이가 있다. 그래서 이 책에서는 자아 대신 셀프라고 할 것이다. 이 책에서 셀프는 사회적 개념이 아니라 개인의 존재와 정체성, 자기 인식, 자기 개념으로 사용했다. 마찬가지로 셀프의 반대개념인 넌셀프(non-self)는 정확히 일치하는 우리말이 없어서 넌셀프라는 용어를 그대로 썼다.

이 있나요?"

"항암 치료는 쓸 약이 없어서 더는 안 하기로 했습니다."

그 한마디에 교수님의 얼굴이 굳더니 다음 한마디를 남기고 가버렸다.

"항생제는 김 선생이 잘 판단해서 쓰세요."

환자를 살려보려고 항생제 전문가의 도움을 구하는데, 딱히 답을 주지 않고 가버린 것이다. 서운했다. 여느 때처럼 동료들과 회진 후 대책 회의를 가졌고, 내 뜻대로 반코마이신으로 쓰기로 했다. 그람음성균까지 커버하는 또 다른 강력한 항생제인 이미페넴Imipenem도 함께 써보기로 했다. 가장 강력한 항생제 조합이니 환자를 살릴 수 있을 거라고 생각했다. 아니 희망했다.

그러나 내 염원과 달리 환자는 며칠 뒤 사망했다. 교수님이 예언한 대로. 대세를 거스르기는 어려웠다. 교수님이 맞았다. 중간 과정을 하나하나 복기해봤지만 잘못한 점을 찾을 수 없었다. 굳이 잘못이라면 이미 대세를 바꾸기 어려워질 정도로 암이 나빠진 점을 들 수 있었다. 암으로 인해 저하된 면역은 항생제로 극복이 어려웠다. 이번에도 암이 이겼다.

돌이켜보면 암이라는 근본이 해결되지 않은 상황에서 항생제로 죽음을 지연시키는 것에는 분명 한계가 있었다. 근본이 그대로이니, 반코마이신이 아니라 슈퍼 반코마이신을 써도 해결될 수 없는 상황이었다. 환자를 잃고 나서야 선문답 회진의 의미를 깨달았다. 항생제는 성공인 듯 실패였다. 지금까지 승자는 언제나 그렇듯 암이었다.

중환자실의 풍경

항생제로 해결해보는 시도가 한계에 부딪히자, 그다음 방법으로 호흡을 살펴봤다. 어떻게든 숨을 쉬게 하면 죽음을 멀리할 수 있지 않을까? 숨을 쉬면 살고 숨을 멈추면 죽는다. 단순하지만 분명한 이치다.

생명이 위태로운 환자에게 강제로 호흡하게 하는 기구가 있다. 바로 인공호흡기다. 인공호흡기는 자가 호흡이 어려울 때 대신 기계로 산소를 불어넣어 공급한다는 개념에서 탄생했다. 개념은 간단해도 인공호흡기 치료는 무척 복잡해서 중환자실에서만 이뤄진다. 공기 중 산소 농도를 어떻게 정하고 호흡 시 공기 압력을 어떻게 설정하며, 한 번에 몇 밀리리터의 공기를 불어넣으며 1분당 몇 회 간격으로 호흡시킬지 결정하는 일은 생각보다 쉽지 않다. 하지만 그렇게 설정해놓으면 의료진은 환자에게 산소를 공급할 수 있고 환자는 숨을 쉬며 생존할 수 있다. 중환자실의 세계는 그렇게 돌아간다.

2년 차 때 겪은 중환자실은 일반병동과는 완전히 다른 세상이었다. 한순간의 착오도 용납되지 않았다. 환자들의 상태가 위중하다 보니 작은 실수도 심각한 결과로 이어졌다. 당연히 일반병동에 비해 의료진이 담당하는 환자 숫자가 적을 수밖에 없다. 그럼에도 환자들의 중증도가 너무 높아서, 살아서 중환자실을 나가는 사람보다 죽어서 나가는 사람이 더 많다.

일반병동과 다른 또 다른 특징은 환자와 대화를 나누기 힘들다는 점이다. 환자들은 스스로 숨을 쉬기 어렵기 때문에 기도삽관을 하고 인공호흡기를 부착하고 있다. 목에 플라스틱 관을 집어넣는 삽관은 그 자체로 너무나 괴롭기 때문에 일부러 의식을 흐리는 약을 써서 환자를 재운다. 환자가 깨면 목 안의 이물감을 견디지 못해 삽관된 튜브를 뽑아버리려고 하기 때문이다. 그래서 처음 며칠은 아예 수면 유도제를 써서 환자를 푹 재운다. 상상해보라. 목에 가는 생선 가시만 박혀도 괴로운데, 손가락 굵기의 관이 박혀 빼지 못한다면 어떻겠는가. 그럼에도 불구하고 환자에게 그런 엄청난 고통을 안겨주는 이유는 간단하다. 그렇게해서라도 숨을 쉬게 해서 살리려는 것이다. 환자의 생명이라는절대 가치 앞에서 의사들은 환자의 고통을 어느 정도는 외면하도록 훈련받는다.

환자의 상태가 어느 정도 안정되면 의식이 온전한지 보기위해 재우는 약을 끊어본다. 이때는 환자가 기도에 삽입된 튜브를 뽑지 못하도록 손목을 단단히 묶는다. 손이 묶인 상태에서도간혹 환자와 의사소통을 할 수는 있다. 주로 이런 식이다.

"여기 어딘지 아시겠어요?" "아시겠으면 눈 깜빡깜빡 두번 해보세요." "이거 답답하시죠? 저희도 얼른 빼드리고 싶은데,

아직 산소 수치가 모자라서 지금은 뺄 수 없어요. 조금만 더 참으세요. 조금 있으면 면회 시간이에요. 보호자 분이 오실 거에요."

환자가 의식이 또렷해지면 필담을 나누기도 한다. 환자 옆에 종이 받침대와 펜이 있어서, 의식이 약간 호전된 환자는 종이에 글을 써서 의사를 표현하기도 한다. '아파요. 이거 빼주세요. 아내는 어디에 있나요?' 이런 문장들을 많이 쓴다.

2년 차 때 만난 환자도 그랬다. 그는 65세 폐암 환자였다. 많은 폐암 환자가 그렇듯 폐렴으로 중환자실에 오게 됐다. 기도 삽관을 하고 인공호흡기를 달아 호흡을 유지시킨 뒤 폐렴이 좋아지기를 기대하며 항생제를 썼다. 항생제가 듣기만 하면 삽관을 제거할 수 있다. 인공호흡기를 달고 버티는 동안 항생제가 제 역할을 해서 폐 기능이 살아나야 했다. 그렇게 환자는 인공호흡기를 달고 폐 상태가 좋아지기를 바라며 하루하루를 힘겹게 버텼다. 그는 의식이 살짝 돌아올 때마다 종이에 무언가를 열심히 썼다.

하느님, 저를 꼭 살려주세요.
하느님 아버지, 부디 저를 버리지 말아주세요.

그렇게 온 힘을 다해서 글씨를 썼다. 한 글자 쓰고 10분 쉬었다가 한 글자 쓰고 또 한참을 쉬었다가 한 글자 쓰고… 그렇게 한참을 끙끙댄 끝에 하루 종일 두어 문장을 썼다. 한 손에는 보호자가 채워준 묵주, 다른 한 손에는 매직펜을 쥐고서 그는 하느님께 살려달라고 간절히 기도했다. 삐뚤빼뚤 쓰인 글씨에는 삶에 대한 간절함이 담겨 있었고, 신에 대한 신실한 믿음이 녹아 있었다. 환자의 따님 말로는 아버지가 독실한 가톨릭 신자라고 했다. 평생 성실하게 살았고, 법 없이 살 정도로 착한 아빠라고 했다. 남한테 해코지 한 번 해본 적이 없다고 했다. 누구보다도 가족을 아끼고 사랑했으며 가족을 부양하기 위해 평생 열심히 일했다고 했다. 모든 가족이 그의 귀환을 간절히 바랐다. 나 역시 환자를 볼 때마다 신의 존재를 믿고 싶어졌다. 아버지를 두고 그랬던 것처럼 하느님 바짓가랑이라도 잡고 늘어져서, 아니 하느님 앞에 배 째라고 드러누워서라도 제발 살려달라고 애원하고 싶었다. 이런 사람을 데려가는 것은 너무하지 않냐고 항변하고 싶었다.

하느님의 뜻을 알기에는 내가 부족했던 걸까. 항생제는 제 역할을 하지 못했고 환자의 상태는 지지부진했다. 딱히 호전도 악화도 없었고 시간만 속절없이 흘러갔다. 인공호흡기를 제거해도 될 만큼 산소 수치가 좀처럼 호전되지 않았다. 그렇게 이틀, 사흘, 이레, 열흘이 지났다. 환자는 점차 지쳐갔다.

중환자실에서 삶의 의지가 꺾이는 데는 생각보다 오랜 시간이 걸리지 않는다. 어느 순간부터 그의 종이에는 '하느님, 차라리 저를 데려가주세요. 저를 이 고통으로부터 구원해주세요'라는 문구가 채워졌다. 급기야 힘겨운 손놀림으로 '저를 죽여주세요'라고 쓰기 시작했다. 불과 열흘 정도 만에 일어난 변화였다.

주렁주렁 매달린 수많은 약병들, 살아 있으나 의식이 없는

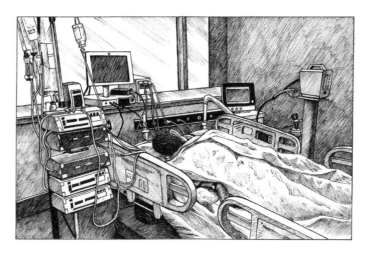

〈그림 2〉 중환자실의 풍경
중환자실에서 삶의 의지가 꺾이는 데는 생각보다 오랜 시간이 걸리지 않는다.

환자들, 지지부진하게 흘러가는 시간들. 살려만 달라고 했던 보호자들의 마음이 꺾이는 데는 2주면 충분했다. 2주가 지나도 산소 수치가 올라오지 않으면 기도절제술*을 해야 하는데 보호자가 거부했다.

"도대체 이럴 거면 뭐하러 중환자실에 오자고 했나요? 지금 당장 인공호흡기 중단해주세요. 아빠가 너무 고통스러워하세

---

* 기도 삽관을 너무 오래하면 이로 인한 폐렴이 생길 수 있어서 기도절제술을 시도해 장기간의 인공호흡으로 인한 부담을 덜어줘야 한다.

요. 이게 살아 있는 거냐고요."

보호자는 원망했다. 원망 끝에는 이런 말을 덧붙였다.

"이럴 바에는… 이럴 바에는… 차라리 돌아가시는 게 더 낫겠어요."

그 보호자만 특별히 그랬던 건 아니다. 중환자실 보호자들의 반응은 대개 이와 비슷하다. 돌아가시는 편이 낫겠다는 말을 뱉어놓고는 스스로 놀라서 이내 울음을 터트린다. 내가 아버지가 죽기를 바라는 나쁜 딸 같아서이다. 그렇다고 아버지가 고통스러워하는 모습을 지켜보고만 있자니 너무나 무기력하다. 양가 감정의 끝은 자책과 울음이고 종국에는 모두에게 상처가 남는다. 그렇게 소중한 사람을 떠나보내고 나면 가족들은 한동안 트라우마에 시달린다. 내가 아버지에게 무슨 짓을 한 거지? 나 때문에 빨리 돌아가신 것은 아닐까? 올바른 선택이었을까? 이런 질문들이 유가족을 끊임없이 괴롭힌다. 모두가 최선을 다했지만 모두가 원한 아름다운 이별의 모습은 분명 아니다.

그 환자도 그랬다. 속절없이 지지부진한 상태로 시간이 흘러가면서 인공호흡기의 산소 요구량은 점차 늘어나고 환자가 깨어 있는 시간은 점점 짧아졌다. 마침내 의식을 흐리게 하는 약을 쓰지 않아도 저절로 의식이 없어졌다. 환자는 죽음을 향해 한 걸음씩 나아갔다. 팔다리는 온통 주사 자국과 멍 자국으로 가득했다. 얼굴은 퉁퉁 부어 알아보기가 힘들게 됐다. 3주가 지나고 어느 날, 그는 숨을 거뒀다. 하느님은 그제야 그를 거두어 가셨다. 기적은 일어나지 않았다.

죽음은 사람들의 바람과 무관하다. 간절함을 손쉽게 외면한다. 우리 아버지가 얼마나 착하게 살았는지, 우리 가족이 얼마나 간절히 회복을 기원하는지, 얼마나 신앙심이 깊은지, 죽음은 아랑곳하지 않는다. 그것마저 그 환자가 믿던 하느님의 숨은 뜻이라면 나 같은 보통의 인간들은 그 뜻을 이해하기 어렵다. 사실 이해하고 싶지도 않았다. 그날 내가 보기에 하느님은 무심했고 침묵했으며 그것이 원망스러웠다. 저렇게 살고자 하는 사람을 무슨 권리로 저렇게 처참히 데려가신단 말인가. 그렇게 착한 사람 데려가서 기분 좋으시냐고 욕이라도 한바탕 퍼붓고 싶었다.

그러나 그날 하느님을 향했던 그 분노는 어찌 보면 무능력한 나를 향한 분노였는지도 모른다. 나의 무능함의 결과는 환자의 죽음이었기에 20대 중반 혈기 넘치는 초짜 의사는 이를 받아들이기 어려웠다. 중환자실에서 잠시나마 인공호흡기로 죽음을 미뤄두면서 삶을 연장하는 것이 과연 맞는지는 알지 못했다. 숨만 쉰다고 살아 있다고 볼 수 있을까? 살아 있으나 죽은 것만 못한 삶은 아니었을까? 의사로서 목숨을 유지시켰으니 선행을 한 것인지 고문하는 것처럼 고통을 주었으니 악행을 한 것인지 모호했다. 생과 사, 선행과 악행의 경계는 흐릿했고, 인공호흡기의 역할도 희미했다.

그렇다고 인공호흡기가 쓸모없다는 뜻은 절대 아니다. 심근경색이나 급성호흡부전 같은 상황에서 인공호흡기는 분명 생명을 살리는 유능한 기계다. 인공호흡기를 달고 있는 동안 근본적인 문제가 해결되면 상태가 좋아져서 일반병동으로 올라간다. 저승길 문턱까지 갔다가 되돌아와 놀라울 정도로 회복되어 나중에 병원 로비에서 다시 만난 분들도 많았다.

하지만 이런 보람은 유독 암 환자에게는 해당하지 않는 듯했다. 인공호흡기는 유독 말기 암에 있어서만큼은 무력했다. 잠시 죽음을 지연시킬 수는 있으나 보통 2주 정도가 한계였고, 그 대가는 참혹했다. 나는 계속 암으로 환자를 잃었다.

암 환자에게는 출혈과 감염, 호흡부전 외에 대처해야 하는 문제는 하나 더 있다. 기계적 폐색이다. 고형암은 덩어리를 만들면서 자란다. 처음에는 깨알만 한 크기로 보이다가 점차 땅콩 크기, 밤톨 크기, 계란 크기, 급기야 주먹만 한 크기로 자라난다. 그 덩어리가 해부학적으로 중요한 부위에 자리 잡으면 반드시 문제가 된다. 가령 식도를 막아서 밥이 안 넘어가게 한다든가, 기도를 눌러서 숨길을 조인다든가, 항문을 막아서 대변을 못 보게 되면 환자의 상태가 나빠진다. 환자가 아무리 면역력이 좋고 간 기능, 콩팥 기능이 괜찮아도 치명적 부위에 기계적 폐색이 생기면 환자의 상태는 나빠진다.

현대 의학은 출혈, 감염, 호흡, 기계적 폐색 이런 것들을 잠시나마 호전시킬 수는 있지만, 암 환자의 경우 근본이 되는 암을 치료하지 않으면 어디까지나 미봉책에 불과하다. 호전되었다가도 곧 다시 나빠진다. 유물론적 죽음, 기계론적 의학관, 전체주의가 아닌 환원주의적 시각. 이런 시각으로는 모든 죽음이 설명되지 않았다. 결국 환자는 사망했다. 환자의 목숨을 걸고 벌어진 전투에서는 번번이 암이 이겼다.

패기 넘치던 암 병동 레지던트의 머릿속은 결국 모든 것이 뒤죽박죽됐다. 감염, 출혈, 패혈증, 쇼크, 다발성장기손상, 호흡부전, 신부전, 심부전, 저혈압, 그리고 급기야 심정지. 어디까지가 패혈증이고 어디까지가 호흡부전이고 어디까지가 저혈압성 쇼크인지 알기 힘들 정도로 경계가 모호해지자 총체적 난국에 빠졌다. 암이라는 전쟁터에 전선이 무너지면 몰려오는 적군에 의해 피아구분은 어려워졌고, 총체적 난국에 이르면 환자는 버티지 못하고 사망했다.

임계점이 무너지는 경과는 다양해도 사망이라는 결과는 같았고, 원인은 늘 암이었다. 암을 조절하지 못하면 죽음을 피할 수 없었다. 근본은 암이다. 어떻게 해서든 암을 없애야만 했다. 사망진단서에 쓰는 직접 사인은 '암'이라는 단어 하나로 충분했다. 2004년 전공의 2년 차가 되면서 나는 본격적으로 암과 싸워보겠다고 다짐했다. 그리고 내과 중에서도 혈액종양내과를 전공으로 선택했다.

무슨 수를 써서라도 암을 물리치고 싶었다.

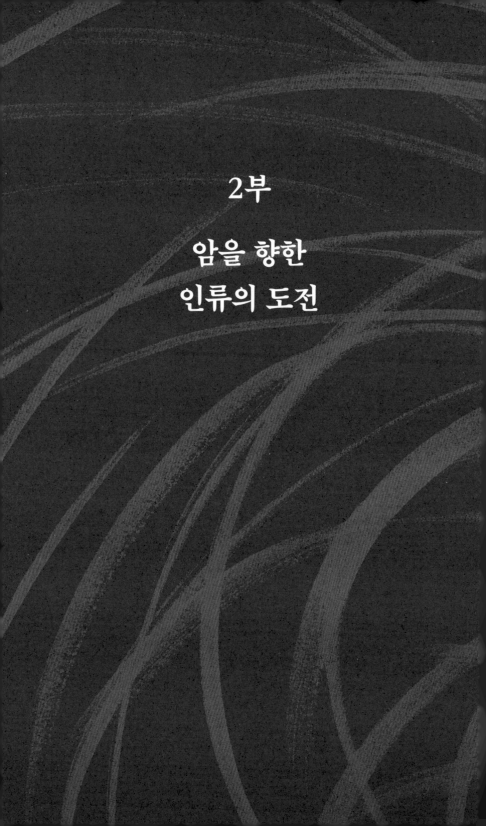

2부

암을 향한
인류의 도전

3장 성급한 공격

암은 존재하지 않았다. ⋯ 불러주기 전까지는

암을 없애려는 인류의 노력은 문헌상으로는 2,500년 전으로 올라간다. 1862년 이집트 룩소르에서 고대 이집트의 위대한 의사 임호테프의 가르침을 담은 파피루스가 발견됐다. 이 문서를 구매하고 연구한 골동품 수집가의 이름이 붙여진 에드윈 스미스 파피루스Edwin Smith Papyrus는 고대 이집트의 의학 서적이다. 파피루스에는 총 48가지 의학 사례가 등장하는데, 그중 45번째 사례가 유방에 튀어나온 덩어리에 대한 내용이다.

유방에서 튀어나온 덩어리를 살펴볼 때면 그것이 유방 전체로 퍼졌는지 알아보라. 유방 밑에 손을 대서 차가운지, 손을 댔을 때 거기에서 열기가 느껴지지 않는지 알아보라. 육아조직肉芽組織도 없고 체액도 없고 액체도 흘러나오지 않는데 만질 때 튀어나온 것이 느껴진다면 이렇게 말해야 한다. 이것은 내가 맞서 싸워야 할 불룩한 덩어리다.[8]

파피루스에는 각각의 증례에 대한 치료법에 대해 쓰여 있으나 임호테프는 45번째 사례에 대해서만큼은 유독 침묵했다. 그는 치료법이라는 항목 아래 그저 한 단어만 적어놓았다.

없음.

그 이후 한동안 암에 대한 언급은 의학 서적은 물론 역사서적에도 등장하지 않았다. 당시에는 암이라는 질병에 대한 이름이 없었다. 굳이 철학자 루트비히 비트겐슈타인의 말을 빌리지 않더라도, 인간은 언어로 세상을 인식한다. 철학에는 어떤 것들이 이름을 얻기 전까지는 존재하지 않는다고 보는 사상이 있다.[9] 암이라는 단어가 존재하기 이전에는 암을 이해할 수도, 기술할 수도 없었다. 암이라는 단어가 없기에 암을 진단할 수도 없었다. 내가 그의 이름을 불러주기 전 그는 다만 하나의 몸짓에 지나지 않았지만, 내가 그의 이름을 불러주었을 때 그는 나에게로 와서 꽃이 되듯, 우리가 암이라고 이름을 지어준 뒤에야 암은 우리 곁으로 와서 비로소 암이 됐다. 말은 존재를 규정짓는 힘이 있다. 암이라는 단어가 만들어진 뒤에야 암은 존재할 수 있었다.

암이라는 병명이 있기 전에는 암은 그저 붉은 종기에 가까운 병, 덩어리가 자라는 병, 커지면 통증을 일으키는 병, 그러다가 죽음에 이르게 하는 병이었다. 그나마 현재의 암에 해당하는 가장 가까운 단어가 의학 문헌에 등장한 것은 기원전 400년경 히포크라테스 시대다. '게'를 뜻하는 그리스어 카르키노스Karkinos 가 그것이다. 히포크라테스는 부푼 혈관을 움켜쥐듯이 둘러싼 종양을 보고 다리를 원형으로 펼치고 있는 붉은 게를 떠올렸다. 카르키노스는 게의 등껍질처럼 붉고 성나고 단단하고 헝클어진 표면을 보고 지은 이름이다. 그렇게 카르키노스는 캔서cancer, 암의 어원이 됐다.

과거에 이 붉은 덩어리는 곧잘 종기와 혼동됐다. 의학에 무지했던 중세시대에도 붉고 딱딱한 종기 덩어리가 계속 커지다 피가 나고 고름이 나오며 극심한 통증을 유발하고, 곧이어 사람이 죽는다는 사실 정도는 알았다. 어차피 죽을지도 모르니 종기 덩어리를 도려내고 고름을 짜내서 조금이라도 덩어리를 없애보자는 시도는 있었다. 암 치료라고 하기에는 너무나 원시적인 이 방법은 중세시대에 주로 이발사들이 행했다.* 상상해보라. 마취제도 없고 소독약도 없이 이발소 골빙에서 공포에 질린 환자를 발버둥 치지지 못하게 가죽 끈으로 묶고 이것도 모자라 여러 사람이 달려들어 팔다리를 하나씩 붙잡는다. 이발사가 무딘 칼을 들고 손에 잡히는 대로 덩어리를 쓱쓱 잘라낸다. 환자는 비명을 지르다가 혼절하고 이발소 바닥은 피와 고름으로 범벅이 된다. 당시 칼잡이의 최고 미덕은 정확한 손놀림이 아니라 담대하고 재빠른 손놀림이었다. 환자들이 발버둥 쳤기에 수술은 무조건 빨리 끝내야 했다. 당연히 이런 수술의 문제점은 하나둘이 아니었다. 수술이 잘 되어도 감염과 패혈증으로 사람들은 죽어 나갔다. 그 시절의 수술은 그저 해도 죽고 안 해도 죽으니, 해보고 죽는 그런 수술이었다.

그러던 수술은 1846년 윌리엄 토머스 그린 모튼William Thomas Green Morton이 에테르ether를 이용해 근대적인 의미의 마취를 선보이고, 1867년 조지프 리스터Joseph Lister**가 페놀phenol을 이용한 소독법과 무균법을 도입하면서 지금의 모습을 갖추게 됐다. 암 수술도 이때부터 본격화됐다. 위암 수술의 근간인 빌로스 수술Billroth operation, 근치적 유방절제술도 이 무렵에 정립됐다. 이처럼 인류는 오랫동안 암 덩어리를 잘 잘라내면 암을 치료할 수 있다고 봤다. 문제라면 암이 치료되기 전에 수술 후 감염으로 죽

---

* 이발소의 상징인 삼색 기둥은 정맥 동맥 신경을 뜻한다. 중세시대 수술을 담당했던 이발사들은 의사와 마찬가지로 흰 가운을 입는다.
** 구강청결제 브랜드인 리스테린은 그의 이름을 딴 제품이다.

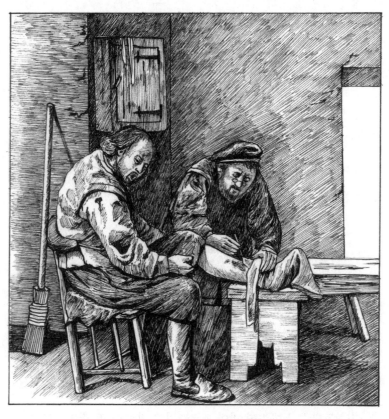

〈그림 3〉 중세 시대의 외과 수술 장면
중세시대의 수술은 해도 죽고 안 해도 죽으니, 해보고 죽는 수술이었다.

거나, 고통을 못 이긴 환자가 비명을 지르며 발버둥 쳐서 제대로 제거하기 어렵다는 것인데, 소독과 마취는 이 문제를 한번에 해결해준 신기술이었다.

그런데 소독과 마취 문제가 해결되었어도 암은 제대로 치료되지 않았다. 수술로 암을 절제한 환자들에서 많은 경우 암이 재발했다. 암 덩어리를 분명 잘 제거했는데도 다시 자라난 것이다. 윌리엄 스튜어트 홀스테드William Stewart Halsted 같은 의사는 그럴수록 더 크게 암을 도려내야 한다며 광범위wide하게 더 근치적radical으로 암을 제거할 것을 주장했다. 이런 주장에 따라 유방암 환자의 유방 전체, 대흉근, 심지어 흉벽까지 다 들어냈지만, 치료 결과에는 논란이 있었다.

특히 암 덩어리가 다른 곳에 퍼진 경우에는 제거 수술을 해도 다른 곳에서 암이 자라 환자가 죽음에 이르렀다. 당시의 진단 기술로는 암을 초기에 발견하기 어려웠고, 어디까지 퍼져 있는지도 알아낼 수 없었다. CT Computed Tomography(컴퓨터단층촬영)도 MRI Magnetic Resonance Imaging(자기공명영상도), 초음파도 없던 시절이니 그저 겉에서 암 덩어리를 만져보고 수술 여부를 결정했다. 다만 겉으로 만져지는 덩어리가 매우 작고 손쉽게 제거 가능한 위치에 있는 암은 수술 후 재발하지 않는 경향을 보였다.

한계점은 명확했다. 수술로 암을 들어내는 치료는 암이 퍼지기 전 어느 한 군데 국한되어 존재할 때만 효과가 있었다. 수술은 어디까지나 국소치료법local treatment이었다.

방사선의 명과 암

홀스테드가 미국 볼티모어에서 근치적 유방절제술을 내놓은 지 몇 개월 뒤인 1895년 독일 뷔르츠부르크 연구소의 빌헬름 뢴트겐Wilhelm Röntgen은 전자관을 연구하던 중 기이하게 새 나오는 광선을 발견한다. 그 복사 에너지는 몇 겹의 검은 판지를 뚫고 방의 긴 의자에 놓아뒀던 바륨 판에 닿더니 하얀 인광을 만들어 냈다. 뢴트겐은 아내 안나Anna Bertha Röntgen를 연구실로 데려와서 그 광선과 감광판 사이에 그녀의 손을 놓았다. 미지의 광선은 그녀의 손을 뚫고서 감광판에 손가락뼈와 결혼반지의 윤곽을 남겼다. 뢴트겐은 이 미지의 광선을 미지의 요소를 나타내는 수학 기호 X를 차용해 엑스선X-ray이라고 이름 붙였다. 이때부터 우리는 엑스선으로 인체 내부 구조를 관찰할 수 있게 됐다.

이듬해인 1896년, 21세의 시카고 러시대학교의 의대생 에밀 그루브Emil Grubbe는 엑스선으로 암을 치료하면 어떨까 하는 엉뚱한 발상을 떠올렸다. 이 발상은 아이디어 차원에 머무르지 않았다. 그는 엑스선 진공관을 만드는 시카고의 한 공장에서 일하면서 자신의 실험에 사용할 엉성한 형태의 진공관을 직접 제작했다. 여느 공장 노동자들처럼 그도 엑스선에 노출되어 피부가 벗겨지고 손톱이 빠지며 반복적으로 붓고 텄다. 그는 이 세포 죽음의 원리를 종양에 확대 적용했다. 1896년 3월 29일 그루브는 엉성하게 만든 엑스선 관으로 유방암에 걸린 55세 환자 로즈

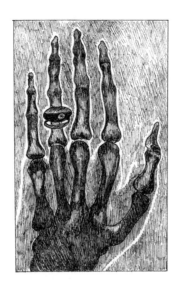

〈그림 4〉 뢴트겐의 아내 안나의 손을 통과한 엑스선이 남긴 사진

리Rose Lee에게 방사선을 쬐게 했다. 이 실험은 임상 혜택을 제공하기보다는 그루브의 호기심을 충족하려는 쪽에 가까웠지만, 그녀는 암을 치료할 마지막 방안이라고 생각하고 그루브에게 자신의 몸을 맡겼다. 치료는 고통스러웠지만 어느 정도 성과가 있었다. 리의 유방에 난 종양은 궤양이 생기고 치밀해지더니 크기가 줄어들었다.[10] 뢴트겐이 엑스선을 발견한 지 채 10년이 되지 않은 1900년대 초가 되자 의사들은 방사선으로 모든 암을 치료할 수 있다고 믿게 됐다. 1901년 시카고의 한 의사는 〈뉴욕타임스〉와의 인터뷰에서 이렇게 말했다. "나는 이 치료가 모든 형태의 암에 맞는 절대적인 치료법이라고 믿습니다. 여기에는 한계 따

위는 없습니다."[11]

1902년 마리 퀴리Marie Curie와 피에르 퀴리Pierre Curie 부부가 라듐을 발견하면서 의사들은 1,000배는 강력한 에너지를 종양에 쏠 수 있게 됐다. 그리고 1931년 어니스트 로렌스Ernest Lawrence가 세계 최초의 입자가속기인 사이클로트론cyclotron을 개발한 뒤 다양한 방사성 동위원소를 인공적으로 생산할 수 있게 됐다. 이후 방사선으로 모든 암을 치료할 수 있는 길이 열릴 것 같았지만 의사의 믿음과 달리 이 치료법의 한계가 드러나기 시작했다.

한계는 크게 2가지였다. 엑스선은 오직 국소 부분으로만 향하게 할 수 있었다. 이미 전신에 퍼진 전이암을 뿌리 뽑는 목적으로 쓰기에는 한계가 분명했다. 또한 암을 뿌리 뽑기 위해 국소 부위에 두 배 더 많은 방사선을 쏘더라도 효과가 두 배 더 좋아지진 않았다. 오히려 주변의 정상 조직이 견딜 수 있는 수용 한계를 넘어서는 방사선 치료는 부작용을 초래했다.

두 번째 한계는 더 심각했다. 방사선이 오히려 암을 유발했다. 지금은 방사선의 높은 에너지가 세포의 DNA를 파괴해서 암세포를 죽인다는 사실이 대중적으로도 널리 알려져 있지만, 당시에는 방사선을 쬐면 왜 암세포가 죽는지 과학적으로 설명하지 못했다. 암에 대한 정의도 의사마다 달랐고 DNA라는 개념도 아직 등장하지 않은 시대였다. 당연히 방사선이 정상 세포의 DNA도 파괴할 수 있기에 방사선을 주의해서 사용해야 한다는 개념

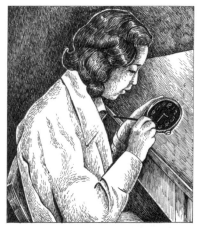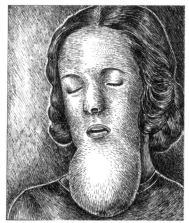

〈그림 5〉 방사선의 비극적 피해자들 '라듐 걸스'

도 없었다. 정상 세포의 DNA 손상이 암의 발생으로 이어질 수 있다는 사실 또한 당시에는 누구도 몰랐다.

　이런 무지 때문에 일어난 비극의 피해자들이 있다. 바로 라듐 걸스radium girls다. 밤에도 시계를 볼 수 있도록 시계 문자판에 형광을 내는 라듐을 칠하던 20대 여성 노동자들의 턱뼈에 괴사가 일어나고 잇따라 구강암과 백혈병, 육종에 걸렸다. 원인은 라듐에 있었다. 시계 문자판에 글자를 세밀하게 쓰기 위해 방사성 원소인 라듐을 묻힌 붓끝을 혀로 핥아서 뾰족하게 다듬던 이 여성 노동자들은 라듐에 중독되었고, 수십 년 뒤 암이 발병했다. 라듐을 연구하는 동안 방사선에 장기간 노출되었던 마리 퀴리도 1934년 혈액암인 백혈병으로 사망했다. 그녀보다 엑스선을 약하게 쬐었던 그루브도 방사선 유발 종양으로 숨을 거뒀다. 방사선은 암을 치유하기도 했지만 과하면 암을 일으켰으므로 사용에 주의를 기울여야 했다.

무엇보다도 수술과 방사선이라는 무기는 암이 한곳에 국한되어 있을 때만 쓸 수 있는 방법이었다. 암이 다른 장기나 조직으로 퍼지면 수술과 방사선 치료로는 한계가 있었다. 의사가 손으로 암의 존재를 진단할 정도가 되면 이미 수술로 제거하기에는 늦은 경우가 많았다. 암은 어느 시점이 되면 전신으로 퍼진다. 온몸으로 번진 암은 기본적으로 전신질환이다. 전신질환에는 전신에 적용되는 치료법이 필요했다.

인류는 다행히 이에 대한 돌파구를 찾아냈다. 해답은 아이러니하게도 전쟁이 촉발한 화학의 발전이 가져왔다.

전쟁이 가져다준 선물

1940년대는 합성화합물의 전성시대였다. 지금은 싸구려 취급을 받지만, 나일론은 당시 의복에 엄청난 혁신을 가져왔다. 세탁세제, 치약, 염색약, 플라스틱, 합성섬유, 비료. 이 모든 것이 제2차 세계대전의 영향으로 발전한 화학의 성과물이다.

수많은 합성화합물이 쏟아져 나오며 인류는 이전에는 경험하지 못했던 혜택을 누리게 됐다. 사람들 사이에는 화학이 모든 것을 해결해줄 것이란 믿음이 퍼져 나갔다. 1960년대 후반 우리나라에 본격적으로 합성화합물이 도입되었던 때 서울대학교 화학공학과 합격 점수가 의예과보다 훨씬 높았던 것은 이런 분위기를 잘 보여준다. 1940년대 화학 기술의 발전으로 1928년 발견된 페니실린을 대량 생산하게 되면서 전쟁터에서 수많은 목숨을 살릴 수 있었다. 화학이 모두를 구원하리라는 믿음이 팽배했던 시대에 항암제가 등장한 것은 어찌 보면 당연한 결과였다. 수많은 사람들의 목숨을 살린 항암제는 꽤나 극적인 사건을 통해 등장했는데, 이 또한 전쟁과 관련 있다.

1943년 12월 2일 밤이었다. 나치 독일의 폭격기들이 이탈리아 남부의 작은 항구 도시 바리Bari에 모여 있던 미국 함대 위로 폭탄을 떨어트렸다. 한밤의 공습은 대성공이었다. 함선 17척이 가라 앉았고, 나치는 연합국을 궁지에 몰아넣었다. 그러나 연합국이 궁지에 몰린 이유는 17척의 배가 침몰했기 때문이 아니었다. 이유는 다른 데 있었다. 나치가 투하한 폭탄이 미군 함정에 실려 있던 생화학 무기를 터트린 것이 그 이유였다. 선원들조차 알지 못했지만, 미군 함대에 소속된 존 하비 호에는 만일의 사태에 쓰기 위해 약 2,000개의 머스터드(겨자 가스)탄이 비밀리에 실려 있었다. 히틀러가 생화학 무기를 사용할 경우 복수하기 위한 용도였다고 한다.[12]

존 하비 호가 폭발하자 70톤의 머스터드 가스가 항구 전체를 뒤덮었다. 항구는 이내 마늘과 겨자 냄새의 독가스로 가득 찼다. 공포에 질린 채 눈이 퉁퉁 부어서 구조된 미군 생존자 617명 중 83명이 일주일도 지나기 전에 사망했다.[13] 사망에 이르는 모습은 비슷했다. 먼저 눈이 퉁퉁 부어올랐고 토악질하다가 피부에 수포가 생기면서 온몸의 피부가 벗겨졌다. 며칠 뒤 머리가 빠지고 열이 나더니 혈압이 떨어지며 숨을 거뒀다.[14]

언론은 이날의 비극을 '작은 진주만 사건The Little Pearl Harbor'이라 부르며 아이젠하워와 처칠을 몰아세웠다. 1925년 제정된 제네바의정서에 따라 생화학 무기는 국제적으로 사용이 금지되어 있었다. 정치적으로 궁지에 몰린 연합국 고위 당국자들은 공식적으로 독가스의 존재를 부인했다.[15] 그래서 의료 전문가들은 비밀리에 죽은 사람들은 부검했다.

부검 소견은 비슷했다. 혈액에서 백혈구가 거의 사라졌고 골수가 말라붙은 상태였다.[16] 독가스는 특히 골수세포를 표적으로 삼았다. 머스터드에 대해 연구한 예일대학교의 밀턴 윈터니즈Milton Winternitz는 미국 정부와 과학 연구 계약을 맺고, 예일대학교의 약리학자 알프레드 길먼Alfred Gilman과 루이스 굿맨Louis Goodman에게 머스터드의 잠재적인 치료 효과를 조사하도록 했다.[17]

굿맨과 길먼은 질소 머스터드를 소량 투여해 악성 백혈구를 죽일 수 있을지 알아보기 위해 동물 실험에 착수했다. 용량을 줄여서 투여하니 토끼와 생쥐에게 수포가 생기지 않으면서 백혈구는 거의 다 죽일 수 있었다. 그들은 흉부외과 의사 구스타프 린

즈콕Gustaf Lindskog을 설득해 림프종으로 심각한 기도 폐쇄를 겪던 48세의 은세공사 환자에게 질소 머스터드를 10회에 걸쳐서 정맥 투여했다. 효과는 기대 이상이었다. 굿맨과 길먼은 부어올라 있던 암이 녹아서 없어지듯 줄어드는 현상을 관찰했다. 인류 역사상 최초로 암을 약물로 치료한 순간이었다. 1945년 제2차 세계대전이 끝나고 군사 기밀이 해제되자 두 사람은 이를 학계에 보고했다.[18]

1949년 질소 머스터드는 세계 최초의 화합물 항암제로 미국 식약처FDA의 승인을 받았다. 질소 머스타드가 정확히 어떤 작용으로 암을 죽이는지는 여전히 알지 못하던 중에 벌어진 일이었다. 1980년대 유전자 기술이 발달하고 나서야 질소 머스터드가 DNA 알킬화합물이며 DNA 복제 과정에서 DNA 사이에 끼어들어 복제를 중단시키는 방식으로 암세포에 작용한다는 것이 밝혀졌다. 알킬화합물은 아이러니하게도 과도하게 사용하면 오히려 암을 유발한다는 사실도 뒤늦게 알려졌다. 최초의 항암제는 DNA 복제를 억제하는 약이자 동시에 DNA를 손상시키는 약인 셈이다.[19]

화학적 합성물에 의해 암이 없어지는 현상은 다른 곳에서도 관찰됐다. 1948년 6월 뉴욕의 임상병리학자 시드니 파버Sidney Farber의 항엽산제 논문이 출판되면서 사람들은 주사약으로 암을 치료할 수 있다는 개념을 받아들이기 시작했다.[20] 파버의 논문은 한가지 내용을 도발적으로 제기했다. 그 한 가지 내용은 이러

했다.[21]

암은 화학 물질로 치료할 수 있다.

독으로 암을 죽인다

그렇게 항암 치료라는 개념이 세상에 알려졌다. 지금은 너무나 당연한 개념이지만 수술과 방사선 치료만이 전부라고 생각했던 당시 사람들에게 약으로 암을 치료할 수 있다는 개념은 너무나 획기적이었다.

마치 손바닥만 한 전화기에 컴퓨터 기능을 넣어서 전 인류가 24시간 가지고 다니며 통화뿐만 아니라 음악도 듣고 쇼핑도 하고 은행 업무도 보며 서로 연결된다는 개념만큼이나 대단한 발상이어서 처음 이 치료법이 소개됐을 때만 해도 의심의 눈으로 바라보는 시선이 적지 않았다. 이런 항암 치료제에는 세포독성항암제cytotoxic chemotherapy라는 이름이 붙었다. 약의 이름에 '독'toxic이라는 단어가 들어간다. 사람을 죽이는 독이 사람을 살리는 약이 된 것이다. 독약은 '독'이자 '약'이다. 적절한 용량을 쓰면 암을 죽이지만, 너무 많이 쓰면 사람이 죽기도 하고 암을 일으키기도 한다. 독이 약이 된다는 모순은 죽음이 삶이 된다는 모순만큼이나 이상했다.

약으로 암을 치료한다는 혁신은 그렇게 이루어졌다. 혁신은 늘 이런 식으로 이뤄진다. 내가 대학교 1학년이던 1996년에는 하드디스크 500메가바이트만 있어도 평생 쓰고도 남으리라 생각했다. 1990년 초반에는 편지 한 통 쓰지 않던 사람들이 앞으로 하루에도 수십 통의 편지를 인터넷으로 쓰리라고는 상상하지 못했다. 지금은 너무나 당연한 일이 당시에는 너무나 당연하지 않았다.

혁신은 그렇게 당연함을 깨야 한다. 그래서 혁신을 이끈 선구자들은 온갖 조롱과 비웃음을 견뎌내야 했다. '세상에 약으로 암을 치료한다고 하네. 이러다가 전화기로 물건도 사고 배달시키면 다음 날 집 앞에 오는 날도 오겠어. 말도 안 되는 소리도 유분수지.' 이런 비웃음을 견뎌야만 했다. 항암제가 처음 세상에 알려졌을 때만 해도 약으로 암을 치료한다는 것은 힌두교의 하레크리슈나 교단이 2050년 미국의 국교가 될 거라는 주장만큼이나 이상한 말로 치부됐다. 그러나 이제 사람들은 약 아니면 무엇으로 암을 치료하겠냐고 생각한다. 마치 306년 콘스탄티누스 대제가 제위에 올랐을 당시 비밀스러운 동방의 분파에 지나지 않았던 소수 종교였던 크리스트교가 곧 로마제국의 국교가 되고 세상을 지배할 거라고 말하자 비웃었던 사람들이 자연스럽게 크리스트교 신봉자가 되었던 것처럼.[22]

물론 그렇게 되기까지는 약간의 행운과 우연이 따라줘야 했다. 하필이면 길먼과 굿맨이 항암 치료 대상으로 선택한 첫 번째 암이 항암 치료가 잘 듣기로 손꼽히는 림프종이었다. 하필이면 시드니 파버가 항엽산제의 대상으로 삼았던 암도 항암 치료가 잘 듣는 백혈병이었다. 흔히 발생하는 암인 대장암이나 폐암에서 머스터드나 항엽산제로 치료를 시도했더라면 약이 듣지 않았을 것이다. 만약 그랬다면 '거봐 약으로 암을 치료하겠다는 미친 소리를 하는 작자에게 놀아날 뻔했다'며 항암제는 역사 속으로 사라졌을지 모른다.

이처럼 혈액암은 항암 치료제로 치료 가능하다고 알려졌지만 고형암의 항암 치료에 대해 사람들은 여전히 미심쩍은 시선을 보냈다. 이즈음에 리민추Min Chiu Li 박사가 MTX methotrexate(메토트렉세이트)라는 항암제를 희귀암인 융모막암Choriocarcinoma(태반에서 기원한 암)에 적용해 인류 역사상 최초로 항암제로 고형암을 완치하는 쾌거를 이뤄냈다.[23] 약으로 고형암도 완전히 뿌리 뽑을 수 있다는 개념이 탄생한 순간이었다. 수많은 암 중에서 드문 유형인 융모막암종을 택했던 리 박사의 혜안도 놀랍지만, 그때 마침 MTX라는 항암제가 개발되는 행운도 뒤따랐다.

그 후로 암에 대항하기 위한 각종 합성화합물이 본격적으로 개발되기 시작했다. 인류의 달 착륙에 고무된 미국 정부는 다음 목표로 암을 정복하겠다는 야심 찬 계획을 발표했다. 이의 일환으로 닉슨 대통령은 워터게이트로 사임하기 2년 전인 1971년 국립암관리법National Cancer Act에 서명한다. 이후 엄청난 예산이 암 치료 연구에 쏟아졌다. 그 결과, 암을 약물로 치료한다는 개념은 미친 자들의 헛소리가 아닌 현실이 됐다. 항암 치료는 그렇게 우리 곁으로 왔다.

항암제, 정확히 말하면 세포독성항암제는 기본적으로 세포가 분열하지 못하게 막는 전략을 쓴다. 암세포는 정상 세포에 비해 빠르게 분열하기 때문에 항암제는 세포 분열 주기에 개입해 DNA 합성을 방해한다. 환자들에게 공포의 빨간 항암제로 알려진 독소루비신doxorubicin의 경우, DNA 합성 시 활성화되어야 하는 토포아이소머라제topoisomerase라는 효소를 억제함으로써 세포 주기가 이어지지 못하게 해 세포 사멸을 유도한다. 주목 껍질에서 유래된 파크리탁셀palclitaxel은 미세소관microtuble에 작용해 세포 분열에 필요한 방추사 형성을 억제한다. 그 결과로 암세포는 세포 분열을 못 하게 된다.

세포독성항암제가 처음부터 성공적이었던 것은 아니다. 항암 치료를 하면 암이 줄어들었지만 약효가 떨어지면 다시 암세포들이 증식했다. 도로아미타불이 되어버리는 암 덩어리 앞에서 의사들은 새로운 전략을 찾아야만 했다. 다행히 몇 가지 이론이 전략 개발을 뒷받침했다.

로그킬 이론

1999년 본과 2학년 종양학 수업 시간이었다. 키가 큰 백발의 선생님이 흰 가운을 도포자락처럼 휘날리며 강의실로 성큼성큼 들어왔다. 부엉이 같은 검은 뿔테 안경을 쓴 훤칠한 교수님은 분필을 집어 들고 칠판에 큼지막하게 '항암화학요법의 원칙'이라고 쓰고, 학생들을 돌아봤다.

"오늘은 항암제가 어떤 원리로 암을 죽이는지 항암제의 이론에 대해 알아보도록 하겠습니다."

우리나라에 혈액종양내과라는 학문 자체를 만든 1호 혈액종양내과 의사 김노경 교수님과의 첫 만남이었다. 김노경 교수님은 미국에서는 암을 약으로 치료한다는 소식을 듣고 1975년 미네소타로 건너가 항암 치료를 배워온 우리나라 항암 치료의 살아 있는 역사다. MTX, 시스플라틴cisplatin, 독소루비신 등 당시 최첨단 항암제들이 그의 손을 거쳐 우리나라에 들어왔다. 김 교수님은 항암 치료의 원리에 대한 설명으로 강의를 시작하셨다.

"항암 치료를 한 번만 해서는 암을 뿌리 뽑을 수 없습니다. 반복 투여가 필요한데 반복 투여의 이론적 배경이 되는 것이 바로 로그킬 이론log kill theory입니다."

로그킬 이론을 쉽게 설명하면 다음과 같다. 암세포 덩어리에 항암제를 한 번 투여하면 그중 일정 분율의 세포the fractional cell kill가 죽는다.[24] 다시 한번 항암제를 투여하면 또다시 일정 분율의 세포가 죽는다. 가령 한 번 투여해서 10분의 1만큼 죽이는 항암제가 있다면, 처음에 1,000개였던 암세포가 항암제 한 번 투여 후 100개로 감소한다. 한 번 더 투여하면 10개가 되고 여기에 한 번 더 투여하면 1개가 남는다. 항암 치료를 할 때마다 암세포가 1,000개→800개→600개 이런 식으로 특정 숫자만큼 죽는 게 아니라 1,000개→100개→10개 이런 식으로 일정 비율만큼 죽는다는 것이 로그킬 이론의 핵심이다. 이 이론에 따르면 항암제를 반복 투여하면 암세포는 $y = ax + b$와 같은 일차함수적으로 죽지 않고, $y = ax (0 < a < 1)$와 같이 지수함수적으로 죽는다.

항암 치료를 해서 암이 줄었다가도 다시 커지는 현실 앞에서 연구자들은 항암제를 반복 투여하는 전략으로 맞섰다. 2주에 한 번, 또는 3주에 한 번, 때로는 4주에 한 번씩 항암제를 한 사이클, 두 사이클 반복 투여하면 암을 계속 줄여 나갈 수 있었다. 로그킬 이론은 이를 뒷받침해주었다.

얼핏 생각해보면 이 방법으로 암세포를 하나도 남기지 않고 모조리 죽일 수 있을 것 같지만 현실은 이론과 달랐다. $(1/f)^n$으로 무한히 줄어든다고 가정하면 항암제를 투여할수록 남는 암세포는 무한등비급수적으로 0을 향해 수렴하게 된다. 그러나 완벽히 0이 되진 않는다. 그래도 거의 0과 마찬가지 아니냐고 생각할 수 있지만 항암 치료 횟수가 제한되고 암세포가 무수히 많다면 이야기는 달라진다. 계산해보자. 일반적으로 $1cm^3$ 크기의 종양에는 약 10억 개의 악성 세포가 들어 있다.[25] $1mm^3$ 크기의 종양에는 1,000만 개의 세포가 있고 눈에 보일 등 말 등한 크기인 $0.1mm^3$ 종양에도 대략 10만 개의 세포가 있다. 만일 암세포가 계란만 한 크기인 $60cm^3$라면 60억 개의 암세포가 들어 있는 셈이다. 10분의 1만큼 죽이는 항암 치료를 6회 하더라도 6×10^9개의 암세포 중 6,000개가 살아남는다.

"항암제를 반복 투여해도 문제는 있습니다. 항암제로 어느 정도까지는 암세포를 죽일 수 있지만 암세포를 하나도 남김없이 제로로 만들 수는 없습니다. 그러면 어떻게 해야 할까요?"

특유의 카리스마 넘치는 눈빛으로 학생들을 쳐다보던 김노경 교수님은 뒤돌아서 다시 칠판에 큼지막하게 한 단어를 썼다.

복합요법combination

무한등비급수를 0으로 수렴시키기 위해 의학자들은 횟수를 늘리는 방법 외에 2가지 항암제를 동시에 쓰는 치료법을 고안했다. 10분의 1만큼 죽이는 항암제와 3분의 1만큼 죽이는 항암제를 함께 쓰면 한 번에 30분의 1만큼을 죽일 수 있다는 아이디어다. 이 개념은 당시 큰 성공을 거두던 결핵 치료에서 빌려왔다.

지금은 가벼운 병 취급을 받지만 1950년대까지만 해도 결핵은 한 번 걸리면 치료 불가능한 병으로, 지금의 암처럼 무서운 병으로 여겨졌다. 19세기 산업혁명 이후에는 결핵 환자가 급증해 '백색 페스트'라고 불리던 결핵은 전 세계적으로 수많은 생명을 앗아갔다. 해방 이후 우리나라에서도 매년 3,000~4,000명 이상 결핵으로 사망했다.[26] 1942년 결핵에 걸릴 경우 사망률은 무려 71.7퍼센트에 달했다.[27] 1940년대 스트렙토마이신streptomycin이라는 항생제가 나오면서 결핵을 약으로 치료하기 시작한 이후, 1950년대에는 아이나isoniazid, 피라지나마이드pyrazinamide, 사이클로세린cycloserine이라는 결핵약 3가지를 한꺼번에 사용하는 치료법이 커다란 성공을 거둔다. 여러 가지 결핵약을 함께 쓰니 내성 결핵균도 덜 출현했고 치료 효과도 향상됐다.

암 연구자들은 이 방식을 항암 치료에 적용했다. 두 가지 항암제를 함께 사용하는 복합요법은 암을 차단하는 빗장을 더 단단히 걸어 잠그는 효과를 가져왔다. 종양세포를 각기 다른 두 가지 방식으로 없애자 두 종류의 치료제에 모두 죽지 않은 암세포가 훨씬 줄어들었다. 그러나 가능성이 아무리 낮아도 가능성이 있다는 사실에는 변함이 없었고 종양이 크고 빠르게 자라는 경우라면 더욱 문제가 됐다.[28] 암세포가 100억 개 이상이라면 그중 하나 이상의 내성세포가 남게 되고 이 하나 이상의 세포들이 다시 10번만 분열하면 2의10승인 1,024개, 여기서 10번만 더 분열하면 2의 20승개 즉 대략 1백만 개가 된다. 암이 신나게 줄어들어 눈에 보이지 않을 정도까지 되어 안심하고 있다가 몇 개월 뒤에 재발하는 일은 그래서 생긴다. 지금, 이 순간에도 수많은 사람들이 이런 이유로 암의 재발을 겪고 있다.

2가지 항암제로 모자라면 3가지, 3가지로 안 되면 4가지, 그렇게 더 많은 약을 함께 썼다. 약을 3가지, 4가지 한꺼번에 쓸수록 죽지 않는 질긴 암세포의 분율은 기하급수적으로 작아진다. 미만성 큰 B세포 림프종diffuse large B cell lymphoma을 치료하는 R-CHOP이라는 복합 항암요법은 모두 5가지 항암제를 동시에 투여한다. 그렇게 5가지 항암제를 6회 반복 투여하면 완치율이 60퍼센트에 이른다.

하지만 관점을 바꿔보면 40퍼센트는 완치되지 않는다는 뜻이다. 눈에 보이지 않을 정도로 암이 없어졌더라도 재발하는 일은 흔했다. 눈에 보이지 않는 미세하지만 질긴 암세포가 남아 내성과 재발, 전이의 씨앗이 된다. 이런 이유로 항암제의 아버지로 불리는 윌리엄 파버Willam Faber는 공고요법consolidation을 도입했다. 완전관해complete response(CT나 MRI 등 모든 검사에서 암의 증거가 발견되지 않은 것)가 오고 검사상 암세포가 보이지 않더라도 완전관해를 보다 공고히 다지기 위해 항암 치료를 추가로 더 했다. 다 죽은 것 같아 보여도 확인사살했다. 죽은 개도 다시 걸어 찼다. 백혈병의 경우 그렇게 하면 재발률이 현저히 떨어졌다.

의사들은 암이 없어 보여도, 암의 증거를 찾을 수 없어도, 미세하게 눈에 보이지 않는 암세포 한두 개가 어딘가 숨어 있다고 전제하고 항암제를 더 썼다. 수술 후 재발 방지를 위한 보조 항암 치료adjuvant chemotherapy도 이 같은 개념에 근거한다. 나쁜 놈을 여러 번 때리고, 두세 가지 무기로 같이 때리고, 다 죽은 것 같아도 또 때리고. 그렇게 암 덩어리를 걷어찼다. 항암제의 반복적 투여, 여러 항암제의 복합 투여, 공고요법의 개념은 표준치료 전략으로 받아들여졌다. 때맞춰 항암제 합성 기술이 발전하면서 신약이 계속 등장했다.

"이렇게 해서 우리가 항암제로 암을 치료하고 있지만, 아직 갈 길이 멉니다. 우리는 여전히 암에 대해 모르는 것이 너무나 많습니다. 당신들 부디 공부 열심히 하시기를 바랍니다."

김노경 교수님은 묵직한 목소리로 공부 열심히 하라는 마지막 말을 남기고 강의를 마치셨다. 이날의 열정적인 강의는 나를 완전히 매료시켰다. 나중에 알고 보니 그렇게 교수님의 매력에 이끌려 암 연구의 길을 택한 학생들이 한둘이 아니었다. 그렇게 교수님의 제자들은 새로운 치료법을 연구해 나갔다. 그들뿐만 아니라 전 세계의 많은 연구진이 지금도 새로운 치료법을 고안하기 위해 노력하고 있다.

이 같은 노력 덕분에 등장한 전략이 있다. 항암 치료에 수술과 방사선 치료를 병행하는 다학제 치료multi-disciplinary treatment가 바로 그것이다.

다학제 치료란 일종의 합동작전이다. 암의 3대 치료 무기는 수술, 방사선 치료, 항암 치료다. 군대로 치면 육군, 해군, 공군을 보유한 셈이다. 각각의 군대를 함께 동원하면 적을 무찌르기가 더 쉬워진다.

육군과 해군이 합동작전을 펼치며 해병대를 동원하면 상륙작전이 가능하고, 해군과 공군을 합친 항공모함이 등장하면 멀리서도 전세를 뒤집을 수 있다. 여러 암에서, 특히 림프절 전이가 있는 3기 암에서, 항암 치료와 방사선 치료를 동시에 했고, 수술 후 보조 항암 치료 또는 선행항암화학요법 후 수술 등 다양한 조합과 순서로 암에 대처해 나가기 시작했다. 이런 다양한 시도가 효과를 발휘해 암 치료 성적은 점차 좋아졌다.

최근까지 우리는 암을 치료하는 데 주로 이 3가지 방법을 사용해왔다. 암을 잘라내는 수술, 암을 태우는 방사선 치료, 암을 죽이는 항암화학요법. 이렇게 잘라내고 태우고 죽이는 3가지 방법으로 전체 암 환자의 절반 정도를 완치시킬 수 있다고 추정한다. 1993~1995년에 42.9퍼센트였던 우리나라의 암 5년 생존율은 1996~2000년에 45.2퍼센트, 세포독성항암제가 정점을 이룬 2001~2005년에는 54.1퍼센트로 점차 증가했다.[29]

새로운 세포독성항암제와 새로운 치료법이 속속 도입되면서 이런 추세라면 암이 곧 정복될 것만 같았다. 당시 언론의 보도 내용은 장밋빛 전망 일색이었다. 인간이 달을 정복한 것처럼 암도 금세 정복될 것만 같았다. 암에게 처맞기 전까지는 말이다. 복싱선수 마이크 타이슨은 이런 말을 했다.

누구나 그럴싸한 계획을 갖고 있다. 처맞기 전까지는.

4장   암 치료의 상전이

재래식 무기의 한계

암 치료의 새로운 접근법이 성공을 거둘 때마다 치료의 패러다임이 바뀌고 환자의 생존 기간은 늘어났다. 그럴 때마다 암은 곧 정복될 것처럼 보였다. 하지만 결과는 여전히 만족스럽지 않았다. 2000년대 들어서 우리나라 암 환자의 5년 생존율은 54.1퍼센트가 되었지만 예후가 극히 좋은 갑상샘암과 전립선암을 제외하면 5년 생존율은 50.2퍼센트로 감소한다. 5년 생존율 50.2퍼센트는 다시 말하자면 암 환자 중 절반 정도는 완치되지 못하고 사망한다는 뜻이다. 게다가 평균수명이 늘어나면서 암 환자는 급증하고 사망자의 증가 속도는 더 빨라졌다. 1986년 3만 2,239명이던 암 사망자는 2000년 들어서 5만 8,197명으로 늘어났다.[30] 암 사망자 수는 계속 늘어 2020년 한 해에만 8만 2,204명이 암으로 죽었다. 이는 전체 사망자 31만 7,680명의 26퍼센트로 네 명 중 한 명은 암으로 죽은 셈이다. 암 생존율이 늘어났다고는 하지만 더 많은 사람들이 암으로 세상을 떠났다. 우리는 새로운 방법을 찾아야 했고 의학은 진보를 필요로 했다.

세포독성항암제는 암 치료 역사에 한 획을 그은 획기적인 치료제임에 틀림없다. 50여 년이 지난 지금까지도 널리 쓰이는 방법이고, 현재도 전체 암 치료에서 세포독성항암제가 기여하는 부분은 크다. 문제라면 그 효과만큼이나 명확한 한계였다.

"선생님 저 항암 치료 안 할래요. 이제 그만할래요."

고환암으로 항암 치료를 받던 스무 살 김진성 씨는 회진 때마다 울면서 말했다.

"너무 힘들어요. 밤새 토악질하느라 한숨도 못 잤고 온몸이 몽둥이로 두들겨 맞은 것처럼 천근만근이에요. 무기력해서 죽을 것만 같아요. 선생님 제발… 저 이제는 그만두고 싶어요."

진성 씨는 밤새 변기통을 부여잡고 욕지기를 했다. 처음 받아보는 고용량 항암 치료는 건장했던 20대 청년을 무기력하게 만들었다. 머리카락은 거의 다 빠졌고 몸에 추가 달린 듯 바닥 깊숙이 꺼지는 느낌에 시달렸다. 젖은 낙엽처럼 침대에 축 늘어진 채 연신 토악질만 하던 그는 항암 치료 4일째가 되자 모든 것을 포기하고 싶어 했다.

"안 돼요. 항암 치료 해야 해요. 조금 더 견뎌봅시다."

"선생님, 이러다가 죽을 것 같아요."

"안 된다니까요. 항암 치료 받아야 합니다."

종양내과 의사인 나는 밥 먹듯 항암제 처방을 하지만, 정작 나는 암에 걸려본 적도 항암 치료를 받아본 적도 없다. 항암 치료를 받는 환자의 고통을 직접 느껴본 적이 없다. 그저 환자의 고통을 간접 경험하면서 어림짐작해볼 뿐이다. 항암 치료의 고통은 내 경험이 아닌 타인의 경험이었다. 그러다 보니 나를 포함한 많은 의사가 늘 접하는 이런 환자의 호소에 공감하기보다는 사무적인 태도를 취하기 쉽다. 수년간 같은 상황을 수천 번 반복해서 경험하다 보면 공감 능력은 무뎌지기 마련이다. 환자에게는 비상非常이어도 의사에게는 일상日常이다.

의사들은 그저 항암 치료해야 한다며 환자의 애원을 일축하고 가버릴 뿐이다. 고통은 오롯이 환자의 몫으로 남는다. 누구도 대신해주지 못하고 온전히 홀로 견뎌야 하는 내 몫의 고통이다. 세상에는 내 몫의 고통이라는 것이 있다. 진성 씨도 그렇게 홀로 고통을 감수해야 했다. 그러다 항암 치료 마지막 날, 더 이상 배겨낼 수 없는 고통에 링거 줄을 뽑아버리고 병실 밖으로 도망가려는 것을 그의 어머니가 붙잡아 와서 겨우 5일간의 치료를 끝낼 수 있었다. 환자는 살려고 치료를 받는데 죽을 것 같다고 했다. 지금 자신이 죽어가는 중인지 살아나는 중인지 잘 모르겠다고 했다.

세포에 독이 되는 약

세포독성항암제는 말 그대로 '세포에 독이 되는 약'이다. 독이 되면 약이 된다. 암세포에 독이 되려면 당연히 암세포를 죽이기에 충분한 독이어야만 한다. 독이 될 만큼 용량이 충분치 않으면 당연히 암세포를 죽이는 효과가 떨어진다. 나쁜 놈을 죽이려면 확실히 죽여야지 어설프게 살려놓으면 맷집만 키우게 된다. 그렇다고 용량이 너무 많아도 곤란하다. 용량이 지나치면 암은 죽을 테지만 항암 치료를 견디지 못한 사람도 죽을 수 있다. 암이 죽은들 사람이 죽는다면 무슨 소용인가. 사람이 사는 게 암이 사는 것보다 중요치 않겠는가!

세포독성항암제의 용량을 이해하기 위해서는 항암제의 용량이 정해지는 첫 과정을 알 필요가 있다. 기본적으로 항암제 용량은 MTD maximal tolerating dose (최대내약용량 또는 최대허용용량)와 DLT dose limiting toxicity (용량제한 독성반응)에 의해 정해진다.

MTD는 쉽게 말해 사람이 죽지 않고 견딜 수 있는 최대한의 용량을 뜻한다. 용량을 정하는 1상 임상시험에서 의사들은 최대한 견딜 수 있는 수준을 표준 용량으로 정한다. 피보나치 Fibonacci 수열에 근거해 3명에게 투여했을 때 3등급 이상의 독성이 몇 명에서 생기는지 보면서 견딜 수 있는 최대 용량을 정한다. 이 과정에서 개인차는 무시된다. 다시 말해 약의 대사 능력, 간 기능, 콩팥 기능, 인종간의 미묘한 차이 등은 고려되지 않는다. 가령, 소주 한 병 먹어도 멀쩡한 사람이 있고 소주 한 잔만 먹어도 몸을 가누지 못하는 사람이 있지만, 소주 두 병으로 표준 용량이 정해지는 셈이다. 그 말인즉, 소주 한 잔만 먹어도 얼굴이 붉어지는 사람에게도 소주 두 병을 먹인다는 말이다. 당연히 일부 환자들에게는 심한 고통이 따랐다. 그래도 암을 완벽하게 죽이려면 일정 용량 이상의 항암 치료가 필요했다. 의사들은 고용량 항암 치료를 포기하기 어려웠고, 고용량 항암 치료에는 대가가 따랐다.

세포독성항암제는 기본적으로 빠르게 분열하는 세포를 분열하지 못하도록 억제한다. 항암제anti-cancer drug라는 이름을 갖고 있지만 엄밀히 말하면 세포분열억제제anti-proliferative drug가 정확한 표현이다. 세포독성항암제는 빨리 분열하는 세포를 죽이는데, 암세포가 빨리 분열하는 특성이 있다 보니 세포독성항암제에 의해 암세포가 죽는 것일 뿐이다. 우리 몸에서 빨리 분열하는 세포는 암세포만 있는 것은 아니다. 정상 세포 가운데도 빨리 분열하는 세포들이 있다. 머리카락이 자라게 하는 모근세포, 장 점막세포, 골수세포 같은 세포들은 모두 암세포만큼이나 빨리 분열한다. 이들 세포가 손상받으면 부작용이 나타난다. 모근세포가 손상을 받으면 탈모, 장 점막세포가 손상받으면 설사, 골수세포가 손상받으면 백혈구 감소증이 뒤따른다. 여러 항암제를 섞어 쓰는 복합 항암화학요법은 부작용이 더 심하다. 그래서 포털 검색창에 항암 치료라고 치면 '부작용', '고통' 이런 단어가 연관 검색으로 함께 뜬다.

물론 지금은 구토 방지제와 대증요법이 좋아져서 예전보다는 부작용이 많이 줄었다. 세포독성항암제라고 해서 무작정 겁내거나 두려워할 필요는 없다. 항암 치료 전문가인 혈액종양내과 의사에게 전문적인 처방을 받으면 부작용을 슬기롭게 관리할 수 있다. 세포독성항암제는 그 밝은 면만큼이나 어두운 면도 깊은 약이라는 말을 하고 싶을 뿐이다. 산이 높으면 골이 깊다.

세포독성항암제는 무기로 치면 재래식 무기다. 아무리 최첨단 스마트 전자 무기가 개발된 현대전이라고 하더라도 탱크와 대포 같은 재래식 무기는 여전히 중요하다. 국가간 군사력을 비교하려면 지금도 탱크가 몇 대인지 대포가 몇 대인지 하는 식으로 설명한다.

재래식 무기는 피아구분을 못 한다는 한계가 있다. 실제 전쟁터에서도 오폭에 의한 민간인 사상자가 많이 생기지 않는가. 하지만 재래식 무기는 그러한 문제점에도 불구하고 그 효과 때문에 지금도 많이 쓰이고 있다.

우리는 재래식 항암제로 무장한 암과의 전쟁에서 어느 정도 전과를 얻었으나 완전한 승리는 아니었다. 부작용으로 무고한 정상 세포를 파괴하는 일을 피할 수 없었다. 부작용을 감수하고 농도를 올려도 내성이 발생했고, 뇌 같은 일부 장기에는 약이 잘 스며들지 않는 문제가 발견되기도 했다. 아예 처음부터 약이 안 듣는 경우도 있었다. 세포독성항암제는 우리에게 성공도 보여주었지만 앞으로 극복해야 할 한계점도 분명히 보여주었다.

지금까지의 치료법은 빨리 분열하는 암의 특징을 이용했을 뿐 암이 왜 이러한 특징을 갖게 되었는지에 주목하지 않았다. 달리 말해 세포독성항암제는 현상을 이용한 치료일 뿐 근본을 이용한 치료는 아니다. 겉으로 보이는 현상보다 보이지 않는 본질이 언제나 중요하다. 껍데기를 꿰뚫고 본질을 봐야만 한다. 그 본질에 해당하는 신호 전달 경로가 2000년대 초반 분자생물학의 발전으로 밝혀지기 시작했다. 그러면서 암과의 전쟁은 새로운 국면으로 접어들게 된다.

이레사의 등장

전공의 1년 차 봄이었다. 그해 나는 일산에 있는 국립암센터로 파견 가서 당시 엠디앤더슨 암병원MD Anderson Cancer Center에서 한국으로 돌아온 이진수 선생님 팀에 배정됐다. 세계 최고라는 엠디앤더슨 암병원에서는 어떻게 항암 치료를 하고 있는지 궁금했는데, 마침 이진수 선생님에게 배울 기회를 얻었다.

그날도 어김없이 회진을 돌고 있었다. 회진 전에 나는 40대 초반의 여성 폐암 환자에게 DNR을 받았다. 그녀는 젬시타빈Gemcitabine, 시스플라틴, 나벨빈Navelbine, 도세탁셀Docetaxel, 이리노테칸Irinotecan 등 쓸 수 있는 모든 항암제를 다 쓴 상태였다. 그럼에도 흉부 엑스선 사진에서 폐가 점점 뿌옇게 변해갔고 호흡곤란이 심해졌다. 산소를 증량했고 다음 수순으로 호스피스 임종 준비를 했다. 치료 방법이 더 이상 없었다. 임종 전에 숨이 멎으면 심폐소생술을 하면 안 되었기에 나는 DNR을 받기로 했다. 이진수 선생님이 회진 오기 전에 환자와 보호자에게 말기 고지를 했다. 이제는 더 이상 쓸 항암제가 없고 호스피스 완화 의료로 넘어가야 한다고 설명했다. 환자도 그간의 항암 치료에 지쳤는지 순순히 현실을 받아들였다. 회진을 하면서 이진수 선생님에게 환자 상태를 브리핑했다.

"41세 김순영 환자에게 호스피스 안내드렸고 환자분 동의하셨습니다."

"그게 무슨 소리예요? 호스피스라니? 아직 이레사iressa (게피니티니브gefitinib라는 약의 상품명)가 남아 있지 않나요?"

"이레사요?"

"이레사라는 약에 대해 아직 못 들어봤나요?"

초보던트가 그런 약에 대해 들어봤을 리 없었다. 선생님은 한숨을 쉬시더니, 특유의 빠른 걸음으로 성큼성큼 걸어가 병실 문을 벌컥 열었다.

"환자분, 예전에 담배를 피웠나요?"

"아니요. 술담배 같은 거는 전혀 안 했어요."

"그러면 이레사라고 새로 나온 약이 있는데, 이 약을 한번 써봅시다."

"이레사요? 그건 뭔가요? 항암제인가요? 이제 너무 힘들어서 항암 치료는 안 할래요. 너무 힘들어요. 아까 전공의 선생님한테도 다 이야기했어요. 전공의 선생님은 호스피스를 권하던데요. 전 이제 그만하고 싶어요."

"그만하긴 뭘 그만해요. 끝날 때까지는 끝난 게 아니에요. 그냥 먹는 약이니까 이따가 약이 오면 속는 셈치고 그냥 드세요. 하루 한 알 먹기만 하면 됩니다. 여드름은 좀 날 텐데, 여드름 따위는 신경 쓰지 맙시다."

그날의 회진은 그렇게 끝났다. 오랜 시간 호스피스에 대해 설명을 다 했는데, 담당 교수가 간단히 그 결정을 뒤집은 것이다. 환자는 이진수 선생님이 자리를 뜨자마자 나를 붙잡고 항암 치료 그만하고 싶다고 울었다. 다시 잘 말씀드려달라고 자기는 이제 항암 치료는 안 한다고 애원했다.

회진이 끝난 뒤 의학 논문 검색 사이트인 퍼브메드pubmed에 들어가서 '게피티니브'라는 키워드로 논문들을 검색해봤다.

딱히 약이 좋다는 데이터는 없었다. 이게 그렇게 좋은 약인가? 다음 날 이진수 선생님께 용기를 내어 물어봤다.

"이레사라는 약은 어떤 때 쓰는 약인가요?"

1년 차 초보던트의 갑작스런 질문에 당황할 수도 있었지만, 이진수 선생님은 좋은 질문이라며 한참 동안 설명해주셨다.

이레사는 EGFR Epidermal Growth Factor Receptor (상피세포 성장인자 수용체)을 억제하는 표적항암제다. 폐암 환자는 EGFR 유전자가 활성화되어 있다. 이레사는 활성화된 유전자를 억제하고 신호를 끊어버림으로써 암을 죽인다. 지금까지의 항암제는 전부 정맥주사로 투여됐지만, 이 약은 먹는 방식이다. 여드름 이외에는 특별한 부작용도 없다. 혹시 글리벡Gleevec이라는 약을 들어본 적이 있느냐. 네. 글리벡은 백혈병의 특정 유전자를 표적하는 약으로 마법 탄환magic bullet이라고 불린다. 만성골수성 백혈병에 무척 효과적이어서 치료의 패러다임을 완전히 바꿨다. 이레사도 폐암과 관련해서 글리벡처럼 획기적인 약이 될 수 있다. 선생님의 설명은 계속 이어졌다.

특히 이레사가 극적으로 듣는 환자가 있다. 담배를 피운 경험이 없는 환자, 여성, 조직학적으로 선암adenocarcinoma(분비 기능을 갖춘 샘 구조에서 발생하는 암)인 환자에게 잘 듣는다. 왜 그런지는 아직 밝혀지지 않았다. 이런 환자군에게 뭔가가 있을 텐데 아직 우리가 모르고 있다. 그것을 연구해야 한다. 선생님은 그러면서 가운 주머니에서 꼬깃꼬깃 접은 환자 명단을 꺼내더니 이레사가 효과적이었던 환자의 흉부 엑스선 사진을 보여주었다.

"이게 이레사 쓰기 전의 사진이고 이게 이레사 쓴 후의 사진이에요. 어때요?"

나는 흉부 엑스선 사진을 보고 놀라움을 금치 못했다. 암 덩어리로 온통 희뿌옇게 보이던 폐가 이레사를 먹은 지 2주가 지나자 안개가 걷힌 듯이 원래대로 돌아왔다. 암 덩어리가 사라졌다. 드라마틱하다는 표현은 이럴 때 쓰라고 있는 표현이었다.

"이래도 이레사를 안 쓸 건가요? 이래도 호스피스를 권할 건가요?"

흉부 엑스선 사진을 보며 나는 아버지가 떠올랐다. 아버지가 폐암으로 돌아가신 지 9년 만에 이렇게 좋은 약이 나왔다. 아버지도 이런 치료를 받을 수 있었다면 얼마나 좋았을까. 그러면 더 오래 사셨을 텐데. 최소한 내가 대학에 가는 것은 보고 돌아가셨을 텐데. 변변한 세포독성항암제가 없어서 암이 재발한 후 제대로 치료 한번 못 받고 돌아가신 아버지가 안쓰러웠다. 죄라면 이레사도 호스피스도 없던 시절 암에 걸린 것이 죄였다. 그나마 진통제라도 제대로 썼다면 아프지 않으셨을 텐데, 암 환자에게 진통제도 잘 쓰지 않던 그 시절 온몸으로 통증을 견뎌내야 했던 아버지가 안타까웠다. 시간을 되돌릴 수만 있다면 그때처럼 고통스럽게 가시진 않았을 것이다. 하지만 시간은 늘 나의 편이 아니었다.

"전공의 선생님은 앞으로 종양내과 전공할 건가요?"

"네, 종양내과 하고 싶습니다."

그날 이진수 선생님은 갑자기 밥을 사주겠다며 식당으로 나를 데리고 가시더니 한 시간 내내 종양내과와 이레사 이야기를 들려주셨다.

암 환자는 앞으로 늘어날 수밖에 없어서 종양내과 전망이 밝을 것이다. 미국에서는 종양내과가 인기 과중 하나이다. 종양내과 의사는 중개연구translational research*라는 것도 할 줄 알아야 한다. 미국에는 의사과학자라는 제도가 있다. 의사도 진료만 하면 안 되고 연구를 함께해야 한다. 우리 의학계도 종양생물학에 대해 중개연구를 해야 한다. 이레사도 그렇다. 연구를 더 해야 한다. 본인 경험으로는 담배를 안 피운 여성, 선암 환자에 국한해서 이레사를 쓰면 30~40퍼센트 정도의 환자는 치료 효과를 봤다. 아직은 우리가 잘 모르지만 EGFR 유전자에 이레사가 잘 듣는 이유가 분명히 있을 것이다. 이런 설명을 한참 동안 열정적으로 하셨다.

하지만 이레사에 열광하는 이진수 선생님과 달리 미국에서는 이레사에 대한 반응이 시큰둥했다. 당시 이레사는 우리나라에서 허가조차 되지 않았지만 미국에서는 2003년 이미 여러 표준치료에 실패한 폐암 환자를 위한 치료제로 쓰이고 있었다.

---

* 기초과학연구와 환자를 대상으로 한 임상연구의 중간 다리 역할을 하는 연구. 실험실의 기초과학 연구를 실제 환자에게 바로 사용될 수 있는 단계로 연계한다.

그러나 이후 진행된 대규모 3상 임상시험 결과는 기대에 미치지 못했다. 표준치료에 실패한 폐암 환자를 대상으로 이레사와 위약placebo(가짜 약)을 비교한 임상시험[31]에서 이레사는 위약보다 치료 효과가 나을 것이 하나도 없었다. 효과가 있다는 이진수 선생님의 주장과 달리 이레사는 의미 있는 생존율 개선에 실패했다. 그날 이레사를 썼던 환자도 얼마 안 되어 사망했다. FDA는 2005년 이레사를 퇴출했다.* 가짜 약보다 나을 것이 하나도 없었으니 당시로서는 당연한 수순이었다. 실제로 드라마틱하게 잘 듣는 환자가 일부 분명 존재했으나, 평균적으로 볼 때는 무의미했다. 객관적인 데이터는 주관적인 주장보다 중요했다. 지금도 그렇지만 당시에는 평균을 개별 환자보다 중요시했다. 특출난 몇 명의 아웃라이어는 평균을 올리기에 역부족이었고 아웃라이어는 평균에 묻혀버렸다.

그런데 이레사에 대한 일본의 연구 데이터는 조금 달랐다. 미국 데이터와 달리 일본 데이터에서는 이레사가 분명 효과가 있는 것으로 나타났다.[32] 다른 연구에서도 동양인 환자는 이레사에 대한 반응이 상대적으로 좋았다. 같은 방식으로 수행된 연구에서 왜 미국 데이터는 이레사가 효과 없는 것으로 나오고 일본

---

* 추가적인 연구를 통해 특정 EGFR 유전자 변이를 가진 환자에게 이레사가 효과적임이 입증되면서, 2015년 FDA는 이레사를 다시 승인해 제한된 환자 집단에 사용하도록 허용했다.

데이터는 효과 있는 것으로 나왔을까?

여러 가지 의문이 제기됐다. 일부 서양의 종양내과 의사들은 일본 데이터가 조작된 것 아니냐는 의심 어린 시선을 보내기도 했다. 대놓고 말하지 않았지만 의학 연구의 변방에 있는 동양권 연구자들이 자기네들보다 좋은 데이터를 내놓는 것이 의학을 주도하는 서양인들에게는 불편했을지도 모른다. 그래도 분명한 사실은 동양인 폐암 환자에게선 이레사 데이터가 전반적으로 좋게 나타났다는 것이다.

그 무렵 비흡연자, 여성, 선암, 동양인이라는 키워드 조합을 유심히 보던 학자가 있었다. 매사추세츠종합병원Massachusetts General Hospital에서 근무하는 토머스 린치Thomas Lynch라는 종양내과 의사 겸 암 연구자다. 의사과학자인 그는 이레사가 전체적으로 볼 때 효과 없다는 사실은 인정했지만 그래도 뛰어난 효과를 나타내는 5~10퍼센트의 슈퍼 반응자가 있다는 사실에 주목했다. 동양인에게 효과가 더 좋다면 유전적인 차이가 있을지도 모른다는 생각에 린치는 EGFR 유전자 전체를 하나하나 시퀀싱 sequencing(ATGC로 이루어진 DNA 염기쌍 서열 순서를 분석하는 일)해 봤다.

지금이야 NGS next generation sequencing라는 기술이 있어서 하루 이틀이면 금방 결과가 나오지만, 당시만 해도 몇 주에 걸쳐 하나하나 수작업해야 하는 손이 많이 가는 작업이었다. 린치 박사 팀은 인내심을 가지고 일일이 염기 서열을 분석했다. 결과는 놀라왔다. EGFR 유전자에 돌연변이가 있는 환자에게 이레사가 잘 들었다.

그 기전은 이러했다. EGFR 유전자의 21번째 부분에 작은 변화가 생긴다. T가 G로 바뀌는 돌연변이가 생겨서 염기 서열이 바뀌고 이 변화로 인해 858번째 위치에 있는 아미노산이 바뀐다. 원래는 루신leucine이라는 아미노산이지만, 이 변화로 인해 아르기닌arginine으로 바뀐다. 이 작은 변화로 EGFR 단백질의 모양이 크게 바뀐다. 원래는 EGFR 단백질이 EGF라는 물질이 붙어야 활성화되지만, 이 변화로 인해 EGF가 없어도 EGFR 단백질이 항상 활성화된다. 또한, EGFR 유전자의 19번째 부분에 작은 결손이 생겨도 EGFR 단백질이 자동으로 활성화된다.

다세포 생물에게는 세포 분열을 촉진하는 파란불과 세포 분열을 억제하는 빨간불이 있다. EGFR 단백질이 그런 신호등이다. EGFR 단백질이 활성화되면 파란불, 비활성화되면 빨간불이 들어온다. 우리가 건널목에서 신호등의 파란불에서 건너고 빨간불에서 멈추듯 암세포도 신호에 따라서 분열할지 말지 정한다. 그런데 EGFR 유전자의 돌연변이는 하필이면 신호등 스위치를 고장냈고, 하필이면 그 결과로 신호등은 항상 파란불이 됐다. 파란불을 받은 암세포는 무한정 증식했다. 30억 개의 DNA 염기 서열 중 하나가 T에서 G로 바뀐 변화는 너무나 소소해 보이지만 생명을 죽이기에 충분히 중요한 부위를 고장냈다. 선박 밑바닥의 볼트 너트 하나만 빠져도, 10만 톤급 대형 선박이 침몰할 수

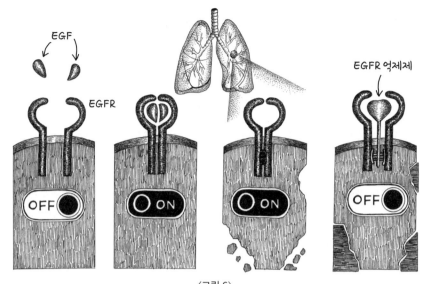

〈그림 6〉

다세포 생물에게는 세포 분열을 촉진하는 파란불과 세포 분열을 억제하는 빨간불이
있다. EGFR 단백질이 그런 신호등이다.

있듯이 말이다. 불행의 씨앗은 언제나 알아차리지 못할 만큼 너
무나 소소했다.

이 작은 EGFR 유전자 돌연변이는 유독 여성, 비흡연자, 동
양인, 선암의 경우 많이 발생했는데, 이레사는 이 구조에 결합해
EGFR 단백질을 비활성화 상태로 되돌렸다. 이레사는 파란불을
다시 빨간불로 바꾸는 약이었던 것이다. 린치는 이러한 사실을
중개연구 실험실에서 다시 확인한 후 〈NEJM〉에 발표했다.* 불
과 25명의 환자에게도 도출한 결과였다.[33]

이 연구의 파급력은 엄청났다. 이레사는 EGFR 유전자의

돌연변이가 있는 사람에게만 잘 들었다. 전부 동양인인 서울대 병원의 환자 결과를 확인해도 결과는 같았다.[34] 곧바로 폐암 환자, 특히 선암 환자에게 EGFR 유전자 돌연변이 검사를 다 해야 한다는 이야기가 나왔다. 이레사가 잘 들을 환자군을 골라내서 약을 써야 한다는 개념이 생겨났다. 이레사는 가짜 약보다 못했던 것이 아니었다. 우리가 약이 잘 들을 환자를 선별해서 쓰지 못했던 것뿐이었다. 약이 문제가 아니라 우리가 문제였다. 잘 선별해서 쓰면 효과는 좋았고 부작용은 적었다. 이것이 폐암 치료에서 분자표적항암제의 시작이 됐고, 개별맞춤의료personalized therapy, 정밀의료precision medicine의 문을 열었다.

기존의 세포독성항암제가 재래식 무기라면, 분자표적항암제는 스마트한 초정밀 유도탄이다. 유도탄은 암세포만 골라서 죽인다. 정상 조직에 주는 피해가 적고 부작용도 적었다. 쓰면 쓰는 대로 암이 죽었다. 여드름 따위는 감내할 만한 부작용이다. 기존의 세포독성항암제가 사이즈가 하나뿐인 기성복이라면 분자표적항암제는 개개인에 맞춘 옷이었다. 더는 바지 길이가 짧다고 다리를 잘라내지 않아도 됐다.

---

* 뉴잉글랜드저널오브메디신(The New England Journal of Medicine), 줄여서 NEJM이라 불리는 이 저널은 의학을 연구하는 모든 사람이 논문을 내고 싶어 하는 꿈의 대상이다. 영향력 지표인 임팩트 팩터(Impact factor)가 무려 170점으로, 그간 표준진료가 된 여러 연구 결과는 대부분 여기 실렸다. 〈NEJM〉은 의학의 역사 그 자체라는 자부심을 가지고 있다.

이런 맞춤형 항암 치료는 근본적으로 1990년대 암생물학자들이 암의 생성과 진행을 유전자의 분자적 변화라는 관점에서 모형화할 수 있었기에 가능했다.[35] 닉슨 대통령이 시작한 암과의 전쟁은 베트남전쟁과 마찬가지로 천문학적인 돈을 쏟아붓고도 패배로 판명되었지만[36] 성과가 전혀 없지는 않았다. 비록 암을 정복하지는 못했지만, 수많은 자금이 연구 단체로 흘러가면서 암에 대한 생물학적 이해는 깊어졌다. 그 결과 암의 표적이 될 만한 분자 타깃들이 밝혀졌고, 암의 신호 전달 경로도 알려졌다. "그래서 암이 정복됐어? 그 많은 연구비는 어디에다 썼어?" 하는 냉소와 비난을 감수하고 종양생물학자들은 연구 결과들을 하나둘 쌓아 나갔다. 벽돌이 한 장 한 장 차곡차곡 쌓이듯 논문이 한 편 두 편 쌓였고, 누군가는 앞선 연구자가 쌓아놓은 논문 위에서 새로운 연구를 시작했다. 이름 없는 수많은 연구자가 한 편씩 논문을 내며 자기 어깨를 다음 사람에게 빌려주었고, 그 어깨를 딛고 다음 사람은 또다시 자신의 어깨를 내어주었다. 연구자들은 점차 거인의 어깨에서 암의 생물학적 특성을 내려다볼 수 있게 되었다.

온도가 99도까지 차곡차곡 올라갈 때는 아무 일 없던 물이 100도가 되는 순간 끓기 시작하듯 2000년대에 들어서며 본격적으로 암 연구의 상전이가 일어나고 암 치료 성과가 개선되기 시작했다. 분자표적항암제라는 새로운 무기로 암세포가 이용하는 신호 전달 경로를 차단했고 파란불을 빨간불로 바꾸었다. 새로운 무기로 암세포를 멈춰 세웠다. 글리벡이라는 마법 탄환이 쏘아 올려졌고 이레사로 대중화의 길이 열렸다. 헛수고는 없었다.

바지가 짧다고 다리를 잘라내지 않아도 된다

또 다른 홈런은 HER2였다. 유방암을 검사해보면 20퍼센트 정도에서는 HER2라는 암 단백질이 과발현된 것을 발견할 수 있다. HER2 유전자가 증폭되어 HER2 단백질이 과발현되면 암이 빠르게 증식했다. 유방암과 관련해서 HER2는 오래전부터 알려진 분자 표적이었다. 당연한 수순으로 HER2에 대한 표적항암제인 허셉틴Herceptin, trastuzumab이 개발됐다. 허셉틴은 특히 HER2 양성 전이성 유방암에 효과가 있었다. 암이 재발하고 여기저기 전이되어도 허셉틴으로 HER2 신호 전달 경로를 차단하면 암세포가 죽었다.

2005년, 3년 차 전공의가 된 나는 운 좋게도 미국임상암학회American Society of Clinical Oncology, ASCO에 참석할 기회를 얻었다. ASCO는 암 관련 학회 중 가장 큰 학회이며, 모든 의학 학회 중에서도 가장 큰 학회에 속한다. 전 세계에서 암을 연구하고 치료하는 사람 중에 대략 4만여 명이 매년 이 학회에 참석한다.

태어나서 머리털 나고 처음 가본 학회가 ASCO였다. 신세계였다. 학회장이 너무나 넓어서 한쪽 끝에서 반대쪽 끝까지 가려면 20분 넘게 걸어가야 했다. 그 큰 공간이 온통 암을 연구하는 사람들로 가득 찼다. 매일매일 새로운 연구가 엄청나게 쏟아져 나왔다. 학회 발표 내용이 너무 많아서 두툼한 프로그램 책을 보면서 무엇부터 들어야 하나 정신을 차릴 수 없을 정도였다.

그러던 어느 날, 갑자기 호외라며 종이가 마구 뿌려졌다. 플레너리 세션plenary session(기조연설, 그 학회에서 가장 중요한 연구 성과를 발표하는 자리)에서 중요한 연구가 깜짝 발표된다고 했다. 플레너리가 뭔지도 모르고 무얼 들어야 하는지 모른 채 어리바리 헤매고 있는데, 넓은 학회장에서 병원 선배를 만났다. 선배는 플레너리 들으러 가야지 뭐하냐며 내 손목을 낚아챘다.

그러고 보니 수많은 사람들이 예정에 없던 플레너리 발표를 들으러 몰려가고 있었다. 나도 그 대열에 합류했다. 그날 플레너리 세션에서 발표된 연구는 허셉틴을 이용한 유방암 보조항암치료 연구 결과였다. HERA라고 이름 붙여진 대규모 연구에서 절제 수술을 받은 HER2 양성 유방암 환자에게 수술 후 허셉틴을 추가했더니 표준치료에 비해서 재발률은 52퍼센트 낮추고 생존율을 33퍼센트 향상됐다는 것이 연구의 요지였다.[37]

발표가 끝나자마자 발표장을 메운 모든 청중이 기립박수를 쳤다. 분위기가 그래서 나도 덩달아 일어나서 손뼉을 쳤는데, 이게 얼마나 대단한 데이터인지 전공의 3년 차 때는 그 의미를 잘 몰랐다.

원래 항암제는 더 이상 표준치료가 불가능한 전이암 환자를 대상으로 임상시험을 시작한다. 그렇게 해서 효과가 입증되면 그다음으로는 3차 치료, 2차 치료, 1차 치료로 넘어간다. 좋은 약이 있으면 2차나 3차 치료 등 나중에 쓰지 않고 1차 치료에 먼저 사용하게 된다. 그렇게 1차 치료로 효과가 입증되면 그다음으로는 수술 후 재발 방지를 위한 보조 항암 치료로 넘어간다. 수술로 암이 잘 제거되어도 눈에 보이지 않는 미세한 암세포가 남아 있을 수 있는데, 이런 미세한 암세포 하나까지도 항암제로 제거된다면 재발을 막을 수 있고 완치율을 높일 수 있다. 모든 불행은 예방이 상책이다. 이미 재발하고 나빠진 다음에 약을 쓰기보다는 재발하기 전에 예방하는 것이 현명하다. 허셉틴은 그렇게 암의 재발을 예방하는 데에도 탁월한 효과가 있었다.

그날 표적항암제로 눈에 보이지 않는 미세한 암세포까지 죽여서 재발을 방지한다는 개념이 처음 세상에 발표됐다. 완치율을 높여 더 많은 암 환자의 목숨을 살릴 수 있게 된 것이다. 나만 몰랐을 뿐 학회장에서 모든 사람이 일어나서 기립박수를 친 데는 이유가 있었다.

전공의 3년 차 때 참석한 ASCO는 멋진 경험이었다. 소위 '대가'라는 사람들을 직접 본 것도 좋은 경험이었다. 저 사람이 토머스 린치구나. 저 사람이 윌리엄 파오구나. 먼발치에서 마치 연예인을 보는 듯한 심정으로 대가들을 직접 볼 수 있었다. 실제로는 키가 크네. 억센 영국 말투를 쓰네. 전 세계에서 온 수많은 암 연구자를 만나볼 수도 있었다. 세상의 온갖 암 덕후들이 모여

열띤 토론과 심도 깊은 대화를 나누었다. 세상은 넓고 암 연구를 하는 사람들은 너무나 많았다. 암이라는 공동의 적 앞에서 이들은 함께 연구해 나갔다. 세상은 넓었고 나는 우물 안 개구리, 아니 우물 안 올챙이였다.

내가 연구한 결과를 붙여둔 포스터 앞에서 사람들이 내 연구 결과에 대해 이것저것 물어봤다. 선배가 그런 사람들이 오면 명함을 꼭 받아두라고 했던 기억이 나서 명함을 달라고 했다. 오, 세상에. 명함을 받고 보니 논문에서 자주 보던 이름들이었다. 논문에서만 보던 거장들이 내 연구 결과를 놓고 이것저것 묻고 가다니. 논문에서만 보던 이름들이 내 앞에 걸어다니고 나에게 말을 걸었다는 사실이 너무 신기하고 기뻤다. 심지어 화장실에서 거장들과 나란히 오줌을 누었다. 오줌을 누며 거장들을 힐끗 보며 생각했다. 저 사람들이 했으면 우리라고 못 할 것도 없지. 우리도 한번 해봐야지.

표적항암제를 연구할 기회는 PF-02341066라는 이름으로 우리 병원에도 찾아왔다. c-Met 유전자를 억제한다고 알려진 이 약은 당시 개발 초기 단계로, 어떤 환자에게 어떻게 써야 할지 정확히 알 수 없었다. 그래서 이 약의 제조사인 화이자Pfizer는 1상 임상시험을 계획하며 엠디앤더슨 암병원의 홍완기 교수님을 찾아갔다. 홍완기 교수님은 서울대병원의 방영주 교수님을 찾아가라고 조언해주었고, 1상 임상시험의 기회가 우리 병원에도 찾아왔다.

방영주 교수님은 이 약의 특성을 파악한 뒤 c-Met 유전자보다 ALK 유전자를 억제하는 특성에 주목했다. PF-02341066라는 약이 일부 폐암 세포주에 너무나 잘 들었던 것이다. 당시 히로유키 마노真野博行 박사에 의해 EML-4/ALK 유전자 융합fusion이라는 변이가 막 알려졌는데,[38] 효과를 나타낸 폐암 세포주는 ALK 유전자 변이가 있는 세포주였다. PF-02341066은 ALK 암유전자를 억제하는 특성이 있었다. 실험실 소견과 유사하게 우리 병원의 ALK 양성 폐암 환자에게 이 약을 써본 결과 암이 급격히 줄어들었다. 서울대병원 연구진은 속도를 냈다. 한국인 특유의 빨리빨리 문화는 이럴 때 좋았다.

서울대병원에선 ALK 유전자를 찾아내기 위한 총력전이 벌어졌다. PF-02341066는 아무 환자에게나 쓰면 안 되고 ALK 라는 유전자 변이를 가진 환자에게만 써야 했다. 병리과 교수님들의 도움으로 ALK 유전자를 찾아내는 데 집중했다. 외국에서는 시간이 오래 걸리는 형광제자리부합법fluoreScence in situ hybridization, FISH이라는 복잡한 검사를 이용해서 한 명 한 명 찾아낼 때, 우리는 3일이면 결과를 볼 수 있는 면역조직화학염색IHC, immunohistochemistry 검사로 환자들을 찾아냈다. 그 과정에서 젊은 환자, 비흡연 환자, 알림타Alimta, pemetrexed라는 항암제가 잘 듣는 폐암 환자[39]가 ALK 유전자 변이가 있을 확률이 높다는 사실도 알아냈다. 1차 면역조직화학염색 검사에서 ALK 암단백이 양성으로 나오면, 2차 확진 검사로 형광제자리부합법 검사를 하는 우리만의 방식[40]으로 시간을 단축했고 보다 효율적으로 환자를 빨리 그리고 많이 찾아낼 수 있었다. 그리고 그 환자들에게 곧바로 PF-02341066을 투약했다.

ALK 유전자 변이는 원래 일본 연구진에 의해 발견됐지만, 당시에 정작 일본에서는 이 약을 쓸 수 없었다. 그래서 일본 폐암 환자들이 PF-02341066의 임상시험에서 참여하기 위해 비행기를 타고 우리 병원을 찾았다. 33세 폐암 환자인 에노모토 다카히데榎本隆英도 그중 한 사람이었다.[41] 이 환자는 2009년 4월 처음으로 이 약을 먹었고 기적 같은 효과를 경험했다. 에노모토 씨는 "약을 먹기 전에는 정말 숨쉬기가 어렵고 거의 걷지 못했으나 2주 만에 호흡 곤란 증세가 없어지기 시작해 산책도 하고 쇼핑도 하게 됐다"고 말했다. 그 환자의 경우 암세포가 70퍼센트가량 줄었다. PF-02341066는 훗날 크리조티닙crizotinib이라는 이름을 달고 시판되어 수많은 ALK양성 폐암 환자를 살렸다.

이 연구 성과를 바탕으로 방영주 교수님은 2010년 ASCO에서 한국인 최초로 플레너리 기조연설을 했다. 우리나라의 임상시험이 세계적인 수준에 이르렀음을 보여주는 순간이었다. 무엇보다도 이런 분자표적항암제는 표적만 맞으면 여러 암에 적용할 수 있었다. 새로운 표적과 신호 전달경로 그리고 이에 맞는 새로운 약만 있으면 된다. 이로써 암과의 싸움은 새로운 전환점을 맞이하게 된다. 이제는 각 환자의 암세포가 갖고 있는 특이적인 표적을 찾아야만 했다.

때려서 말을 듣는 악당은 쥐어패야 하지만 모든 악당이 쥐어패야 말을 듣는 것은 아니다. 쥐어팰수록 맷집만 세져서, 어지간히 쥐어패도 끄떡없는 이들이 생기도 한다. 때리는 손만 다칠 수도 있다. 이럴 때는 악당의 습성을 알아야 한다. 돈에 의해 움직이는 악당이라면 주먹 대신 돈이 무기가 된다. 그런 집단은 돈줄을 차단해야 한다. 세상에는 돈줄을 끊으면 스스로 와해하는 집단이 많다. 분자표적항암제로 암세포의 신호 전달경로를 차단하는 것도 이와 같은 원리다. 무작정 쥐어패기보다 아킬레스건을 찾아 약점을 끊는 방식이다.

EGFR, HER2, ALK, BCR-ABL, BRAF, ROS1, RET, c-kit, KRAS, NTRK 등 다양한 유전자 변이들이 암을 일으키는 못된 유전자에서 치료할 수 있는 분자표적druggable target으로 위상이 달라졌다. 환자에 따라서 이 신호 경로만 차단하면 된다. 이제는 폐암도 다 같은 폐암이 아니다. EGFR, ALK, ROS1 등 무슨 유전자 변이가 있느냐에 따라 완전히 다른 폐암으로 인식된다. 암이 발생한 부위가 공통적으로 폐일 뿐, 유전자 변이에 따라서 치료방법도 다르고 예후도 다른, 완전히 다른 암이 됐다. 당연히 치료방법도 모두 똑같지 않고 개인차를 반영해서 맞춤형 항암 치료를 하게 됐다. 우리가 오랫동안 잊고 있었지만, 모든 사람이 다른 사람이듯 모든 암은 다른 암이다.

특히 무슨 유전자가 달라졌느냐가 중요하다. 표적만 같으면 하나의 약을 여러 암에 쓸 수도 있다. 예를 들어 BRAF 유전자 변이가 있는 악성흑색종에서 쓰이는 BRAF 억제제는 BRAF 변이를 동반한 역형성 갑상샘암에도 잘 듣는다.[42] HER2 양성 유방암에서 쓰는 HER2 표적항암제는 HER2 양성 위암에서도 잘 듣는다.[43]

이런 사실을 바탕으로 같은 유전자 유형끼리 묶어서 약효를 평가하는 새로운 형태의 임상시험인 바구니형 임상시험basket trial이나 우산형 임상시험umbrella trial[44]이 등장했고, 암종 불문 항암제도 등장했다.[45] 이 항암제는 표적만 맞으면 암종은 상관없었다.

그렇게 치료 패러다임이 바뀌는 사이에 만성골수성 백혈병은 이제 당뇨보다 오래 살 수 있는 병으로 바뀌었다.[46] 당뇨 환자들이 당뇨약을 먹으면서 일상생활 하듯, 현재 만성골수성 백혈병 환자들은 표적항암제를 한 알씩 먹으면서 평범하게 일상생활을 유지하며 당뇨 환자들보다 더 오래 산다. 암 환자가 당뇨 환자보다 오래 산다니… 사람들은 열광했고 언론도 이제는 마법탄환 한 방이면 모든 암이 정복될 것처럼 열광했다.

분자표적항암제의 한계

하지만 완벽할 것만 같던 분자표적항암제에도 한계는 있었다. 사실 대부분의 암에는 명확한 분자표적이 없었다. 암유전자는 있으나 약이 없는 암유전자인 경우도 많았다. 아니 고백하자면 EGFR, HER2, ALK처럼 약이 되는 유전자를 가진 경우가 오히려 더 드물었다. 표적항암제로 치료가 가능한 암은 전체 암의 10퍼센트가 채 되지 않았다. 나를 비롯한 전 세계 연구자들은 약이 되는 유전자를 더 광범위하게 찾아내기 위해 발버둥쳤다. NGS라는 기술을 동원해 200여 개 유전자, 300여 개 유전자를 한꺼번에 찾아보기 시작했고 급기야는 전장유전체분석Whole genome sequencing이라는 기술로 30억 개에 이르는 인간의 모든 염기 서열을 샅샅이 분석하기 시작했다. 그러나 분자표적이 없는 암 환자들은 여전히 많았고, 이들에게는 쓸 수 있는 분자표적항암제가 없었다. 그림의 떡이었다.

특정 유전자의 DNA 염기 서열에 일어난 변화만 주야장천 들여다보는 것으로는 암을 근본적으로 치료할 수 없었다. 전체적인 패턴과 과정을 더 면밀히 살펴보고 그것을 표적으로 삼아야 했다.[47]

이러한 노력은 지금까지도 계속되고 있다. 유전체 전문가들은 연구비를 확보해야 했고, 기업은 새로운 성장 동력을 찾아야 했고, 벤처캐피털 투자자는 투자할 곳을 찾아야 했고, 언론들은 조회수를 늘릴 기삿감을 찾아야 했고, 대중은 암이 정복되고 있다는 소식을 듣고 싶어 했고, 의사들은 환자의 암을 치료하고 싶어 했고, 무엇보다도 절박한 환자들은 살기를 원했다. 이런 전후 맥락이 맞아떨어지며 노력은 이어졌다. 간혹 좋은 연구 성과들도 나왔다. 하지만 역설적으로 유전자를 들이파면 팔수록 가능성 못지않게 한계가 명확해졌다.

여러 문제가 있었다. 무엇보다 과한 것은 쳐낼 수 있어도 부족한 것은 메꿀 수 없었다. 자동차의 엑셀러레이터가 고장나면 엑셀러레이터를 차단하면 되지만, 브레이크는 고장났다고 해도 브레이크를 차단할 수 없었다. 과잉기능gain of function이 된 암 유전자는 약으로 차단할 수 있어도, 기능이 없어진loss of function 종양억제유전자는 기능을 보충해줄 수 없었다.

더 큰 문제는 따로 있었다. 바로 내성resistance이었다. 이레사건 허셉틴이건 크리조티닙이건 약효가 영원하지 않았다. 처음에는 죽은 것 같던 암세포는 질기게도 살아남았다. 신나게 줄어들었던 암 덩어리는 1, 2년 후면 어김없이 커져 처음의 상태로 돌아갔다. 내성 암세포들이 출현한 것이다. 이는 암세포들이 초기 치료에 대해 어떻게든 내성을 만들어내 새롭게 살아가게 된다는 의미로, 이 같은 사실이 거의 모든 암 치료법을 복잡하게 만들었다. 암세포는 분자표적항암제에 내성을 일으키는 새로운 돌연변이와 새로운 유전적 변이를 만들어냈다. 불안정하고 변이 가능한 암세포의 유전체는 지속적으로 새로운 대립형질과 독창적인 유전자 배열을 만들어냈다. 암세포가 인간에게 맞서 진화한 것이다.

진화하는 암세포는 이러한 유전학적 변이 중에서 자신들의 생존력과 증식력을 향상시킬 만한 조합을 찾아냈고,[48] 이 중 일부는 항암 치료를 무력화하는 내성 돌연변이로 발전했다. 암은 교묘하게 빨간불을 다시 파란불로 바꾸었다. 크리조티닙이 효과를 나타냈던 일본인 AK양성 폐암 환자 에노모토 씨도 약 2년 뒤 내성이 생겨 결국 4년 만에 사망했다.

암세포의 영악함은 여기서 그치지 않았다. 한 신호 전달경로를 차단하면 다른 신호 전달 경로를 이용했다. EGFR 신호 전달경로, HER2 신호 전달경로 등 주요 신호 전달 경로를 차단해도 암은 기어이 그 틈을 비집고 자라났다. 마치 경부고속도로를 차단해도 차량들이 국도를 통해 어떻게든 부산까지 가듯, 암세포들도 기어코 우회로를 찾아내 제 갈 길을 갔다. 우리는 암세포의 영악함을 따라잡지 못하고 있었다.

내성은 반드시 생겼다. 암세포는 세포에 본래 내재되어 있는 진화와 생존이라는 역량을 이용해 내성을 만들어냈다. 암세포는 인류보다 똑똑했다.

이런 일들을 겪으며 우리는 비로소 암과 벌이는 투쟁의 본질적인 면을 포착했다. 이 병을 계속 따라잡으려면 계속 전략을 창안해야 하고 재창안해야 하고 배우고 다시 배워야 한다는 것을 말이다.[49] 체스 게임에서 체크메이트를 외쳤다가 역습을 당하는 것처럼 암은 우리보다 늘 한 수 앞서 나갔다.

교활한 적을 물리치려면 우리는 훨씬 더 영리해져야 했다. 또다시 새로운 방식의 접근이 필요했다. 늘 그랬던 것처럼.

5장 적은 내부에 있다

새로운 돌파구, 면역항암제

ASCO는 언제나 나에게 영감을 불어넣어준다. 2012년에도 그랬다. 교수 발령을 받고 2년 차, 한참 연구에 목말라하던 나에게 그해 6월의 ASCO는 특별했다. 2012년 6월 2일 오전 마지막 세션으로 기억한다. 서울대병원에서 같이 폐암 연구를 하는 교수님과 나는 치료제 개발developmental therapeutics 세션 강의장 앞에서 마주쳤다. 이 세션에서는 주목할 만한 새로운 항암제가 발표되곤 했다. 미시간 호수가 내려다보이는 D2홀 앞에서 그 교수님은 오늘 세션에서 중요한 데이터가 하나 발표된다는 소문을 들었는데 그게 뭔지 모르겠다며, 프로그램 목록을 연신 살펴보고 있었다.

나는 프로그램 목록보다 미시간 호수의 아름다움에 마음을 빼앗겼다. 6월 시카고의 햇살은 유난히 따사로웠다. 햇살이 비추는 끝없이 투명한 호수는 에메랄드빛 바다처럼 아름다웠다. 커다란 흰색 갈매기들이 날개를 쭉 편 채 유유히 호수 위를 날아다녔다. 병원 일로 지쳐 있던 나에게 병원 밖 풍경은 모처럼의 아름다움이었다. 학회장에 올 때마다 보는 미시간 호수 풍경은 언제나 시간이 멈춘 듯 아름다워서, 그날 세상을 바꿀 항암제가 등장할 것임을 그때는 생각하지도 못했다.

마지막 세션이 시작되고 수전 토팔리안Suzanne Topalian이라는 젊은 연구자가 연단에 올랐다. 그녀는 BMS-936558이라는 새로운 면역항암제에 대한 연구 결과를 발표했다.[50] PD-1 programmed death-1 억제제로 분류되는 새로운 약으로 훗날 니볼루맙Ninvolumab 또는 옵디보Opdivo라고 불리게 되는 약이었다.

발표의 요지는 악성흑색종 환자 94명 중 26명에게 이 약이 잘 들었고 신장암에서는 33명 중 9명에게 잘 들었다는 것이었다. 반응률이 각각 28퍼센트, 27퍼센트였으니 그냥 쓸 만한 약 정도였다. 반응률이 60~70퍼센트에 달하는 분자표적항암제만 한 성적은 아니었다. 게다가 악성흑색종과 신장암은 예전부터 고용량 인터류킨-2interleukin-2 같은 면역항암제가 약간 듣는 소위 면역원성 암immunogenic tumor(종양의 성장이 면역 반응과 관련되어 면역 치료가 잘 들을 가능성이 높은 암)으로 알려져 있었다. 문제라면 고용량 인터류킨-2가 열이 펄펄 나고 폐부종이 오는 등 심한 부작용이 있어서 널리 사용하지 못한다는 것뿐이었다.

그런데, 이 새로운 면역항암제의 놀라운 점은 부작용과 약효 지속 기간이었다. 이 약은 기존 면역항암제와 달리 부작용이 거의 없었고, 한번 듣기 시작하면 약효가 무척 오래 지속되어서 무진행 생존 기간progression-free survival(암이 커지지 않고 유지되는 기간)을 추정할 수 없을 정도였다.

야구로 치면 타율은 2할 5푼 언저리의 그저 그런 타자인데, 쳤다 하면 홈런이어서 안타 수와 홈런 수가 같은 새로운 유형의 타자였다. 이 새로운 타자는 기존에 면역항암제가 전혀 듣지 않는다고 알려져 있던 비소세포폐암에서도 놀라운 효과를 보여주었다. 할 수 있는 모든 표준치료에 실패한 76명 중 14명에게 뛰어난 효과를 나타냈다. 이 같은 데이터가 발표되자 좌중은 술렁이기 시작했다.

사실 그 전해에도 CTLA-4라는 면역관문immune checkpoint을 억제하는 약이 악성흑색종에서 좋았다는 데이터는 발표가 되어 면역항암제에 대한 관심이 생겨나기 시작했다. 하지만, 어디까지나 본디 면역원성 암인 악성흑색종 이야기였다. 부작용도 있었다. 그런데 PD-1은 CTLA-4와는 차원이 달랐다. 부작용이 거의 없고, 여러 암종의 치료로 확장할 수 있었다. 토팔리안은 잠시 후인 12시에 〈NEJM〉에 이 결과가 논문으로 발표될 테니 자세한 내용은 그것을 읽어보라며 발표를 마쳤다. 이제 막 발표한 내용이 〈NEJM〉에 바로 실린단다. 정말인가 싶어 핸드폰으로 검색해보니 〈NEJM〉에 나란히 두 편의 논문이 전자 출판되어 홈페이지에 따끈따끈하게 올라와 있었다.[51, 52]

원래 〈NEJM〉은 효과가 확실히 검증된 대규모 3상 임상시험 결과 아니면 논문을 실어주지 않는다. 초기 임상시험인 1상 임상시험 논문이 〈NEJM〉에 실린 것은 대단히 이례적인 일이었다. 200여 명이나 되는 환자를 대상으로 1상 임상시험을 한 것도 놀라웠고 1상 논문이 〈NEJM〉에 그것도 두 편이나 나란히 실린 것도 놀라운 일이었다. 참고로 이 두 편의 논문은 2024년 4월 현재 각각 1만 4,000회, 9,100회 인용될 만큼 큰 영향력을 미치고 있다.

논문을 읽은 나는 큰 충격을 받았다. 폐암이 면역 치료가 가능한 면역원성암이었다니, 폐암을 면역항암제로 치료하다니. 발표장에서 나오면서 그 교수님은 나에게 이렇게 말했다.

"우린 그동안 뭘 한 거지?"

사실 내가 몸담고 있는 서울대학교 암 연구소 연구실은 오랫동안 면역 치료를 연구하고 있었다. 나는 우리나라에서 종양면역학을 연구한 몇 안 되는 임상의사인 허대석 교수님에게서 배웠다. 게다가 우리 실험실은 폐암도 연구해왔다. 그런데 이런 혁신적인 치료법이 세상에 나왔고 폐암이 이제 면역항암제가 듣는 암이 된 것이다. 그것도 모르고 여태까지 종양면역학을 연구한답시고 폼을 잡고 있었다니 나로서는 충격과 혼동의 연속이었다. 그렇게 ASCO가 끝나고 병원으로 돌아오니 방영주 교수님이 나를 불렀다.

"김 선생, MK-3475라는 약으로 임상시험 할 건데, 당신 참여할 거지? 위암과 두경부암을 대상으로 한다네. 환자에게 도움이 되는 일이지."

MK-3475는 훗날 펨브로리주맙Pembrolizumab, 키트루다Keytruda라는 이름으로 불리게 될 약이었다. 면역 치료와 무관한 암인 위암과 두경부암을 함께 묶어 임상시험을 한다는 것이 낯설었지만, 그래도 드디어 PD-1 억제제의 임상시험 기회가 나에게도 온 것이다. KEYNOTE 012[53]이라고 이름 붙인 그 임상시험에 나는 당연히 참여하겠다고 답했다.

이후 키노트KEYNOTE, 체크메이트Checkmate라고 이름 붙여진 여러 임상시험 제안이 들어왔다. 임상시험이라면 색안경을 끼고 바라보는 사람들이 병원 내에 있었지만, 획기적인 치료제가 될 면역관문억제제에 대해 임상시험은 반드시 해야만 했다.

임상시험의 첫 환자는 박순애 할머니였다. 구강암을 앓고 있던 할머니는 동대문 근처에서 혼자 살고 계셨다. 아들이 있지만 먹고살기 바빠서 병원에 함께 올 수는 없다고 했다. 구강암이 이미 몇 번 재발해서 여러 번 수술한 병력이 있었고, 이비인후과에서는 암 덩어리가 경동맥과 붙어 있어서 더는 수술적 절제가 불가능하다고 했다. 방사선 치료도 한 번 했기에 또 할 수 없었다. 항암 치료도 이미 다 해서 더 이상 쓸 약이 없었다. 남은 선택은 삶을 정리하는 호스피스뿐이었다. 암으로 얼룩진 할머니의 삶은 그렇게 마감되는 듯싶었다.

암에 대한 상식이 뒤집어지다

그날도 혼자 외래에 오신 박순애 할머니에게 호스피스 완화의료와 신약 임상시험 2가지 선택지에 대해 설명했다. 할머니는 임상시험 참여를 택했고 우리는 MK-3475를 투여했다. 3주 뒤 할머니를 다시 만났을 때, 나는 너무나 놀랐다. 임상약을 한 번 투여했을 뿐인데 붉게 성나 있던 종양의 크기가 확연히 줄어 있었다.

우리는 MK-3475를 계속 투여하기로 했다. 그리고 얼마 후 CT검사를 하고 다시 한번 놀랐다. 암 덩어리가 완전히 사라진 것이다. 본래 재발성 전이성 두경부암에서는 항암 치료제로 좀처럼 완전관해를 보기 어렵다. 나에게 박순애 할머니의 사례는 두경부암에서 완전관해를 경험한 첫 번째 경우였다.

박순애 할머니는 2024년 현재 10년째 정정하게 내 외래를 다니고 계신다. 얼마 전에도 외래에 오셨다. 책을 쓰고 있는데 할

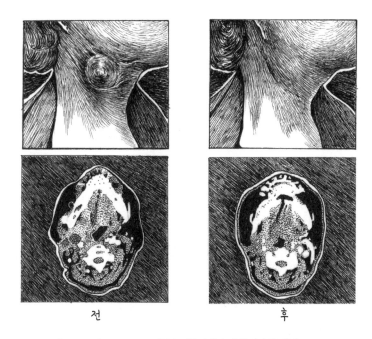

전　　　　　　　　후

〈그림 7〉 MK-3475 투여 전후의 박순애 할머니 암 경과

머니의 이야기를 넣어도 괜찮겠냐는 요청에 얼마든지 쓰라고 했
다. "선생님 아니면 나는 그때 죽은 목숨이었어요." 그러면서 혹
여나 아들에게 누가 되지 않았으면 좋겠다고 해서 할머니의 이
름은 가명으로 바꾸었다. 부모 마음이 그런가 보다. 제삿밥을 먹
었어도 여덟 번은 먹었을 텐데 지금까지 아무 문제 없이 일상생
활을 하고 있으니 얼마나 고마운 일이냐며 외래에 올 때마다 연
신 고맙다고 하신다. 더 놀라운 점은 아무런 추가 치료를 하지 않

았는데도 암이 여전히 깨끗한 상태라는 점이다.

재발한 두경부암에서도 완전관해가 올 수 있다는 사실은 암에 대한 내 상식을 완전히 뒤집어놓았다. 두경부암은 일단 재발하면 항암 치료가 듣기는커녕 1년 이상 살기도 힘들었다. 항암 치료가 잘 들어봐야 부분관해partial response(암의 크기가 30퍼센트 이상 줄어드는 것) 정도였는데, MK-3475라는 약으로 완전관해가 오다니. 이는 잘하면 약으로 완치까지 갈 수 있다는 신호였다. 여기저기 퍼진 4기 암은 완치 불가능하다고 여겨졌던 기존 관념을 면역관문억제제로 완전히 깰 수 있을 것 같았다. 너무나 흥분되었고 좋았다.

그런데 문제가 있었다. 면역관문억제제가 듣기는 듣는데 어떤 원리로 왜 듣는지를 몰랐다. 답답했다. 그래서 면역학 공부를 다시 했다. 본과 학생 때 배웠던 면역학 교과서를 꺼내 들었다. 이 책을 다시 보게 되리라고는 생각지도 않았다. 그저 두툼해서 책장에 꽂아두면 폼 나는 책이었기에 책장 구석에 몇 년간 장식용으로 쌓아둔 책이었다.

면역학 교과서에서 면역관문immune checkpoint이라는 개념을 다시 확인했다. 면역관문이란 무엇일까? 무엇을 체크check하는 관문point이란 말인가. 그런데 면역학 교과서에는 면역관문이라는 개념 자체가 나오지 않았다. 2000년대 신판 교과서를 봐도 마찬가지였다.

본래 면역관문은 면역 세포의 공동억제 신호co-inhibitory

signaling 중 하나다. 우리 몸에 세균이나 바이러스가 들어오면 면역 세포가 활성화되고 염증 반응이 생기면서 외부의 침입자를 제거한다. 그런데 그 염증 반응이 지나치게 활성화되면 문제가 된다. 가령 코로나 폐렴이 걸렸을 때 면역 세포가 너무 활성화되면 사이토카인 스톰cytokine storm*이 생기면서 지나친 면역 반응이 폐를 망가뜨리기도 한다. 그래서 우리 몸에는 면역 세포를 적절히 억제하는 신호가 존재한다.

이제 그만. 이제 염증은 그만. 이렇게 염증으로 계속 불타오르다가는 폐가 전부 다 망가지겠어. 이 정도면 바이러스는 충분히 없앴으니 이제 다시 예전으로 돌아가자. 이런 신호가 면역세포의 공동억제 신호다. 억제 신호는 아무 때나 작동하면 안 된다. 공동억제 신호들의 짝이 맞아야 면역 반응에 브레이크가 걸린다. 그러면 면역세포는 공격을 멈추고 전쟁 모드가 아닌 전쟁터 청소 모드로 들어간다. 즉, 면역관문은 면역 반응에 브레이크를 거는 스위치다. 너무나 최신 개념이어서 기존 교과서에도 나오지도 않던 개념이었다.

---

* 면역 반응이 과도하게 활성화되어 발생하는 심각한 염증 반응.

혼조 교수의 우연 같은 필연

그렇다면 어떻게 하다가 면역 기능을 멈추는 면역관문을 항암 치료에 이용되게 되었을까? 시작은 PD-1을 처음으로 찾아낸 교토대학교의 다스쿠 혼조本庶佑 교수에게로 거슬러 올라간다.

때는 1992년. 혼조 교수가 PD-1을 발견한 과정은 우연의 연속이었다. 혼조 교수는 종양학을 연구하는 학자가 아니었다. T세포를 연구하는 학자도 아니었다. 면역학자인 혼조 교수의 본래 연구 주제는 B세포의 면역글로불린 종류변환class switch recombination이었다. 2000년 혼조 교수는 AID activation-induced cytidine deaminase라는 물질을 발견해 유명 과학저널 〈셀Cell〉에 발표했다. 2002년 〈사이언스Science〉는 그의 연구에 주목했다. 당시 전 세계 의학계는 경쟁적으로 AID를 연구했다. 그래서 만일 그가 노벨상을 받는다면 AID를 발견한 공로 때문일 것이라고 여겨졌다.[54] 그랬던 그가 어떻게 PD-1을 발견하게 된 것일까?

발견의 계기는 혼조 교수의 대학원생 제자인 이시다石田裕라는 학생의 실험이었다. 면역기관인 흉선을 연구하던 이시다는 우연히 새로운 분자를 발견했는데, 바로 세포사멸apoptosis에 관여하는 분자였다. 그래서 이름도 프로그램화된 세포 사멸programmed death-1, 줄여서 PD-1이라고 명명했다.[55]

실험 과정은 쉽지 않았다. PD-1의 기능을 알아내기 위해 PD-1 유전자를 제거한 쥐에서 아무 일도 일어나지 않자 이시다는 불안했다.[56] 1개월이면 심각한 자가면역질환을 보여주던 CTLA-4와는 달리 PD-1을 제거한 쥐에서는 아무런 변화를 관찰할 수 없었다.[57] 지금 생각해보면 PD-1 억제제의 부작용이 거의 없기 때문에 당연한 결과였지만, 학위를 받아야 하는 대학원생 입장에서는 그 이유를 알 수 없으니 불안했을 것이다. 실험을 하면 뭔가 변화가 있어야 하는데, 아무런 변화가 없다니. 학위 논문이 걸린 실험인데… 이러다가 학위를 못 받으면 어떻게 하지?

다행히 혼조 교수는 인내심을 가지고 기다려주었다. 니시무라西村周麻라는 대학원생도 함께 매일 쥐를 살펴봤다. 몇 달 뒤 드디어 경미한 자가면역 징조가 나타나자 혼조 교수와 대학원생들은 그 단서를 놓치지 않고 PD-1이 분자 면역 반응을 억제하는 역할을 한다는 것을 추론해냈다. PD-1을 없애니 브레이크가 풀린 것처럼 면역력이 증가했고 그 결과 자가면역질환이 생겼다.[58]

하지만 이후로도 연구는 쉽지 않았다. 면역학을 연구하던 다른 연구자들은 이를 당연히 자가면역질환을 치료하는 데 이용하려 했다. 그게 당연해 보였다. PD-1을 제거하니 자가면역질환이 나타나지 않았던가. 하지만 혼조 교수 연구팀은 다른 길을 선택한다. 당시 연구팀은 PD-1 기능을 차단한 생쥐에서 종양 성장이 정상 생쥐보다 느려지는 현상을 관찰했는데, 이를 놓치지 않고 눈여겨보았다. 그리고 어쩌면 암을 치료하는 데 PD-1을 이용할 수 있겠다는 다소 생뚱맞은 발상을 했다. 데이터를 검토해볼수록 아이디어는 확신이 됐다. 면역항암제 탄생 가능성을 확인한 순간이었다.

보수적인 일본 학계는 기초연구를 하는 면역학자가 암을 치료하겠다고 나서는 상황을 곱게 보지 않았다.[59] 혼조 교수 연구팀이 새로운 항암제 표적으로 PD-1의 특허 출원을 요청하자 교토대학은 이를 거부했다. 일본 학계와 대학 측은 저 괴짜 교수가 왜 저러나 했을 것이다. 번번이 특허 제출을 거부당한 혼조 교수를 도와준 곳은 오노약품小野藥品工業이라는 작은 제약 회사였다. 그렇다고 오노약품이 PD-1의 가능성이나 아이디어를 보고 특허를 출원한 것은 아니었다. 혼조 교수와의 개인적인 친분 때문에 마지못해 도와주었다고 한다. 그 후로 미국의 바이오 제약 회사 메다렉스Medarex가 PD-1에 관심을 보였다. 메다렉스는 CTLA-4 항체를 만들어 면역항암제의 신호탄을 쏘아 올린 곳이다.

메다렉스는 혼조 교수의 연구를 이어받아 인간 PD-1항체를 만들었고, 글로벌 제약 회사인 BMS가 이를 가지고 본격적으로 임상시험에 들어갔다. BMS는 CTLA-4를 개발하면서 시행착오와 성공 경험이라는 면역항암제 임상시험의 노하우를 가지고 있었다. 그리고 그 결과는 앞에서 보았듯이 2012년 ASCO에서 발표된다. 이후 PD-1억제제인 면역항암제 니볼루맙은 수많은 암 환자의 목숨을 살렸고, 지금도 살리고 있다. 이 글을 쓰고 있는 나도 언젠가 암에 걸린다면 이 약을 투여받게 될 확률이 높다.

만일 혼조 교수가 대학원생의 실험 결과를 무시했더라면 그리고 PD-1이라는 단백질의 기능연구를 계속하지 않았더라면, B세포의 AID에 집중해서 T세포의 PD-1 단백질의 기능연구를 하지 않았더라면, PD-1을 암이 아닌 자가면역질환에서 연구했다면, 오노약품이 특허를 내주지 않았다면, 메다렉스에서 인간 PD-1 항체를 만들지 않았다면, BMS가 임상시험에 뛰어들지 않았다면, 우리는 지금까지 면역관문억제제의 효능을 누리지 못하고 있을지도 모른다.

면역관문억제제는 그렇게 수많은 우연이 쌓여 우리 곁에 왔다. 아주 낮은 확률이지만 수많은 우연이 쌓여야 성공이라는 필연이 된다. 희박한 확률이지만 그 잠재력을 알아보는 사람을 우리는 선지자라 부르고, 잠재력을 실행에 옮긴 사람을 우리는 천재라고 부른다.

혼조 교수는 PD-1을 발견한 공로를 인정받아 2018년 노벨상을 받는다. 노벨상을 받은 사람들은 마치 평생 한 우물만 파면서 그 분야를 연구한 끝에 노벨상 수상이라는 위업을 달성한 것처럼 이야기하지만, 사실은 그렇지 않다. 이들도 젊었을 때 방황했던 시절이 있었고 실패도 겪었으며 연구 주제를 바꾸기도 했다. 변하지 않는 점이라면 연구 자체에 대한 열정과 집념이지 연구 분야를 바꾸는 일은 종종 있어 왔다. 연구 분야를 바꿀 때는 어느 정도 우연이 작용한다. 행운도 따라주어야 한다. 그러나 수많은 우연이 쌓이면 필연이 되고, 완성된 필연은 마치 처음부터 필연이었던 듯 보인다.

필연이 필연이 아니었음을 이해해야만, 지금도 쌓이고 있는 우연을 필연으로 바꿀 수 있다. 우리는 그동안 왜 면역 치료가 각광받지 못했는지에 주목해야 했다. 왜 성공했느냐 못지않게 그동안 왜 성공하지 못했느냐를 알아야 했다. 그래야만 지금도 사람들에게 주목받지 못하고 실험실 어딘가에서 잠자고 있는 새로운 표적과 치료법을 발굴해낼 수 있다. 학문이란 그런 것이다.

지금이야 면역 치료가 너무나 당연하지만 10여 년 전만 해도 암에 대한 면역 치료는 홀대받던 분야였다. 우리나라 종양면역학 임상연구자 1호이자 한동안 유일한 연구자였던 허대석 교수님 이야기를 들어보면 2000년대까지만 해도 학회에서 종양면역학 발표장은 언제나 썰렁했다고 한다. 텅 빈 발표장에서 발표자와 좌장 몇 명이 모여 그들끼리 발표하고 다시 그들이 청중이 되곤 했다. 당시에 붐을 이루며 사람들은 미어터지던 분자표적항암제 발표장의 풍경과는 너무나 대조적이었다.

물론 지금은 어느 학회를 가든 종양면역학 발표장이 가장 사람들로 북적인다. 어제까지 분자표적항암제를 연구한다고 했던 연구자들이 지금은 종양면역학의 전문가를 자처하고 있다. 의학지들도 면역항암제로 기사를 도배되고 있고, 기초실험 논문들도 ○○약을 쓰면 면역항암제가 더 잘 들을 수 있다는 내용들이 주류를 이룬다. 몇 년 전만 해도 상상하기 힘든 변화다. 암과 암 치료 역사를 광범위하게 정리해서 2011년 퓰리처상을 수상한 책《암 : 만병의 황제의 역사The Emperor of All Maladies : A Biography of Cancer》에는 면역항암제가 일언반구 언급조차 되어 있지 않다.

이렇게 획기적인 치료법이 왜 그렇게 오랫동안 주목받지 못한 것일까? PD-1이나 CTLA-4라는 표적 물질을 찾지 못해서 였을까?

사실은 그렇지 않다. 암 면역 치료는 항암 치료만큼이나 역사가 길다. 항암 치료의 역사가 1945년 전후에 시작된 데 비해 면역 치료의 역사는 100여 년 전 콜리의 독소Coley's toxins로 거슬러 올라간다.

적은 내부에 있다

1892년, 훗날 록펠러의 개인 주치의가 되는 뉴욕의 전도 유망한 외과 의사 윌리엄 콜리William Coley는 병원 기록을 살펴보다가 프레드 스타인Fred Stein이라는 뉴욕 빈민가 환자를 발견했다. 암에 걸렸으나 더 이상 수술할 수도 없고, 목에는 수술 상처가 큼지막하게 벌어져 있는 데다 치명적인 화농성 포도알균 Streptococcus pyogenes에 감염된 환자였다.[60] 누가 봐도 패혈증으로 죽을 것만 같았던 스타인은 4개월간 세균 감염에 시달리다가 간신히 목숨을 건졌고 이 과정에서 암이 줄어드는 행운을 겪었다. 7년 뒤 뉴욕 빈민가에서 스타인을 다시 만난 콜리는 암이 완전히 깨끗해진 것을 확인했다. 놀라운 일이었다. 이에 고무된 그는 세균에 있던 독소가 암을 죽인다는 가설을 세우고 이를 응용해 암 치료를 시작했다.

암 환자들에게 세균을 의도적으로 주입해 감염시킴으로써 암을 치료하겠다는 아이디어는 얼핏 보면 미친 발상처럼 보인다. 콜리도 이를 잘 알고 있었다. 실제로 환자에게 세균을 주입하다가 환자가 죽기도 했다. 하지만 어차피 암 치료법이 마땅치 않던 시절이었다. 콜리는 그의 책에 이렇게 썼다.

수술이 불가능한 종양의 치료는 이런 병이 알려진 이래 사실상 아무런 발전이 없다는 점을 생각할 때 이 책을 통해 한 발짝이라도 앞으로 나아갔다는 사실을 보여줄 수 있다면 독자들에게 사과하지 않아도 되리라 확신한다.[61]

1894년 5월 31일 워싱턴에서 열린 미국외과학회에서 콜리는 그의 독소 제조법에 대해 이렇게 발표했다.

우선 지방을 제거한 고기 1파운드를 잘게 썬 후 1리터의 물에 넣어 하룻밤 동안 그대로 둡니다. 다음 날 아침 고기를 꺼내고 남은 물이 육즙 배지의 원료가 됩니다. 이 물을 여과포로 거른 후 한번 끓이고 다시 거릅니다. 여기에 소금과 펩톤(오늘날 페놀Phenol이라 부르는 방향족 화합물)을 넣습니다. (중략) 다시 한 번 여과포에 거른 후 끓이면 맑은 육수를 얻을 수 있습니다. 여기에 치명적인 세균을 가하면 환자에게 사용할 수 있는 독소가 완성됩니다.[62]

얼핏 요리법처럼 보이지만, 미국외과학회에서 발표된 엄연한 의학 치료법의 내용이다. 콜리는 자신의 치료법이 어떻게 효과를 나타내는지에 대해 나름대로 가설을 가지고 있었지만 면역계나 암의 본질은 이해하지 못했다. 하물며 유전자라든지 돌연변이, 항원 그밖에 자신의 관찰과 실험과학이라 할 만한 것 사이의 간극을 메워줄 만한 어떤 것에 대해서도 짐작할 수 없었다.[63] 그의 동료들도 콜리의 주장을 온전히 이해하지 못했다. 콜리가 이 치료법을 개발한 당시는 우리나라로 치면 고종황제 시절이다. 고기 우려낸 육수로 암을 치료한다고 학회에서 발표해도 이상하지 않던 시절이다. 이 정도 개념과 연구는 대부분 시간이 지나면 잊혔다. 그게 되겠어? 라는 냉소와 함께.

콜리의 발상이 부활한 결정적인 계기는 면역항암제였다. 면역항암제는 3E 개념이 정립되면서 개발에 탄력을 받았다. 3E 이야기를 하기 전에 적敵에 대한 이야기를 잠깐 하고 넘어가자.

전통적인 개념에 따르면 면역은 외부의 적을 상대하는 시스템이다. 암세포는 내부에 존재하던 정상 세포가 변해서 생긴 세포이기에, 기존 개념대로라면 암세포는 애초에 면역 세포의 공격 대상이 아니다. 따라서 암에 대한 면역 치료는 말이 안 되는 개념이었다. 하지만 3E의 개념에서는 면역계의 작동 대상이 외부의 적에 국한하지 않았다. 3E의 개념은 원래의 나와 다른 모든 것을 면역계의 작동 대상으로 바라봤다. 적을 외부로 국한하지 않은 것이다. 변질된 내부 또한 적으로 간주했다. 적을 외부로 국한하지 않음으로써 일어난 관점의 변화는 엄청났다. 적은 늘 내부에 있지 않았던가.

내부의 세포도 적이 될 수 있다고 할 경우, 여러 유전자 변이에 의해 암세포 표면에 발현된 이상한 단백질도 면역 세포의 감시 대상이 된다. 이 이상한 단백질은 태어날 때부터 우리 몸에 있던 항원이 아니라는 의미에서 신항원neoantigen이라고 한다. 정상적인 면역계라면 쉽게 이 신항원을 인식해서 암세포를 죽여야 한다. 문제는 면역계가 왜 암세포를 죽이지 않고 암이 자라도록 내버려두냐는 것이다. 이 퍼즐은 혼조 교수와 함께 노벨상을 수상한 엠디 앤더슨 암병원의 제임스 앨리슨James Allison 교수와 다른 면역학자들이 면역관문이라는 개념을 세우고 3E 개념이 확립하면서 풀린다.

3E 개념은 이러하다. 이질적인 암세포들 중 T세포가 쉽게 인식할 수 있는 암세포는 T세포의 표적이 된다. 그렇게 표적이 된 암세포를 T세포가 제거Elimination한다. 면역계가 허약한 암세포들을 죽이느라 정신없는 동안 살아남은 일부 암세포는 세포분열을 하며 우연히 또는 의도적으로 T세포의 공격을 중단시키는 물질을 발현한다. 이런 중단 신호는 CTLA-4나 PD-1처럼 T

세포 표면에 있는 면역관문을 활성화하고 T세포는 갑자기 활동을 멈춘다. 적군 탐지 기능을 잃어버린 T세포는 암세포와 전쟁을 멈추고 평화롭게 공존Equilibrium(평형)한다. 전쟁이 멈춘 사이 스스로 진화하며 살상기계의 브레이크를 거는 방법을 터득한 암세포들은 면역 세포를 따돌리고 유유히 다시 자라난다(탈출Escape).

제거, 평형, 탈출이라는 3E 개념은 보다 정교하게 다듬어져 암과 면역계가 어떻게 우리를 보호하고 암에 걸리지 않도록 방어하는지 설명한다.[64] 이 개념은 의사들이 진료실에서 흔히 마주하는 상황에 대해서도 이해의 폭을 넓혀주었다. 수술이 잘 되어서 4년간 암이 보이지 않다가 왜 갑자기 재발이 되는지, 면역이 약화된 사람들에게서 왜 암이 잘 생기는지 이런 질문들도 3E 개념으로 설명이 가능하다.

암세포들은 면역관문을 역이용하는 것은 물론 몇 가지 추가 전략을 구사해 면역계로부터 유유히 빠져나간다. 모든 암세포는 면역계에서 자신의 존재를 감추는 방법을 터득한다. 이런 전략이 없다면 암은 살아남을 수 없다. 그런 점에서 암은 기본적으로 면역질환immunogenic disease이다.

암세포가 면역 세포를 따돌리는 방법 중 하나를 알아냈으니 그 방법을 쓰지 못하도록 막기만 하면 됐다. 2012년 ASCO에서 발표된 BMS-936558, 훗날 니볼루맙이라 불리는 이 약이 바로 새로운 방식을 적용한 약이었다. 그날 발표된 대로 PD-1이라는 면역관문을 차단하는 순간 T세포는 다시 암세포를 인식하기 시작했고 다시 활성화됐다. 그러면 T세포는 특유의 화끈한 면역 반응을 일으키며 암세포를 미친 듯이 죽이기 시작했다.

BMS의 신약에 고무된 다른 제약 회사들도 앞다퉈 면역관문억제제를 개발했다. 특히 제약회사 MSD는 펨브롤리주맙pembrolizumab(상품명 키트루다Keytruda)에 사활을 걸었다. 후발주자임에도 불구하고 MSD의 펨브롤리주맙은 BMS의 니볼루맙과 미친 듯이 경쟁했다. 로슈Roche는 아테졸리주맙atezolimab, 아스트라제네카AstraZeneca는 더발루맙durvalumab, 화이자와 머크Merck는 아벨루맙avelumab이라는 면역관문억제제를 경쟁적으로 내놓았다. 악성흑색종이 뇌로 전이된 지미 카터 전 미국 대통령의 완전관해 소식도 이때 전해졌다. 90세 가까이 된 고령의 암 환자에게 그것도 뇌 전이가 있는 상태에서 펨브롤리주맙을 쓰자 완전관해가 되다니, 사람들은 열광했고 MSD의 주가는 미친 듯이 뛰었다. 한 번 투여에 600만 원이라는 약값에도 불구하고 생명 앞에서 돈은 나중 문제였다. 또다시 모든 암이 정복될 것만 같았다.

이 약을 어떻게 활용할지를 놓고 의학계는 흥분의 도가니에 빠졌다. 폐암에서 효과를 냈으니 이번에는 위암에도 써보자, 위암에서 들으니 이번에는 방광암, 이번에는 두경부암, 이번에는 호지킨림프종, 세상에 존재하는 거의 모든 암에 면역관문억제제 임상시험이 이뤄졌다.

기대대로 니볼루맙과 펨브로리주맙은 다른 암종에서도 성과를 거뒀다. 이에 의학계는 적응증을 계속 확대해 나갔고 기존에 면역 치료가 듣지 않던 암종들이 속속들이 면역원성 종양으로 재분류됐다. 과거에는 악성흑색종과 신장암 정도만 면역원성 종양으로 분류됐지만, 이제는 폐암, 위암, 두경부암, 호지킨림프종, 방광암, 삼중음성유방암 등 다른 암들도 면역 치료가 듣는 면역원성 종양이 됐다.

사람들은 새로운 약의 사용법을 놓고 갑론을박했다. 이렇게 좋은 약이 있는데, 왜 구시대적인 세포독성항암제를 써야 하냐, 이 약을 당연히 첫 번째 치료제로 써야 한다, 세포독성항암제를 대체할 강력한 무기다라고 주장하는 사람도 있었다. 부작용이 별로 없어 환자 상태가 나빠져도 쓸 수 있으니 가급적이면 아껴두었다가 마지막 순간에 홈런을 노리고 써야 한다는 의견도 있었다. 모든 환자에게 다 써볼 기회를 주어야 한다고 주장하는 의사도 있었고, PD-L1 발현이 높은 환자에게 잘 들으니 이런 환자들만 골라서 선택적으로 써야 한다고 주장하는 의사도 있었다. 부작용이 없으니 타율 2할을 4할로 만들기 위해 기존 암 치료법과 병용해서 써야 한다는 의사도 있었다. 방사선 치료와 병행하면 좋겠다는 의견도 나왔고, 수술로 완치되는 초기 암에서도 써보자는 의견도 나왔다. 심지어 암으로 되기 전 단계에서 써야 한다는 의견도 나왔다.

이런 주장 하나하나는 모두 다 임상시험으로 이어졌고, 병용요법만 하더라도 우리가 상상할 수 있는 모든 조합의 병용요법에 대한 임상시험이 시작됐다. Keynote-001로 시작된 MDS

의 임상시험들은 급기야 Keynote 100번, 200번을 넘어서서 순식간에 600번을 넘어가기 시작했다.

방향의 전환

그러나 낮은 반응률과 내성primary resistance은 여전히 문제였다. 면역항암제의 반응률은 여전히 20~25퍼센트 내외였다. 10명 중 2~3명에게만 약의 효과가 나타났다. 타율로 치면 2할 언저리였고, 쳤다 하면 홈런이지만 여전히 2할 타자였다. 간혹 하이퍼 피디Hyper progressive disease(면역항암제 투여 이후 암이 오히려 더 빨리 자라는 현상)라고 불리는 병살타도 발견됐다. 홈런도 중요하지만 때로는 단타가 더 중요할 수도 있다. 남도 죽이는 병살타보다는 나만 죽는 삼진을 당하는 편이 나을 때도 있다. 홈런 아니면 병살타를 치는 타자를 야구 경기에서 어떻게 활용할지는 전적으로 감독의 몫이고 감독들의 생각은 저마다 달랐다.

2할 타자의 타율을 3할 5푼까지 끌어올리기 위한 병용요법이 시도되었고 바이오 마커bio-marker*에 대한 연구도 진행됐다. 하지만 우리는 여전히 왜 누구에게는 듣고 누구에게는 듣지 않는가에 대한 명확한 답을 얻지 못했다.

---

* 단백질, DNA, RNA, 대사물질 등을 이용해 몸 안의 변화를 알아내는 지표.

왜 그러한 결과가 나타났는가에 대한 대답은 "PD-1/ PD-L1축을 끊었는데도 불구하고 왜 종양특이적 T세포가 여전히 암세포를 죽이지 못하는가"로 귀결됐고, 이에 대한 여러 가지 가설에 제기됐다.[65] 가설을 정리하면 다음과 같다.

1. 일부 환자에게서는 종양특이적 T세포tumor specific cytototoxic T cell 자체가 활성화되지 못한다(경찰이 무기력하다).
2. T세포가 들어오지 못하게 암 덩어리 주변에 방어막을 만든다(경찰이 못 오도록 한다).
3. 암세포가 MHC class I이라는 신분증에 신항원 대신 정상 항원을 얹어서 T세포가 인지하지 못하게 만든다(신분증을 요청하는 경찰의 요구에 위조신분증을 제출한다).
4. 암세포가 MHC class I 자체를 발현하지 않아 T세포의 검열을 빠져나간다(신분증 제출 자체를 거부한다).
5. T세포 수용체가 여전히 암세포의 신항원을 인식하지 못한다(경찰이 범죄자를 여전히 못 알아본다).
6. T세포 말고 다른 면역으로 빠져나간다(경찰 말고 경비원을 매수한다).
7. 암세포 숫자로 밀어붙여서 T세포가 지치도록 만든다(인해전술).
8. T세포가 죽어버리는 환경을 만든다(경찰을 죽인다).

여러 원인 중 가장 근본은 면역 세포가 암을 인식하는 과정이었다. 적을 외부로만 국한하지 않음으로써 우리는 면역 세포가 암세포도 죽인다는 사실을 이미 알고 있었다. 그런데 왜 면역 세포가 암세포를 적으로 인식하지 못하는 걸까? 암은 분명 없애야 할 적인데 왜 면역 세포는 암세포를 방관하는 걸까? 암세포는 분명 유전자 변이가 있고 발현되는 단백질도 다르고 생김새도 다르게 생겼다. 따라서 면역 세포가 암세포를 만나면 분명 이상한 세포로 인식할 텐데, 왜 인식하지 못하는 걸까? 우리 몸에 해로운 세포인데 왜 죽이지 못하는 걸까?

문제의 핵심은 피아구분에 있었다. 면역 세포가 죽여야 하는 적은 내부의 적이고, 변형된 자아였다. 적은 셀프였지만 셀프가 아니기도 했다. 나이지만 내가 아니기도 했다. 온전한 내가 변해버린 나를 죽이는 일은 기본적으로 쉬운 일이 아니다. 변해버린 나를 마주하는 일은 언제나 고통스럽다.

면역항암제가 왜 듣지 않는지 알아내기 위해서는 보다 더 근본으로 들어가야 했다. 암에 대해 알아야만 했고 '나'에 대해 알아야만 했다. 적을 이기기 위해서는 무엇보다도 우리 자신에 대해 근본적으로 더 알아야만 했다. 지피지기知彼知己 없는 백전백승百戰百勝은 없다. 지기知己가 백승百勝보다 먼저다.

면역항암제의 성공과 실패를 보면서 나의 공부는 벽에 부딪힌 것 같았다. 지금까지는 죽음에 이르는 과정은 어떠한지, 사람은 왜 죽는지, 암을 어떻게 치료할지를 고민했다. 그 과정에서 항암제의 발견, 세포독성항암제, 분자표적항암제, 면역항암제의 변천을 지켜보며 공부했다. 분명 발전했지만 여전히 완벽하진 못했다. 면역항암제가 보여준 희망적인 순간에 깊은 좌절을 느꼈다. 오도 가도 못하고 갇혀버린 심정이었다. 새로운 전환과 돌파구가 필요했다. 방향을 틀어야만 했다.

나는 전환점을 암세포가 아닌 정상 세포에서 찾아보기로 했다. 인식을 전환해 보기로 한 것이다. 그동안 적에게만 관심이 있었을 뿐 정상 세포에 대해서 그리고 나에 대해서 무지했다. 암세포를 이해하기 위해서는 정상 세포를 알아야 했다. 정상 세포가 암으로 변해가는 과정을 이해해야만 했다. 그렇게 내 연구의 대상은 암에서 정상으로 서서히 옮겨갔다. 조금 더 근원적으로 올라갔다.

암의 치료에서 암을 통해 생명을 들여다보는 방향으로 전환하자 다른 것들이 보이기 시작했다.

3부

죽음과
불멸의
두 얼굴,
암

6장　셀프와 변형된 셀프

피아구분과 자기검열

"얼마 전까지만 해도 항암 치료를 그럭저럭 견뎠는데 요즘 와서는 영 체력이 처지네요. 예전에는 안 그랬어요."

"예전에는 저희 집 바깥양반이 참 건강했어요."

"갈수록 힘들어지네요."

보호자들에게 이런 이야기를 자주 듣는다. 암이 악화될 때 보호자들이 흔히 하는 하소연이다. 이런 말을 들을 때마다 의사로서 뭐라고 답해야 할지 매번 난감하다. 그러셨군요. 많이 속상하시겠어요. 이 정도 말을 할 뿐이다.

보호자들은 내심 힘들다는 하소연에 주치의가 공감해주기를 바라겠지만, 냉정하게 보면 공감한다고 해서 환자의 몸이 좋아지진 않는다. 예전에 참 건강했다고 신세한탄해도 현실이 달라지진 않는다. 예전에 건강하지 않았던 사람이 어디 있겠는가. 예전에 젊지 않았던 사람이 어디 있겠는가. 누구나 예전에는 젊고 건강했다. 세월이 흘렀고 내 몸이 변했건만, 이를 받아들이지 못하는 사람이 있을 뿐이다. 변해버린 나를 마주하는 일은 본래 그런 것이다.

예전과 달라진 자아를 마주하는 데는 고통이 수반된다. 가령 나이만 해도 그렇다. 내가 나이 들었다는 사실, 이제는 늙었다는 사실을 순순히 받아들이는 사람이 얼마나 될까. 눈이 침침하고 흰머리가 돋아나고, 주름살이 자글자글해져도 나는 늙지 않았다고 아직 청춘이라고 말하곤 한다. 30대에 스스로 청년이라고 여기던 사람들은 40대가 되어서도 50대가 되어서도 아직 청년이라고 주장한다. '60대 청년들이여, 우리의 건재함을 보여줍시다'라는 말도 심심찮게 들린다. 몇 년 뒤면 '70대 청년들이여 일어납시다'라는 말도 나올지 모르겠다. 과거에 그들이 '노땅'이라 부르던 나이가 되었음에도 불구하고, 회사에서 정년퇴직을 앞둔 나이가 되었음에도 불구하고, 60은 청춘이고 아직 물러날 때가 되지 않았다고 주장한다. 그러면서 남들이 보지 않는 곳에서는 몸에 좋다는 회춘의 명약을 찾고 건강보조식품을 먹는다.

남몰래 비아그라를 찾는 이들도 있다.

이런 생각이 잘못됐다거나 틀렸다고 말하려는 것이 아니다. 내가 예전과 다른 사람이 되었다는 사실을 직시하는 것은 본디 어렵다는 말을 하고 싶을 뿐이다. 게다가 자신이 좋아진 방향이 아니라 이상한 방향으로 변해서 내가 안 좋게 변했다는 것은 더 인정하기 어렵다.

직장에서 휴가를 가보면 알게 된다. 내가 자리를 비우면 일이 안 돌아가고 여기저기 구멍이 날 것만 같지만, 실제로는 그렇지 않다. 한 사람이 자리를 비웠다고 해서 돌아가지 않는 직장이 있다면, 그 직장은 문제가 있는 곳이다. 적절한 권한 위임과 책임 분산이 정착된 회사라면 내가 없더라도 조직은 돌아간다. 내가 없어지는 리스크를 피하지 못하고 무너지는 조직은 정상 조직이 아니다.

사람들이 모여서 함께 일하고 조직을 만드는 이유는 간단하다. 혼자서는 할 수 없는 일들을 여럿이 함께하면 할 수 있기 때문이다. 이 점은 세포도 똑같다. 혼자서 생존하는 일보다 여러 세포가 모여 조직을 만들고 개체를 만들어서 유기적으로 협력하며 조화롭게 공생하는 일이 생존에 훨씬 유리하다. 따라서 세포 하나가 없어져도 돌아갈 수 있는 전체의 시스템을 구축하는 일이 생명을 유지하는 데 중요하다. 조직organization, tissue도 마찬가지다.

그런데 만일 내가 잠시 자리를 비웠을 때, 오히려 조직이 더 잘 돌아간다는 사실을 알고 나면 어떤 기분이 들까. 내게는 실제로 그런 경험이 있다.

2018년에 미국으로 연구년을 가게 되어 1년 동안 병원을 비운 적이 있었다. 출국에 앞서 내가 없으면 환자들은 어떻게 하나 걱정이 앞섰다. 내가 없으면 그동안 내가 치료해서 좋은 효과를 보고 있던 환자들에게 큰일이 날 것만 같았다. 환자들 걱정에 연구년을 포기해야 하는 것은 아닌지 진지하게 고민하기도 했다. 1년간 병원을 비우게 되었다고 환자들에게 양해를 구하면서도 마음이 영 좋지 않았다. 올해를 넘기지 못하시면 어쩌지. 겉으로 내색은 안 했지만 환자들에게 인사를 하면서 이번이 마지막 인사일지 모르겠다는 생각을 했다. 그런데 이 모든 일이 기우였다. 아니, 착각이었다.

"선생님, 외국 잘 다녀오셨어요? 1년 만에 다시 만나게 되어서 반가워요."

미국으로 떠나면서 돌아올 때까지 생존할 수 있을까 걱정했던 환자분들을 1년 뒤에도 많이 만났다. 어떻게 된 일인가 싶어서 지난 1년간의 치료 내용을 살펴보니 나 대신 진료를 맡은 후배 교수가 빈 자리를 잘 메웠다. 후배 교수의 치료를 보니 오히려 배울 점이 많았다. 후배 교수에게는 처음에는 도전적인 업무였겠지만, 어려운 과정을 지나고 나서 후배는 한층 더 성장해 있었다. 내가 자리를 비웠기에 후배는 성장할 기회를 잡을 수 있었고, 병원은 시스템에 의해서 잘 돌아갔다. 윗자리를 차지하고 앉아 있던 내가 오히려 후배의 성장을 가로막고 있었던 것인지도 모른다는 생각이 들 정도였다. 간혹 이 일이 왜 진행되지 않았는지 되돌아보면 내가 붙잡고 있어서, 나 때문에 일이 진행되지 않았던 적이 있다. 이런 일들을 겪고 나면 조직 내에서 문제는 나였다는 사실을 마주하게 된다.

이런 순간이 찾아오면 자괴감만큼이나 이를 사실로 받아들이는 것 자체가 힘들다. 하지만 어느 조직이든 간에 조직은 조직의 논리대로 돌아가게 마련이다. 내 논리대로 돌아가지 않는다. 조직은 특출난 사람 한두 명에 의해 바뀌기도 하지만 사람 한두 명 없다고 해서 무너지지도 않는다. 안정되고 큰 조직일수록 더욱 그렇다. 한두 명이 사라지면 불안해지는 조직은 다른 리스크를 감당하지 못해 생존하지 못하고 쓰러지기 쉽다.

내가 문제였고, 내가 변했다는 사실을 직시하고 자각하는 일은 그래서 어렵다. 내가 문제이기 때문에 나를 바꿔 상황을 개선해 나가겠다는 생각을 하고 이를 실천하는 일은 더욱 어렵다. 한 개인이 잘못된 일을 반성할 때 잘못의 원인을 자기자신에서 찾는 데는 특별히 강한 의지가 필요하다.[66] 내가 이상해졌다는 것을 인정하기보다 남들이 이상하다고 비난하는 것이 더 쉽다. 내가 없으면 세상이 돌아가지 않는다고 생각하는 것이 더 쉽다. 세상을 욕하고 정치인을 욕하는 것이 더 쉽고 편리하다. 냉정한 자기검열은 본디 그렇게 어렵다.

사람만 그런 것이 아니다. 면역 세포도 외부의 침입자에 대해서는 예민하게 반응하지만 내부의 변절자에 대해서는 지나치게 관대하다. 세포가 이상하게 변해가지만 나 자신의 일부이기 때문에 면역 세포나 다른 주변 세포들의 반응은 대부분 이런 식이다.

'아니야. 그럴 리 없어.'
'그래도 어제까지는 우리와 같은 동료였는데…'
'그래도 내 유전자를 물려받은 자식 같은 세포인데…'
'옛날에는 안 그랬어.'
'이 정도는 괜찮지 않을까?'

세포가 여러 이유로 충격을 받고, 노화가 진행되고, DNA에 손상이 오면 예전과는 다른 세포가 된다. 설계도인 DNA가 달라졌는데 같은 세포일 리 없다. 바이러스의 공격을 받아도 이상한 세포가 된다. 노화로 또는 바이러스의 공격으로 이상한 세포가 등장하면 면역 세포인 내 몸의 T세포가 세포의 주민등록증 역할을 하는 주조직 적합성 복합체 I(MHC class I)을 검사하고 이를 T세포 수용체T cell receptor가 인식해서 이상한 세포를 처형한다.

그런데 암세포는 앞에서 살펴보았듯이 PD-L1이라는 면역 회피물질을 생산해 T세포를 교란한다. 이렇게 되면 T세포는 암세포를 이상 세포로 인식하지 못하고 죽이는 기능을 멈춘다. T세포 본래의 핵심 기능은 셀프와 넌셀프를 구분하는 것인데, T세포가 이를 못하게 되는 것이다. 이런 변화가 어느 날 갑자기 일어나는 것이 아니라 수십 년에 걸쳐서 서서히 진행된다면 어디까지가 셀프이고 어디까지가 넌셀프인지, 언제부터 셀프였고 언제부터 넌셀프인지 구분하기 어려워진다. 인지하더라도 변해버린 나 자신을 넌셀프로 인식해서 죽여버리는 일은 쉽지 않다. 암은 변질된 나(암세포)를 죽이지 못하기 때문에 생기는 병이다. 나를 죽여야 내가 사는데, 나를 죽이지 못해서 내가 죽는다.

내 배로 낳은 아이가 자라서 죄를 저질러도 피붙이를 경찰에 신고하기란 쉽지 않다. 쉬쉬하면서 죄를 지은 자식이 반성하고 착해지리라 믿는 편을 택하는 부모가 얼마나 많은가. 인간은 있는 그대로의 현실이 아니라 자기가 보고 싶어 하는 현실을 보는 경향이 있다. 우리는 현실을 왜곡해 실상이 아닌 허상을 현실이라고 믿는다. 죄를 지은 자식을 보면서도 착했던 어린 시절 아이의 모습을 떠올린다. 암세포는 이 점을 이용해서 자란다.

변형된 자아인 암세포가 아무리 이상해져도 PD-L1이라는 면역회피물질을 배출해내면 T세포가 암세포를 적으로 인식하지 못한다. 경찰이 도둑을 보고도 그냥 지나치는 셈이다. 치안이 무너지면 질서가 유지될 리 없다. 1980년대 악랄했던 뉴욕 지하철 범죄는 지하철역의 작은 낙서에서 시작됐다. 작은 변화를 감지하지 못하면 큰 변화로 이어진다. 초기에 싹을 잘라내지 않으면 그 후과는 참혹하다. 암이 우리 몸을 무너뜨리는 과정도 이와 유사하다. 내가 변해버렸다는 사실을 받아들이지 못하고 스스로에게 관대해지면서 암은 자라난다.

나에게 관대해지고 관용-tolerance을 베풀듯, 면역계도 셀프에게 관용을 베푼다. 면역관용-immune tolerance이라 불리는 이 현상은 면역 반응이 일어나야 하는 물질에 대해 면역계가 아무런 반응을 하지 않는 것을 뜻한다. 원래 자기 자신에게 너무 예민해지면 자가면역질환(내 몸의 면역 세포가 나를 공격하는 질환)이 생긴다. 이를 방지하기 위해 면역계는 과도한 면역 반응-hypersensitivity이 남용되어 나를 공격하지 않도록 한다. 이를 면역관용 현상이라 부른다.

그런데 암세포가 이 면역관용을 교묘히 이용한다. '내로남불(내가 하면 로맨스 남이 하면 불륜)'을 유도하는 셈이다. 쉽게 말해 암은 신체가 스스로에게 관대해지도록 유도해서 면역계의 공격을 회피한다. 모든 암은 국소 미세 환경에서 말초관용을 유도해 면역계에 의해 제거되는 것을 방지한다. 면역 회피 없는 암은 없다.

문제는 경계다. 어디까지가 과도한 면역 반응이고 어디까지가 불필요한 면역 반응인지 정확한 기준을 세우는 일은 쉽지 않다. 대개 사람이든 조직이든 오래될수록 기준이 무뎌지고 스스로에게는 관대해진다. 그러면서도 '나는 그렇지 않다'는 착각에 빠진다. 어디부터가 죄라고 봐야 하는지, 바늘 도둑은 어느 시점부터 소도둑으로 봐야 하는지 경계가 늘 어렵고 작위적이었다. 지나고 나서 보면 명확해 보여도 당시에는 구분하기가 어려웠다. 가까이서 보면 경계는 늘 모호하다.

암의 경계

암도 마찬가지다. 정상과 양성, 양성과 악성 사이의 경계를 구분하는 것은 생각보다 어렵다. 사실 암을 정의하는 일 자체가 쉽지 않다. 교수 발령을 받고 2년째가 되던 2013년 8월, 병리 종양집담회pathology tumor board에 있었던 사건이 딱 그랬다.

"결론적으로는 이 증례는 양성 전이성 평활근종증Benign metastasizing leiomyomatosis으로 보는 게 가장 좋겠습니다."

우리 병원에서는 매주 월요일 4시 병리과와 종양 집담회를 한다. 그날의 증례는 내가 담당한 45세 환자로, 다발성 폐전이 때문에 조직검사 결과를 놓고 병리과와 논의를 했다. CT로 봤을 때는 전형적인 다발성 폐전이 소견이었다. 이는 다른 어딘가에 암이 있고 암세포가 폐에 다발성으로 눌러붙어서 전이를 일으켰음을 의미했다. 흔히 암이 전이됐다고 말하는 전형적인 경우였다. 이 정도로 퍼지면 악성도를 높게 평가한다.

하지만 병리과의 임상소견은 달랐다. 병리과에서는 아무리 봐도 암세포는 안 보이며, 양성 세포만 보인다고 했다. 그래서 환자의 병력을 감안해 '양성 전이성 평활근종증'이라는 낯선 병명으로 진단했다. 처음 본 진단명이었다. 환자의 이력을 좀 더 살펴봤다. 환자는 10여 년 전에 대표적인 양성 종양인 자궁근종으로 자궁 수술을 받았다. 수술 후 한동안 잊고 지내다가 폐에 전이 소견이 의심되어 입원했다. 폐에 있는 다발성 결절을 보니 폐 전이가 의심됐다. 의료진은 폐에 있는 덩어리들이 암인지 여부를 알기 위해 폐 조직검사를 했다. 검사 결과를 두고 병리과에서는 양성 전이성 평활근종증이라고 했다. 양성benign인데 전이metastasis를 했다는 뜻이다. 그러나 본래 양성은 전이되지 않는다. 이를 조금 더 자세히 살펴보면 이러하다.

암을 정확히 분류하자면, 신생물neoplasm로 분류된다. 원래부터 있었던 것이 아니라 어느 순간 몸에 새로 생겨난 조직이나 덩어리를 신생물이라고 한다. 신생물은 종양tumor이라는 말로도 널리 통용된다. 신생물은 기본적으로는 세포의 비정상적인 분열과 성장의 결과로 생겨난다.

신생물이라고 다 문제 되지는 않는다. 병원을 찾는 분 중에는 '예전에 자궁에 혹이 있다고 들었다', '피부에 지방 덩어리 뭉친 것이 있는데 괜찮다고 들었다', '콩팥에 물혹이 있다고 들었다'라고 말하는 이들이 있다. 이런 덩어리들은 어느 시점이 되면 성장을 멈추고 주변에 피해를 주지 않기 때문에 평생 가지고 살아도 문제가 없다. 이런 덩어리를 양성benign이라고 한다. 양성 종양은 비교적 서서히 성장하며 신체 여러 부위에 확산, 전이되지 않는다. 필요하면 수술로 제거할 수 있다. 내 왼쪽 팔에도 4센티미터 크기의 동그란 덩어리가 있다. 전형적인 양성 종양인 지방종lipoma이다. 한때 수술할까 생각도 해봤지만 10년째 특별히 해를 끼치지 않아서 그냥 양성 덩어리를 가지고 살고 있다. 가끔 한 번씩 만져보긴 하는데 다행히 더 커지진 않는다. 아마도 나는 죽을 때까지 이 덩어리를 그냥 가지고 살 것 같다.

이와 달리 악성malignant 종양은 빠르게 성장하고, 주변을 파고 들면서 몸의 다른 부위에 퍼지고, 전이되어 생명에 위험을 초래하는 종양을 말한다. 악성 종양은 다른 말로 암癌, cancer이라고 부른다. 양성과 악성에 대한 구분은 칼로 두부 자르듯이 명확하게 이뤄지지 않는다. 양성과 악성의 구분이 모호한 경우도 있다. 이런 경우, 경계성 종양이라 부른다. 임상양상이나 병리 조직검사 소견만으로 양성과 악성을 명확히 구분하기 어려운 경우도 종종 있다. 악성과 양성을 구분하는 기준이 여러 가지 제시되었지만 그중 가장 강력한 기준점은 전이metastasis 여부이다. 전이 능력이 있으면 일반적으로 악성으로 판단한다.

그런데 '양성 전이성 평활근종증'이라니? 전이가 있는데 양성이라고? 분명히 평활근종myoma은 양성 근종인데 폐에 다발성으로 전이가 되었다고? 양립하기 어려운 두 양성benign이라는 단어와 전이metastasis라는 단어가 한데 만나서 진단명이 되었다고? 양성과 전이라는 두 단어는 마치 하얀 까마귀, 뜨거운 얼음, 검은 백조처럼 어색한 조합이다. 양성인데 전이하고 자라지는 않는다는 사실을 나는 받아들이기 어려웠다.

나만 받아들이기 어려웠던 것은 아니었는지 이날 슬라이드를 함께 보던 종양내과 교수님이 병리과 선생님에게 질문을 했다.

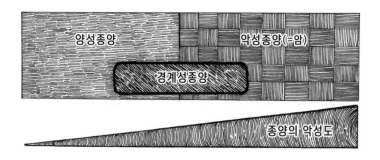

〈그림 8〉 종양의 악성도에 따른 분류

"어떻게 양성인데 전이하지요?"

양성 종양은 전이할 수 없다는 게 통설인데, 전이했으니 양성이 아닌 악성으로 진단해야 하는 것 아니냐는 질문이었다. 병리과에서도 선뜻 대답하지 못하자 그 교수님은 한마디 덧붙였다.

"암이란 게 도대체 뭐지요?"

30년 넘게 암을 치료해온 종양내과 교수가 암이란 무엇이냐는 질문을 던지자 좌중이 조용해졌다. 그 질문에 답할 수 있는 사람은 아무도 없었다. 진단을 내린 병리과 선생님은 민망한 표정을 지었다. 그날의 집담회는 그렇게 흐지부지 끝나버렸다.

그 환자는 전이되었지만 항암 치료를 하지 않았다. 지금도 추가 치료 없이 정기적인 추적관찰만 하고 있는데 놀랍게도 8년째 전이된 종양이 커지지 않았다. 이 글을 쓰고 있는 지금도 마찬가지다. 나는 아직도 궁금하다. 이 환자의 종양은 정말 양성이 맞을까? 아니면 암으로 봐야 할까? 양성과 악성의 경계, 암의 경계는 어디일까? 암이란 도대체 무엇일까? (암에 대한 책인데, 책의 절반이 지난 시점에서야 암의 정의가 나오는 점을 양해 바란다. 나름의 이유가 있었다)

정의와 징표

암(癌, cancer)을 한마디로 정의 내리긴 쉽지 않다. 그래도 한마디로 이야기해보자면 암이란 조절되지 않는 비정상적인 세포의 증식을 특징으로 하는 질환군을 말한다. 좀 더 정확히 이야기하면 암은 세포의 분열과 증식이 조절되지 않고 계속해서 무제한 자라나는 비정상적인 세포들의 집합체다.

— 《항암 치료란 무엇인가》, 김범석, 아카데미북

암에 대해 내가 내린 정의다. 예전에 책을 쓰면서 가장 첫 부분에 암을 정의 내리고 시작하려 했는데, 암의 정의가 참고한 책마다 달라서 당황스러웠다. '암은 ○○한 병이다'라고 정의를 내리고 시작하고 싶은데, 시작부터 난항이었다. 결국 책을 쓰기로 마음먹고 한 줄도 못 쓰고 텅 빈 원고지만 바라보며 몇 날 며칠을 낑낑거렸다. 책의 첫 줄이 가장 어려웠다.

고육지책으로 궁색하지만 '암을 한마디로 정의 내리긴 어렵다'라는 문장으로 첫 줄을 시작했다. 그리고 여러 교과서를 참고해서 암을 임의로 정의 내리고 나서야 겨우 책을 쓸 수 있었다. 그러고 나서도 책을 쓰다가 다시 첫 장으로 돌아와서 암의 정의를 바꾸는 일을 반복했다. 명색이 종양내과 교수인데 아직 내가 써놓은 암의 정의가 맞는지는 잘 모르겠다. '암'이라는 단어에 그 개념이 온전히 잘 담겨 있는지 100퍼센트 확신이 없다.

언어와 개념 사이에는 특정 관계가 있다. 사람들은 단어라는 상징을 통해 의미를 생산하고 해석하며 공유한다. 사람들은 개념을 생산해내고 문자를 포함한 상징symbol과 도상icon, 지표index로써 이를 표현하고 다른 사람의 생각을 읽으며 소통한다. 이 과정에서 단어라는 기호를 통해 의미를 주고받는다. 불행히도 암이라는 단어는 사람마다 다른 의미로 사용된다. 암에 대해 새로운 사실이 알려질 때마다 암의 개념은 계속 바뀌었다. 본질은 같으나 이를 담아내는 개념은 변했다.

암은 과거에도 있었다. 조선시대에도 있었고, 선사시대에도 있었다. 고대 이집트의 미라에서도 암의 뼈전이 소견이 발견됐다. 심지어 지금은 멸종한 공룡들도 암을 앓았다. 암을 표현하는 개념과 단어가 없었을 뿐이다. 현미경도 CT도 없던 조선시대 《동의보감》에는 암에 해당하는 단어가 없었다. 그나마 피부암 또는 피부 전이된 암을 묘사한 옹저(癰疽, 몸에 생긴 종기)라는 표현이 있을 정도다. 사실 조선시대 옹저는 매우 흔한 현상으로, 엄밀히 말하면 잘 낫지 않고 계속 커지며 출혈과 통증을 동반하는 심한 옹저 중의 일부가 염증을 동반한 피부암 또는 피부 전이에 해당한다. 지금의 과학 수준으로 보면 초보적인 개념이지만, 먼 미래에 우리 후손들도 지금의 의학 교과서를 보면 우리 보고 무식하기 짝이 없다고 할 게 분명하다.

지금도 우리는 단어의 부재, 개념의 부재 또는 개념을 파악할 과학 도구의 부재로 암의 본질을 100퍼센트 정확하게 개념화하지 못하고 있다. 이는 암에 대한 생물학적 이해가 깊어지고 진단 기술이 더욱 발전하면 앞으로 암의 개념이 달라질 수 있다는 것을 의미한다. 새로운 개념이 나오면 이에 상응하는 새로운 단어가 만들어질 것이다. 아직은 암이라는 단어를 대체할 새로운 단어가 나오지 않은 탓에, 우리는 계속 암이라는 단어를 쓰고 있지만, 암이라는 단어에 담긴 개념은 계속 바뀌어왔고 앞으로도 계속 바뀔 것이다. 암세포와 정상 세포의 기준도, 양성과 악성의 기준도 달라질 것이다.

다만 현재로서는 암을 정의 내리는 데 있어서 현재의 과학 수준에서 밝혀진 암의 특징을 차용하는 수밖에 없다. 암이 무엇인지 정확히 정의 내리기 어려우니 우리는 현재까지 우리가 알고 있는 암의 특성을 종합해 암을 개념화하고 이해해보는 수밖에 없다. 다행히 로버트 와인버그Robert Weinberg와 더글러스 해너

핸Duglas Hanahan이라는 걸출한 종양생물학자가 이 방대한 작업을 해놓았다.

2000년 1월 와인버그와 해너핸은 〈암의 징표Hallmarks of Cancer〉라는 논문을 발표했다.[67] 거의 한 세기에 걸쳐 발표된 암에 대한 논문 중 암세포의 특징을 설명한 논문으로 유명하다. '홀마크 오브 캔서Hallmarks of Cancer'는 우리말로 암의 징표, 암의 고유한 특성 정도에 해당하는 말인데, 너무나 유명해져서 학계에서는 아예 고유명사처럼 통용된다.

1970년대부터 분자생물학이 비약적으로 발전하면서, 왜 암이 생기고, 암세포의 특징이 어떠한지에 대한 논문이 쏟아져 나왔다. 그간 암에 대해서는 수천 편의 개별적인 논문이 있었지만 암세포의 공통된 특징을 설명하는 데 수천 가지 법칙이 필요진 않았다. 와인버그 박사는 그간의 연구를 토대로 암세포를 지배하는 공통된 행동 특징을 6개의 규칙으로 정리했다. 그 6가지 특징이 바로 암의 징표다. 허무하게도 단지 6가지다.

암의 징표에 나타난 암의 6가지 특징은 다음과 같다.

1. 성장 신호에 대한 자율성

암세포는 라스ras와 믹myc 같은 암유전자의 활성화를 통해서 증식하려는 자율적인 충동을 가졌다. 즉 누가 시키지 않아도 세포 성장을 초래하는 암유전자가 항상 활성화되어 있어서 스스로 알아서 저절로 분열하고 마구 자라난다. 자동차로 치면 액셀

러레이터가 저절로 밟아지는 셈이다.

2. 성장 억제 신호에 대한 둔감성

암세포는 정상적일 때 성장을 억제하는 레티노블라스토마Rb 같은 종양억제유전자를 불활성화한다. 종양억제유전자가 불활성화되면 자동차의 브레이크가 고장 난 것과 같아서 세포는 분열을 멈추라는 성장 억제 신호를 인식하지 못하고 계속 분열한다. 브레이크가 고장난 자동차는 멈출 수가 없다.

3. 세포 사멸의 회피

세포에는 정상적으로 세포를 죽게 하는 유전자와 그 경로가 있는데, 암세포는 이를 억제하고 불활성화한다. 사람이 70~80세가 되면 죽음이 다가오듯, 세포도 일정 횟수 이상 분열하면 이상 분열할 힘을 잃고 사멸한다. 이를 세포 자살, 혹은 프로그램된 사멸apoptosis이라고 하는데, 암세포는 세포 자살을 하지 않는다. 이제 그만 자살하라는 신호가 와도 이를 묵살하고 스스로 계속 분열한다. 신호등이 빨간등으로 바뀌어도 운전자가 인지하지 못하는 것이다.

4. 한없는 복제 잠재력

암세포는 여러 세대에 걸쳐서 성장한 뒤에도 불멸성을 부여하는 특수한 유전자 경로를 활성화한다. 그 결과 무한 증식하

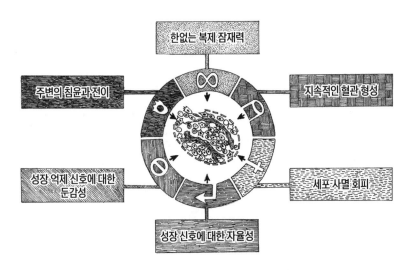

〈그림 9〉 암의 징표

게 된다. 죽지 않는 영생의 길로 접어든 세포가 암세포다.

5. 지속적인 혈관 형성

암세포는 혈액과 혈관 공급을 이끄는 능력을 통해 종양혈관을 형성한다. 암세포는 종양혈관을 통해 영양분과 산소를 공급받으면서 성장한다.

6. 주변 침윤과 전이

암세포는 원래 발생한 장기에서 빠져나와 다른 장기로 침입하고, 새로운 장기에 정착해 몸 전체로 퍼지는 능력을 획득한다. 원래 생겼던 기관에서 혈관이나 림프관을 따라 다른 기관으로 이동하는 것을 전이라고 한다.

와인버그는 대단히 긴 암세포 유전형 목록이 악성 성장을 총괄 규정하는 세포생리학상의 6가지 본질적인 변화의 발현 양상이라고 주장했다. 이 6가지 규칙이 단순히 암세포의 행동을 보이는 대로 현상학적으로 서술한 것이 아니며, 이 같은 행동 각각을 가능하게 하는 원인 유전자와 신호 전달 경로 중 명확히 파악된 것만을 기술했다. 암세포가 그렇게 행동하는 나름의 이유를 논문에 정리한 것이다. 그는 암세포의 6가지 행동 규칙과 암이 자라나는 기전mechanism을 이해해야 치료법이 발전할 수 있다고 했다. 그의 논문은 나를 비롯한 많은 종양생물학자와 의사들에게 깊은 영감을 주었다. 지금도 다수의 항암제가 이 개념에 기반해 만들어지고 있다.

최근에는 여기에 1) 유전체의 불안전성과 변이, 2) 면역 세포로부터의 회피, 3) 염증 반응 유발, 4) 세포에너지 대사의 변화, 이렇게 4가지 특징이 더해져 암의 징표는 열 가지까지 늘어났다.[68] 그만큼 암에 대한 이해도가 높아지면서 더 많은 암 치료법의 가능성이 열리고 있다.

이 10가지 특성이 바로 암을 묘사하는 특징이며 정상 세포와 암세포를 구분하는 특징이다. 정상 자아와 변형된 자아, 정상세포와 비정상 세포, 비정상과 양성, 양성과 악성, 셀프와 넌셀프. 모두 멀리서 보면 경계가 있고 구분이 된다. 하지만 가까이서 보면 경계가 모호하다. 임계점도 있기는 하나 역시 모호하다. 분명한 것은 변화한다는 사실뿐이다.

이들을 선명히 구분짓기 위해서는 변화의 규칙을 알아야만 했다. 일반인과 구분되는 절도범의 특성만 알아도 어느 정도 절도범을 잡을 수 있지만, 근본적으로는 바늘 도둑이 소 도둑이 되는 일련의 과정에 숨어 있는 변화의 규칙까지 알아야 범죄를 예방할 수 있다. 겉으로 드러난 현상 못지않게, 숨어 있는 원인을 찾아야 했다. 껍데기를 넘어 본질을 봐야 했다. 중요한 것은 눈에 보이지 않는 법이다.

이를 위해 더 근원으로 다가가야만 했고 시작으로 돌아가야만 했다. 시작부터 복기하며 암이 발생하는 본질을 봐야 했다. 암의 종말을 시작하기 위해서는 시작을 끝내야만 했다To begin the ending, we must end the beginning.[69] 시작이 중요했고 본질이 중요했다.

암의 본질이 치료의 시작이어야 했다.

7장 태초에 시작이 있었다

제네시스

"제 몸에는 언제부터 암이 있었던 걸까요? 예전에 건강검
진 했을 때는 괜찮다고 들었는데요."

환자들은 늘 이런 질문을 한다. 특히 자신이 암에 걸렸다는
것을 잘 받아들이지 못하는 부정denial 단계에서 이런 질문을 많
이 한다. 나를 찾는 환자들은 대부분 암이 여기저기 전이된 4기
암 환자들인데, 주로 처음 암 진단을 받은 환자들이 이런 질문을
많이 한다. 암이 언제부터 있었는지, 그 시기에 나는 왜 건강 관

리를 못 했는지, 왜 병원에 일찍 가지 않았는지, 왜 암을 일찍 찾아내지 못했는지, 자책과 원망이 섞인 질문이다.

"암이 언제부터 있었는지를 알기는 힘들어요. 지금 그걸 알아봐야 달라지는 것도 없고요. 대신 앞으로 어떻게 치료받을지, 앞으로 어떻게 건강 관리를 할지에 전념합시다."

매번 이렇게 설명하지만, 사실 나도 궁금하다. 도대체 언제부터 암이 있었던 것일까? 암의 시작은 언제부터였을까?

암을 제대로 치료하기 위해서는 시작부터 복기할 필요가 있다. 암의 시작에 대한 고찰 없이 암을 치료한다는 것은 근본적이지 않다. 모든 것에는 시작이 있다. 한번 거슬러 올라가보자. 모든 것의 시작으로. 그것도 아주 많이 꽤 많이, 아주 많이 거슬러 올라가보자.

태초에 빅뱅이 있었다. 지금으로부터 138억 년 전 빅뱅이 있으면서 시간과 공간이 생겨났다. 빅뱅 이후 우주는 빠르게 팽창하면서 냉각됐다. 38만 년 후 우주가 3,000K까지 냉각되자 양성자와 전자들이 결합해 중성자들이 생겨났다. 이어서 하나의 양성자와 하나의 전자가 만나 가장 간단한 원자인 수소가 만들어졌다. 수소는 구름을 형성했고 수소 구름 내 중력이 압축되며 중심 부분에서 핵융합이 시작됐다. 핵융합으로 별이 탄생했다.

핵융합 과정이 별 내부에서 지속적으로 반복되면서 탄소와 산소 같은 더 무거운 원소들이 생겨났다. 별의 핵에서 수소를 모두 소진하면 핵융합 과정이 더 이상 유지되지 않고 중력이 우세해지면서 별은 자신을 중심으로 무너지고 거대한 폭발을 일으키며 죽었다. 어떤 별은 짧고 장렬하게 죽었지만 어떤 별은 길고 초라하게 죽었다. 별이 크면 죽음의 고통이 오래 이어지면서 복잡한 양상을 보였다.[70] 별이 죽기 전 초신성이 되어서 폭발하면 별은 철보다 더 무거운 원소를 만들어냈고, 우주에 다양한 원소를 흩뿌리며 장렬히 터져 죽었다.

우주에 있는 모든 별은 그렇게 태어나서 성장하다가 죽었다. 별의 일생은 질량과 태어난 시기에 따라서 달랐다.[71] 죽은 별의 잔해는 주변 공간으로 흩어지는데, 일부 분산된 먼지와 가스는 구름을 형성했다. 그렇게 형성된 구름이 압축하고 회전하면서 얇은 원반 형태로 변형되었고, 먼지와 가스를 끌어들이며 또 다른 별이 탄생했다. 별의 죽음으로 다른 별이 태어났다.

이렇게 공간이 무한대로 확장되고, 그렇게 수십억 년이 흘렀다. 그사이 셀 수 없이 많은 별이 죽고 탄생했다. 빅뱅 이후 88억 년 정도 지난 어느 시점, 은하수의 오리온자리 주변부에서 다른 별이 죽은 거대한 분자 구름이 뭉치기 시작했다.[72] 이 분자 구름들은 46억 년 전에 비교적 작은 별 하나로 태어났다. 중심핵에서 수소를 헬륨으로 바꾸며 빛과 열을 내는 이 별을 우리는 태양太陽, '크고 위대한 빛'이라 부른다. 비슷한 시기에 태양 주변을 돌던 먼지와 가스들도 또 다른 형태로 충돌하고 모이면서 태양 주변을 도는 위성이 됐다. 그중 하나가 우리가 사는 지구다. 지구는 만들어진 지 얼마 안 되어서 커다란 천체와 충돌했는데, 그 일부가 떨어져 나가서 달이 됐다. 지구는 그때 충돌한 영향으로 지금까지도 23.5도 기울어져 있다.

태어난 지 얼마 안 된 지구는 지금의 모습과 많이 달랐다. 대기의 이산화탄소 농도가 높아서 하늘은 붉은색이고 태양은 지금보다 덜 밝았다. 자전 주기는 지금보다 빨라서 하루가 15시간이었다. 지표면은 끊임없이 유성과 혜성, 소행성의 폭격을 받았는데, 첫 5억 년 동안 지구를 강타한 혜성이 우주로부터 물을 가져왔다고 여겨진다. 하지만 초기 지구의 대기에는 이산화탄소가 80퍼센트 정도여서 온실 효과가 심해 물은 대기의 짙은 구름에 갇혀 있었다. 바다는 존재하지 않았다. 여기에 더해 화산이 자주 폭발했다.

무차별적인 혜성의 폭격이 줄어들고 지구의 온도가 100도 이하로 내려가자 구름 속 수증기가 비가 되어 대지에 내렸다. 수백만 년 동안 계속 내린 이 비가 지표면의 낮은 곳을 채우면서 바다가 탄생했다.[73] 이 바다에는 번개가 자주 쳤다.

초기 지구의 대기에는 산소가 없었지만, 수소(H_2), 수증기(H_2O), 암모니아(NH_3), 메탄(CH_4)은 많았다. 모두 우주에서 온 분자들이다. 1953년 미국의 화학자 스탠리 밀러Stanley Miller는 원시 대기를 흉내 낸 플라스크 내부에 지속적으로 전기 불꽃을 일으키는 실험을 했다. 일주일 뒤 밀러는 플라스크 내부에 글라이신glycine, 알라닌alanine 같은 가장 간단한 형태의 아미노산이 만들어진 것을 발견했다. 과학자들은 이런 방식으로 생명이 탄생했다고 믿고 있다. 현재까지 밝혀진 사실을 바탕으로 사람들이 믿고 있는 생명 탄생의 시초는 다음과 같다.

지구의 바다에서 처음 아미노산이 만들어지고, 수억 년이라는 시간 동안 우연이 반복되며 점차 복잡한 형태의 아미노산이 만들어졌다. 원시적인 아미노산 수프에서 수억 년 동안 아미노산이 무작위 배열되다 그중 일부가 복잡한 단백질이 되었고 안정적인 형태를 갖추었다. 소량의 당과 아데닌adenine같은 핵산 분자도 만들어졌다. 핵산은 RNA 형태로 배열되었고, 단백질과 RNA는 촉매로 작용하며 더 많은 유기 합성물을 만들어냈다.

탄소 원자의 독특한 구조는 이 과정에 크게 기여했다. 탄소는 양성자 6개, 중성자 6개, 전자 6개로 이루어지는데, 원자 팔이 4개 달려 있다. 여기에 다른 원자가 붙을 수 있다. 탄소 사슬은 이리저리 붙고, 이리저리 접혀서 다양하고 복잡하며 안정적인 구조로 변신했다. 생명을 빚어낼 원소로 탄소만 한 것은 없었다.[74] 그렇게 탄소 원자는 자신을 포함해, 수소, 산소, 인, 질소, 황 이렇게 6 종류의 원자와 결합해 다양한 단백질과 핵산을 만들었다. 이 6 종류의 원자는 모두 우주에서 온 것인데, 지구에는 이 6 종류의 원자가 충분히 많았다.

다행인 점은 이뿐만이 아니었다. 지구에서 149,600,000킬로미터 떨어진 별은 이러한 반응이 일어날 만한 충분한 에너지를 지구에 공급했다. 거리가 절묘해서인지, 태양의 크기가 절묘해서인지, 태양에서 오는 에너지는 모자라지도 과하지도 않았다. 무엇보다 태어난 지 몇억 년밖에 되지 않은 어린 태양과 지구에는 시간이 충분했다. 무질서한 원자들이 고도로 질서화된 형태로 역행하며 조합되는 것은 지극히 희박한 확률이지만, 수억 년이라는 시간은 수억 분의 1이라는 희박한 확률을 극복하기에 충분했다.

희박한 사건은 또 일어났다. 원시 바닷속을 떠돌던 단백질과 RNA가 우연히 어떤 유기질 지질막 속에 격리되는 사건이 일어난 것이다. 지질막에 의해 둘러싸인 유기물들이 외부의 배양액과 완전히 분리되었고[75] 이때 처음 내부와 외부라는 경계가 생겼다. 외부 세계에서 격리되어 독립된 공간을 갖게 되자 단백질과 RNA는 더 안정적으로 기능을 수행했다. 이렇게 형성된 유기화합물 중 일부는 우연히 자기 복제에 성공한다. RNA보다 안정된 형태인 DNA가 등장했고, DNA는 ATGC라는 4가지 알파벳으로 배열되기 시작했다. 4가지 알파벳은 다양한 조합으로 연결되며 정보를 저장했다. DNA가 길어질수록 더 많은 정보가 담겼다. DNA가 다양한 촉매와 만나면, 두 가닥으로 갈라지며 RNA를 통해 단백질을 만들기도 하고, 스스로를 복제하기도 했다. 이때 DNA에 저장된 정보는 DNA가 복제되어도 그대로 유지됐다.

38억~35억 년 전 사이의 어느 시점이 되자 지구의 바다에는 DNA를 기반으로 하며 스스로를 외부와 격리하고 외부와 에너지 교환을 하며 스스로 증식하는 유기물이 생겨난다. 단세포 원핵세포가 드디어 지구상에 등장한 것이다. 빅뱅 이후 100억 년이 지나서 지구라는 작은 행성에는 원시적이긴 해도 생명이라고 불릴 만한 존재가 탄생했다. 지구가 탄생하고 10억 년, 시간으로는 876조 시간이 지난 후의 일이다.

학자들은 이 시기에 등장한 세포 덩어리를 LUCA Last Universal Common Ancestor라고 이름 붙였다. 현재까지 정리된 이론에 따르면 LUCA는 지구상 모든 생명체의 마지막 공통 조상이다.[76] 원시적인 세포이지만 이 세포가 생명을 유지하기 위해 정보를 저장하고 활용하는 방법은 생명체의 종류와 상관없이 지금까지 거의 동일하다. 모든 생명체에서 세포가 에너지를 얻고 저장하고 활용하는 방법은 거의 동일하다.[77] DNA를 이용한 유전 정보의 복제, 단백질을 이용한 기능적인 메커니즘 등 세포의 기본적인 생명 활동도 거의 동일하다. 우주가 한 점에서 시작되어 팽창했듯이 지구상의 모든 생명체도 하나의 공통 조상에서 시작되어 확장되고 분화하고, 진화했다.

원시 세포는 주변의 단순한 분자들을 먹어서 에너지와 영양소를 얻었다. 이 세포는 기아, 열, 염분 등에 의해 죽을 수 있지만, 스스로를 복제하고 증식할 수도 있어서 조건만 맞으면 자기 몸을 절반으로 나누어 증식했다. 원시 세포는 그렇게 계속 나뉘면서 끝없이 불어났고 환경에 적응해갔다.

그러나 주변에 있는 아미노산과 단백질이 고갈되어가자, 미생물은 에너지를 얻을 다른 방법을 찾아야 했다. 이윽고 일부 미생물이 햇빛을 이용해 자체적으로 먹이를 만드는 광합성 능력을 갖게 됐다. 광합성 능력을 갖춘 세포는 광합성의 노폐물인 산소를 대기로 뿜어내기 시작했다. 30억 년 전부터 20억 년 전까지 대기 중에 산소가 쌓이면서 대기의 산소 비율은 1퍼센트에서 20퍼센트까지 늘어났다.

25억 년에서 15억 년 사이에는 다른 세포가 산소를 이용하는 방법을 개발해냈다. 광합성의 반대인 이 과정을 호흡respiration이라고 한다. 세포는 호흡을 통해 에너지를 생산해냈다. 그러자 일부 세포는 호흡을 전문으로 하는 세포와 공생관계를 이루었다. 그 흔적이 미토콘드리아mitochondria다. 이윽고 세포는 공생을 통해 생존 확률을 높일 수 있음을 깨달았다. 함께는 혼자보다 강했다. 그렇게 세포 속 소기관이 복잡해지면서 세포는 고도화됐다.

10억 년 전 마침내 유성생식이 등장했다. 그전까지 자기 DNA를 두 배로 늘리는 복제하는 방식을 취했다면, 유성생식은 DNA를 두 배로 늘리지 않은 딸세포를 만들고, 이 딸세포가 다른 부모로부터 나온 딸세포와 융합하는 방식이다. 과학자들은 먹이가 부족할 때 세포가 서로를 통째로 먹어 삼키곤 했던 것이 유성생식의 초기 형태라고 생각한다.[78] 유성생식으로 부모의 유전자가 절반씩 섞여서 재조합되는데 이 과정을 통해 자식의 유전자는 훨씬 다양하고 새로워졌고 변화하는 환경에 적응하기에 유리해졌다. 자손의 다양성이 커지자 진화 속도는 빨라지기 시작했다.

다만 유성생식이 등장하면서 죽음이 탄생했다. 무성생식에서는 모든 세포가 계속 분열하며 살아갔지만, 유성생식에서는 모든 세포가 자기 유전자 절반을 가진 자손을 남기고 죽었다. 유성생식의 고안은 죽음의 고안이었다. 그러나 비록 개체는 죽어도 자손들은 유성생식으로 생물학적 다양성을 획득해 환경변화에 대처하기 용이해졌다. 개체의 죽음으로 종species의 생존 가능성이 높아진 것이다. 개체의 죽음을 종의 생존과 맞바꾼 이 전략은 전례 없는 대성공을 거둔다. 개체가 죽어서 종을 살렸다. 개체의 죽음은 후손의 삶으로 이어졌다. 개체의 죽음은 종이 영생에 이르는 수단이 됐다.

그렇게 시간이 흘러, 일부 진핵 세포들은 수백만 개씩 군집을 이루었다. 그러면서 일부 집단에서는 세포들이 각자 다른 일을 맡는 쪽으로 천천히 분화했고 역할을 나누었다. 세포들을 하나로 묶고 세포들끼리 의사소통하는 특수한 분자도 나타났다. 7억~6억 년쯤 되자 세포들은 아예 하나의 개체로 모여 살기 시작했다. 다세포 생물이 되면서 분업화를 이루자 환경에 적응하는 능력은 더 좋아졌다.

5억 4,000만 년 전 경이로울 만큼 다양한 생물체가 지구상에 갑자기 출현했다. 이를 우리는 캄브리아기 대폭발이라고 부른다. 이 시기에 생겨난 생물체 중 일부가 척추동물로 진화했다. 4억 년 전 이 중 일부가 바다를 떠나 육지로 삶의 터전을 바꾸었고, 3억 7,000만 년 전 양서류가 등장했다.

모든 과정이 순탄하지만은 않았다. 지구의 환경은 오랜 시간 변화해왔는데 여기에 적응하지 못한 생물체는 멸종했다. 대량 멸종도 자주 발생했다. 페름기 말인 2억 4,500만 년 전에 원인을 알 수 없는 대량 멸종이 발생해서 당시 바다와 땅 위에 사는 생물종의 70~90퍼센트가 멸종했다. 페름기 대멸종 이후 파충류는 공룡, 익룡, 어룡 및 다양한 해양종으로 진화하며 멸종으로 생긴 빈자리를 메웠다.

이 무렵에 땀샘이 변한 젖샘에서 나오는 젖을 새끼에게 먹이는 집단이 등장했다. 공룡 시대 내내 숲 바닥을 조심스럽게 돌아다니던 보잘것없는 작은 포유류는 6,500만 년 전 지름 9.6킬로미터의 소행성이 멕시코 근처 유카탄반도에 충돌하면서 거대 공룡이 사라지자, 그 빈자리를 차지하기 시작했다.

지금 와서 돌이켜보면 포유류의 전성시대와 인류의 출현이 너무나 당연해 보이지만, 이는 소행성 충돌이라는 매우 우연한 사건의 결과였다. 소행성이 충돌하지 않았다면 혹은 조금만 비껴서 바다 깊은 곳에 충돌했더라면 지금의 포유류가 이렇게까지 번성했으리라는 보장은 어디에도 없다. 인류가 출현했을 것이라는 보장도 없다. 공룡이 멸종하지 않았더라면 오래전 SF드라마 〈V〉에 등장한 파충류 외계인처럼 파충류 중 일부가 우연한 계기에 지적 능력을 획득하는 방향으로 진화했을지도 모른다. 우연히 공룡이 멸종했기에 보잘것없는 포유류가 번성할 수 있었다. 우연은 시간이 지나면 필연처럼 보이기도 한다.

멸종은 종의 죽음을 뜻하지만, 새로운 생물들이 출현할 수 있도록 도와주는 생명 현상의 일부이기도 하다. 누군가가 죽었기에 누군가는 살 수 있었다.

포유류 중의 일부가 영장류가 되면서 영장류 또한 다양한 방향으로 진화했다. 그중 한 무리의 영장류는 다른 영장류와 달리 뇌의 부피가 크고 직립보행이 가능했다. 손이 자유로워지면서 도구를 사용하기 시작했고, 성대 구조가 변형되며 고도화된 언어를 사용하게 됐다. 성체가 될 때까지 양육 기간이 극단적으로 길어 암수 개체가 오랫동안 유대 관계를 유지하며 공동 육아를 했기에 가족이라는 의식이 어느 영장류보다 강했다. 이들은 집단생활을 하면서 먹이를 찾아서 이동하는 경향을 가졌다. 맹수들이 가진 날카로운 이빨도, 대형 포유류가 가진 막강한 근력도, 먹이를 찾는 예민한 후각과 시각도 없는, 신체 조건 면에서는 어느 하나 내세울 것이 없는 이 보잘것없는 영장류는 집단으로 뭉쳐 다니며 세력을 확장해 나갔다.

이들은 사회성이 강했고 상징화와 개념화를 통해 이전에는 존재하지 않았던 것들, 상상 속에서만 존재하던 것들을 발명해내는 데 능했다. 자연, 신, 동물 등 설명할 수 없는 존재를 함께 믿으며 집단을 이루고, 협력을 강화해 나갔다. 호모 속屬,Genus으로 분류되던 이 영장류는 20만 년 전이 되자 우리가 호모 사피엔스Homo sapiens라는 부르는 종으로 완연하게 구분 지어졌다. 우리는 이를 '인류'라고 부른다.

우주와 인류의 탄생 과정은 신비하다 못해 경이롭다. 빅뱅으로 우주가 태어났고, 별이 태어났다. 태어난 별이 살아가다 죽으면서 우주 공간으로 흩뿌려진 무거운 원소들이 지구상으로 왔다. 지구는 매우 운이 좋게도 태양으로부터 적절한 거리에 떨어져 있어 안정적으로 에너지를 공급받을 수 있었고 생명체가 자라기에 적절한 중력과 물이 존재했다. 지구에는 마침 별들의 죽음으로 생성된 원소들이 충분히 있었다. 이를 바탕으로 지구라는 행성에서는 차가운 우주에서는 보기 힘든, 매우 이례적인 생명이라는 현상이 시작되었다. 우연히 아미노산과 핵산이 생겨났고, 무한대의 시간을 재료로 엔트로피를 거스르며 외부의 세계와 구분지어진 채 DNA를 통해 정보를 전달하고 단백질을 합성하며 에너지 대사를 하는 특이한 존재가 생겨났다. 자기 복제 능력을 갖춘 이 존재는 진화와 사멸을 거듭하며 지성과 의식을 갖춘 존재로 탈바꿈했다.

밤하늘에 영롱하게 빛나는 별을 볼 때마다 마음 한구석에서 신비롭고 경이로운 느낌이 드는 것은 우연이 아니다. 자연과 내 몸을 이루는 구성 원소들은 별의 죽음 이후 저 멀리 태양계 밖에서 기원한다. 이 원소들은 지구와 생명을 이루는 근본 원소가 됐다. 별들의 죽음이 지구라는 행성에 생명을 불어넣었다. 천문학자 칼 세이건의 말처럼 우리는 모두 별의 자손이다. 밤하늘의 별을 볼 때마다 별의 기원과 나의 기원이 같다는 사실에 놀라곤 한다. 별과 내가 연결되어 있다는 느낌은 우연이 아니다. 숲속에서 하이킹할 때 대자연과 내가 연결되어 있다는 느낌도 우연이 아니다. 우주 만물 모두는 연결되어 있다.

생명의 역사는 138억 년이라는 우주의 시간 규모에 비하면 상대적으로 짧다. 하물며 인류의 역사는 찰나에 불과하다. 138억 년을 24시간짜리 영화로 바꾼다면 인류는 영화가 끝나기 전 0.04초가 돼서야 등장한다. 100년도 채 안 되는 한 사람의 시간은 말할 것도 없다. 눈 깜짝할 사이의 100만 분의 1도 안 된다. 하지만 찰나에 불과한 시간 동안 생물들은 광활한 우주에서 만들어져서 지구와 다양한 환경에서 살아남기 위해 끊임없이 적응하고 진화해왔다. 생성과 시작이 있었기에 가능한 일이었다. 모든 것의 시작은 언제나 경이롭다.

호모 사피엔스라는 한 개체의 시작은 더 경이롭다. 이제 호모 사피엔스 개체의 시작으로 거슬러 올라가보자. 이번에도 많이, 꽤 많이 거슬러 올라가야 한다.

개체의 죽음, 종의 영생

태초에 정자와 난자가 있었다. 정자와 난자가 만나면서 누군가에게는 시간과 공간이 생겨났다. 이 둘은 어떠한 계기로 나팔관에서 만나 수정란을 이룬다. 이 둘이 만나게 되는 계기는 무척 복잡하다. 40억 명의 남성 중 1명과 40억 명의 여성 중 1명이 우연히 또는 운명이라는 믿음 아래 만나야 한다. 성적으로 성숙해진 상태에서 만나야 하며, 서로 호감을 느껴야 하고, 구애 과정을 거쳐야 한다. 그 결과, 사랑이라는 화학적 작용에 의해 몸을 섞게 된다.*

직립보행을 하는 탓에 여성의 산도가 좁아 출산 과정은 다른 종에 비해 위험했다. 다른 어떠한 영장류보다도 육아 기간이 압도적으로 길어서 여성 혼자서는 육아를 감당하기 어려웠다. 이에 따라 결혼과 동거라는 사회적 제도 아래에 정자와 난자가 만나곤 했지만 그렇지 않은 경우도 많았다.

남성의 고환에서는 일생에 걸쳐 셀 수 없는 숫자의 정자가 끊임없이 생성된다. 한번 사정하면 수십억 개의 정자가 방출되는데, 이 중 하나가 폐경 전까지 여성에게서 만들어지는 대략 500개의 난자 중 하나와 만나 생명이 탄생한다. 그렇게 만나 수

---

* 물론 모두 이런 과정을 거치는 것은 아니며 중간 과정이 생략되는 경우도 있고 중간 과정이 의도치 않게 이루어지는 경우도 있다.

정란이 되면 2개의 세포는 하나가 된다. 수정란은 부모에게 상속받은 유전자를 완벽하게 조합한 단일 세포다.

그렇게 만들어진 수정란은 폭발적으로 세포 분열을 한다. 세포 분열이 이루어지면서 2개가 4개가 되고 4개가 다시 8개가 된다. 세포 분열을 통해 수정란은 공 모양의 세포 덩어리가 된다. 나팔관에서 자궁으로 이동한 수정란은 자궁 내막에 침투한다. 수정 후 6~10일에 걸쳐 이런 과정이 진행되며, 그 결과 수정란이 자궁 내막에 착상된다.

이후 공 모양의 준배아는 빠르게 성장하면서 공 안쪽이 비는 공 주머니 같은 모양을 형성한다. 포배기Blastula stage라 불리는 이 시기에도 세포는 계속 분열하며, 공의 껍질이 안쪽으로 밀려들어오면서 내배엽, 중배엽, 외배엽으로 층이 나뉘기 시작한다. 이때 OCT4, NANOG, SOX2, GATA6, SOX17 등 여러 유전자가 활성화되며 MAPK 선호 전달이 이뤄지고, 이는 활발한 세포 분열로 이어진다.[79]

세포 분열만 이뤄지는 것은 아니다. 낭배기gastrula stage가 되면 각 세포들은 명확한 기능을 가지고 성장하기 시작한다. 그 과정에서 내배엽, 중배엽, 외배엽의 구분이 확연해진다. 외배엽에서는 피부, 머리카락 같은 외부 조직과 신경 조직이 만들어진다. 중배엽에서는 골격, 골수, 연골, 심장, 혈관, 신장 등이 만들어진다. 내배엽에서는 위장계, 호흡계, 내분비계 등이 만들어진다. 이렇게 태아의 몸에서는 뇌가 될 부분, 심장이 될 부분, 척추

뼈가 될 부분, 위장이 될 부분의 세포들이 각각의 장기로 분화 differentiation해 나간다. 이 과정은 거의 모든 포유류에게 공통적으로 관찰된다. 공통의 포유류 조상을 가졌기에 그 속성이 이어진 영향이다.

자궁에 착상된 배아가 태반을 만들면서 모체와 태아 사이의 물질 교환이 이루어진다. 배아의 발생 과정 중 배반포 단계에서 배반포 외곽에 자리 잡은 영양외배엽의 영양막세포층 cytotrophoblast은 합포체영양막세포층syncytiotrophoblast으로 분화하며 자궁내막으로 침윤invasion해 들어가 태반placenta이 된다. 태반은 태아와 모체를 이어주는 통로 역할을 한다. 이 과정은 어머니의 사랑처럼 아름답지만은 않다. 태아는 모체로부터 어떻게 해서든 영양분과 산소를 공급받기 위해 태반을 확장하고 자궁벽에 단단히 침윤하며, 혈관을 만들어 성장에 필요한 모든 물질을 빼앗아 온다. 태아는 이후에 약 10개월 동안 자궁에 '기생'하면서 계속 세포 분열하고 성장한다.

태아의 세포 하나하나에는 인간이 가지고 있는 30억 개의 DNA 염기 서열이 담겨 있다. 만일 수정란의 초창기 세포 분열 때 DNA 복제에 오류가 발생하면 이 수정란에는 기능적 결함이 생겨 기능 확립 및 독자 생존이 어려워진다. 그러면 제대로 성장하지 못하고 자궁 내에서 소멸하거나 유산流産, Miscarriage된다.

DNA 결함이 이른 시기에 생길수록 그 영향은 더 크다. 태아에게 해로운 물질도 임신 초기에 들어오는 경우가 임신 후반부에 들어오는 경우보다 더 큰 손상을 초래한다. 임신 초기에 절대로 술을 마시거나 약을 함부로 먹어서는 안 되는 것은 바로 이런 이유 때문이다. 임신 초기에 약을 잘못 먹어서 생긴 대표적인 재앙으로 해표지증phocomelia이 있다. 해표지증은 1957년 독일 제약 회사 그뤼넨탈Grünenthal이 임산부의 입덧을 막기 위해 탈리도마이드Thalidomide라는 약을 판매하면서 사회적 문제가 됐다. 입덧이 심한 임산부들이 임신 초반부에 이 약을 먹었다가 사지가 없는 해표지증 아이가 약 1만 2,000명 태어났다. 겉으로 티가 나지 않는 임신 초기에 임산부의 건강 관리가 태아에게 더 중요한 이유를 보여주는 사례다.

임신 초기의 태아 건강이 평생 건강을 좌우한다. 따라서 임신 초기에는 어떻게 해서든 태아가 잘 성장할 수 있도록 주의해야 한다. 다른 말로 하면, 태아의 DNA가 오류 없이 잘 보존되고 복제되고 분열할 수 있도록 해야 한다. 이때의 DNA로 평생을 살게 되기 때문이다. 임신 초반부에 태아의 DNA에 문제가 생기면 보통은 유산으로 이어진다.

다만 태아의 DNA 변이가 아주 사소한 결함이라면 출생까지 이어질 수 있다. 그러나 출생까지는 성공하더라도 DNA의 결함이 출산 이후 신생아의 생존을 어렵게 만들기도 한다. 이런 질환군은 보통 기형anomaly이라는 이름으로 불린다. 21번 염색체가 3개 있는 다운 증후군Down syndrome, 18번 염색체가 3개인 에드워드 증후군Edward syndrome, 성염색체가 XXY가 되는 클라인펠터 증후군Klinefelter syndrome은 대표적인 염색체 숫자 이상으로 인한 질환이다(여기서 질환이라 함은 의학적인 관점을 기준으로 한 용어다. 사회적, 인권적 관점으로 보면 다양성의 일환으로 이해할 수 있다). 염색체 숫자가 모자라면 생존하기 어렵기 때문에 염색체 숫자가 증가하는 질환이 많다. 염색체 숫자의 결함 외에 특정 유전자의 결함을 가진 채 태어나기도 한다. 우리 몸의 설계도인 DNA는 살아가면서 어쩔 수 없이 결함이 발생한다. 그런데, 이게 하필 중요 유전자에서 일어나면 질병으로 이어진다. 우리 주변 환경에는 DNA에 결함을 초래하는 위험 물질이 발암물질carcinogen이라는 이름으로 도처에 널려 있어 특별히 주의해야 한다.

산모의 나이가 많을수록 살아온 세월의 흔적만큼 위험 물질에 노출되었을 확률도 높아진다. 고령의 산모는 살면서 난소와 난자에 DNA 손상을 받았을 가능성이 있다. 그래서 35세 이상 고령 산모의 경우 기형아 분만 가능성이 상대적으로 높다. 유산의 빈도도 마찬가지다.

이런 복잡다단한 과정을 거쳐 인간이 탄생한다. 태어나더라도 끝이 아니다. 하나에서 시작된 세포는 성체가 되면 약 30조 개가 넘는 거대한 세포들의 집합체가 된다. 평균적으로 스무 살 정도가 되면 성장과 분열이 멈추면서 세포의 전체 개수가 더 늘어나지는 않지만, 그 세포들 하나하나가 우리와 평생 동안 함께 하는 것은 아니다.

세포들의 수명은 생각보다 짧다. 우리 몸의 세포들은 끊임없이 죽고 분열하며 새로운 세포로 대체된다. 그 과정을 수십 년 간 반복하다가 어떠한 이유에서든 개체로서의 전체 기능이 유지되기 어려워지면 죽음을 맞이한다.

세포 분열을 할 때마다 30억 개의 DNA를 반복해서 복제하는데 한두 개의 오류가 없을 리 없다. 세포 분열을 할 때마다 조금씩 DNA 오류가 생기고 이러한 오류들이 수십 년에 걸쳐 쌓이면서 신체 기능이 조금씩 퇴화한다. 쉽게 말해, 내 몸이 예전 같지 않게 되는데, 이를 노화aging라 한다. 노老가 쌓이면 병病이 되고, 병病이 쌓이면 사死가 된다. 생로병사는 모든 생명체의 피할 수 없는 숙명이다. 생은 노를 낳고, 노는 병을 낳고, 병은 사를 낳고, 사는 생을 낳고, 생명체는 이 윤회의 고리를 무한 반복한다.

현재 선진국에서 사람이 생에서 사에 이르기까지의 평균적인 시간은 70~80년이다. 20만 년 전 호모 사피엔스가 등장한 이후로 높은 영아 사망률 때문에 인간의 평균 수명은 30년을 넘긴 적이 없었다. 인간의 생물학적 수명은 40세 정도에 최적화되었으나 1800년 이후 몇몇 요인에 의해 평균 수명이 기하급수적으로 늘어나기 시작했다(후진국이나 개발도상국은 여전히 60세 미만인 경우가 많다).

그동안 인간은 주로 굶주림, 추위, 감염, 외상外傷으로 사망했다. 하지만 농업혁명으로 식량 공급량이 충분해지며 굶주림이 해결됐고, 의복과 건축과 난방이 발전하며 추위가 해결됐다. 또한 영양, 위생, 항생제 등 의료 환경이 좋아지면서 감염이 줄어들었다. 때마침 전쟁이 줄어들고, 국가와 법치주의가 등장하면서 폭력에 대한 처벌이 강화되고, 안전에 대한 인식이 부각되자, 외상이 현저히 줄어들었다. 이렇게 굶주림, 추위, 감염, 외상이 해결되자 만성질환이 주요 사망 원인으로 떠오르기 시작했다.

현재 선진국에서는 만성질환, 그중에서도 심혈관 질환과 암이 가장 주요한 사망 원인이다. 암에 걸리기 전에 기아, 추위, 감염, 외상으로 죽었던 사람들의 평균 수명이 늘어나며 암은 쓰나미처럼 몰려들고 있다. 암은 인간이 오래 살기 시작하면서 나타난 부작용인 셈이다. 평균 수명만큼 산다고 할 때 우리나라에서는 전 인구의 30퍼센트 정도가 일생에 한 번 이상은 암을 진단받게 된다. 예외는 없다. 비슷한 평균 수명을 가진 다른 선진국들도 암 발생률은 비슷하다.

그렇다면 한 개인에게서 암의 시작은 어떠할까? 현재까지의 분자생물학적 지식에 기반해서 암의 생성을 유전자적, 분자적 변화라는 과정에서 가상의 모델을 만들어보자.*

---

* '가상'이라는 단어를 붙인 이유가 있다. 우리가 한 개인의 차원에서 세포와 DNA 변화 과정을 수십 년간 쭉 지켜본 적이 없기 때문이다. 안타깝게도 현재까지는 살아있는 인체 내에서 수십 년간의 세포와 DNA 수준의 미시세계 변화를 관찰할 수단이 없다. 순간순간의 과정에 대한 실험실 데이터와 역학 데이터만 있을 뿐이고 이 조각난 데이터를 퍼즐 맞추듯이 재구성해볼 뿐이다. 그래서 가상이라는 단어를 붙였지만 가상이 허구를 의미하는 것은 아니다.

그리고 암의 시작

40세 남자 홍길동 씨가 있다. 평범한 직장인인 홍길동 씨는 담배를 즐겨 피웠다. 회사 생활로 힘들 때 밖에서 동료들과 함께 피우고 오는 담배 한 대는 그에게 유일한 낙이다. 그날도 어김없이 담배를 피웠고, 담배 연기는 공기에 섞여 입으로 들어와 폐에 침착했다.

그런데 그날따라 여느 때보다 담배 연기 중 타르 성분이 많이 폐로 들어왔다. 하필이면 그날따라 사무실 천장이 흔들리면서 먼짓가루가 떨어졌는데 미세한 석면 조각이 우연히 그의 폐 조직 일부에 들어와서 박혔다. 폐 조직은 그 조각 주변으로 염증을 일으켰다. 또한 함께 들어온 타르 성분들과 유해 성분들을 대식세포와 면역 세포들이 집어삼켰고 그 과정에서 그의 폐는 염증으로 반응했다.

조각 주위의 세포들은 미세한 상처를 치유하기 위해 맹렬히 모여들기 시작했다. 유해 성분을 제거하기 위해 염증 반응이 일어나고 전쟁이 치러졌는데 이 과정에서 산화질소 등 다양한 자유기free radical*가 생겼다. 자유기는 염증 과정에서 분열하던 세

---

* 자유기는 생물학적 시스템에서 중요한 역할을 한다. 예를 들어, 세포 내에서 자유기는 신호 전달, 면역 반응, 세포 사멸 등의 과정에 관여한다. 그러나 과도한 자유기 생성은 세포 손상을 초래할 수 있으며, 이는 노화, 암, 심혈관 질환 등의 다양한 질병과 연관될 수 있다.

포의 DNA에 손상을 주고 복제에 영향을 주었다. 염증이 끝나고 전쟁터가 복구되는 과정에서 죽은 폐의 상피세포를 대체하는 과정이 진행됐다. 그런데 상피세포가 분열하는 과정에서 우연히 DNA에 작은 오류가 생겼다. 소소한 돌연변이가 일어나고 염증 반응이 있던 자리에 상피세포에서 유래한 미세한 세포 덩어리가 솟아났다.

홍길동 씨에게 그동안 반복적인 염증으로 인해 생긴 자유기가 DNA에 손상을 주는 일이 늘 있었다. 하지만 이 DNA 손상 부위는 주로 30억 개의 DNA 염기 서열 중 인트론intron(단백질로 전사되지 않는 부분)이나 정크DNA** 등 별로 중요하지 않은 부위였다. 간혹 단백질로 전사되는 엑손exon 부위에 돌연변이가 생기기도 했지만 4개의 염기 서열 중 하나가 잘못되어도 그 의미가 잘못 번역translation***되는 일은 다행히 없었다. 유전자 돌연변이는 꾸준히 축적되고 다음 세대로 전달되고 그 결과 다음 세대의 상피세포에 나타난 유전자 변이 개수가 점차 늘어났지만 아직은

** 인간 유전체 중 단백질 생성에 관여하는 유전자는 전체 염기 서열의 2퍼센트 정도에 불과하다. 나머지 98퍼센트의 유전체 영역은 그 기능이 뚜렷하게 알려지지 않아 '쓸모없는 DNA'라는 뜻에서 정크DNA라고 불린다.

*** translation은 번역이라는 의미이나, 생물학에서는 DNA로부터 복제된 mRNA의 염기 서열을 단백질의 아미노산 배열로 고쳐 쓰는 작업을 의미한다. ATGC라는 4개의 알파벳으로 쓰인 염기 서열 정보가 20개의 알파벳으로 이루어진 아미노산 언어로 번역되는 과정이다. 마치 26개의 알파벳으로 된 영어를 40개의 자모음으로 된 한국어로 번역하듯 말이다.

문제가 될 정도는 아니었다. 설령 잘못 번역되더라도 폐의 상피 세포가 전혀 사용하지 않는 유전자였기에 그랬다.

그러나 그날은 상황이 조금 달랐다. KRAS라는 유전자의 두 번째 부위에서 DNA 염기 서열 하나가 우연히 G에서 T로 바뀌었다. 그 결과 GGT라는 서열 순서가 TGT로 바뀌었고 12번째 아미노산이 글라이신Glycine이여야 하는데 시스테인Cysteine이라는 아미노산으로 바뀌었다. 아미노산이 하나 바뀌자 단백질 구조가 바뀌었다. 염증으로 그 덩어리에 있는 한 세포의 KRAS 유전자에 우연히 돌연변이가 일어나자 KRAS 단백질이 활성화되고 이어서 MAPK이라는 신호 전달이 예민하게 활성화됐다. 앞서 배아기 때 활성화된다고 말했던 그 신호 전달 경로다. 이러한 유전자 변이가 있다고 해서 바로 암세포로 발전하는 것은 아니다. 다른 조건이 맞아야 한다. 모든 일에는 원인이 있고 어떤 조건이 맞아야만 결과가 생긴다. 인과 법칙은 놀라울 정도로 정확하다. 우리가 그 법칙을 모를 뿐이다.

그렇게 세포에 변이가 있는 상태로 10년의 시간이 흘렀다. 그사이에도 타르에 섞인 발암 물질이 홍길동 씨의 폐로 수없이 쏟아져 들어오며 상피세포들에 수많은 DNA 손상을 만들었다. 그런데 그날은 우연히 발암 물질이 10년 전에 만들어진 KRAS 돌연변이 세포 덩어리에 부딪혔고 하필이면 TP53이라는 중요한 유전자에 추가로 손상을 일으켰다. 이로 인해 이 덩어리에 두 번째 돌연변이가 일어났다. TP53 유전자에 의해 만들어지는

p53이라는 단백질의 핵심 부위인 175번째 아미노산이 아르기닌arginine에서 히스티딘histidine으로 바뀌었다. 이 아미노산이 바뀌어서 p53단백질이 구조적으로 왜곡되며 종양 억제 기능이 떨어졌다. 브레이크가 고장 난 것이다.

이렇게 치명적인 돌연변이 유전자를 가진 세포는 이웃 세포들보다 더 빨리 성장한다. 이 세포에서 분열된 모든 자손 세포들은 2개의 유전자에 결핍을 가진 채 태어난다. 아직 암세포는 아니지만 부분적으로는 고삐가 풀린 통제되지 않은 분열이 일어난 세포들이다. 암의 원시 조상인 셈이다. 이를 의학계에서는 전암 병변前癌病變, pre-cancer lesion이라 부른다. 최근 증상이 없는 일반인에게 폐암 조기 검진 목적으로 저선량 CT를 찍으면서 비정형 선종증식Pulmonary atypical adenomatous hyperplasia을 발견하는 경우가 있는데, 이는 대표적인 전암 병변에 해당한다. 대장내시경 검사에서 흔히 발견되는 용종polyp도 대표적인 전암 병변이다.

그렇게 또다시 10년이 흘렀다. 여전히 담배 연기는 반복적으로 폐에 들어왔다. 차라리 담배가 아주 독하면 몸이 금방 안 좋아져서 담배를 끊을 수 있었을 텐데, 불행히 그렇지 않았다. 담배에는 수백 가지 유해물질이 포함되어 있지만 이 유해물질의 농도는 생각보다 낮다. 정상적인 신체 기능을 가진 사람이라면, 몇 년 정도는 끄떡없다. 당장 아무런 이상을 느끼지 못하니 니코틴이 주는 중독 보상에 끌려서 사람들은 담배를 계속 피우게 된다. 담배를 피운 기간이 오래될수록 중독 보상 때문에 담배를 끊기 어렵다.

지구가 탄생한 후 첫 5억 년 동안 유성, 혜성, 소행성의 폭격을 계속 받았듯이, 홍길동 씨 폐의 상피세포들도 20년 이상 담배 속 유해물질의 융단 폭격을 끊임없이 받았다. 이 유해물질들은 DNA의 소소한 부위에 미세한 영향을 주었다. 뭐라도 쌓이면 점차 뭐라도 된다. 소소한 변화 중 하나는 우연히 결정적인 변화로 이어졌다.

어느 날, 그날따라 하필이면 암유전자의 중요한 위치 한 곳에 또 손상을 받았다. 이번에는 DNA복구repair에 관여하는 유전자였다. 정상적인 상태에서 우리 몸에는 DNA가 손상되어도 이를 복구하는 기전이 존재한다. 그러기에 우리가 암에 안 걸리고 사는 것이다. 그러나 DNA복구에 관여하는 유전자 자체가 손상되면, 그 후로는 DNA복구가 되지 않아 변이되는 유전자 숫자가 기하급수적으로 늘어난다.

더 빨리 분열할수록 더 대충 복사하게 되고 그 과정에서 또 다른 유전자 변이가 생겨난다. 돌연변이 세포는 돌연변이 세포를 낳고 그 세포는 또 다른 돌연변이 세포를 낳는 식이다. 홍길동 씨의 폐에서는 생물학적 다양성을 보여주는 돌연변이 중 일부는 대충 막 분열하면서 세대를 거듭할수록 더욱 극단적인 성질로 발전한다. 그러다 마침내 임계점을 넘는다.

홍길동 씨의 폐에서는 이제 치명적인 행군이 시작된다. 실타래가 풀려버린 것이다. 이 시점부터는 본격적으로 암이라고 불릴 만한 세포들이 나타난다. 그렇게 암세포는 어느 순간 10억 개가 되어 1cm³의 크기로 자랐다. 암세포가 10억 개쯤 되니 별별 특이한 암세포가 다 생겨난다. 10억 개의 암세포 중 일부 세포가 PD-L1이라는 면역회피물질을 발현시키는 방법을 터득했다. PD-L1을 발현시키자 T세포는 더 이상 암세포를 죽일 수 없게 됐다. 드디어 면역 세포를 따돌리는 방법을 터득한 한 무리의 세포는 더욱 빠른 속도로 세력을 확장했다.

유전자 변이의 다양성이 심화되면서 하나의 기원 세포에서 시작된 암 덩어리는 매우 다양한 세포 질환군이 됐다. 암 덩어리는 점차 이질적heterogenous으로 변해가며 더 다양해졌다. 일부 암세포는 혈관을 형성하는 방법으로 특화되어 혈관을 마구 만들고 이를 통해 주변에서 포도당 같은 영양분을 빼앗아 왔다. 정상 세포에 가야 할 포도당을 빼앗아 풍족해지자, 암세포는 넘쳐나는 포도당을 낭비하며 사치스러운 방식으로 에너지를 활용했다. 산소를 이용해서 포도당을 분해하지 않고 산소 없이도 포도당을 분해해서 에너지를 만들었다.

와버그 효과Warburg effect라 불리는 이 현상은 얼핏 보면 비효율적인 방식으로 에너지를 만드는 것 같지만, 암세포가 산소 없이 포도당을 낭비하며 분해하는 데는 여러 이점이 있다. 암세포 주변에는 젖산lactate이 쌓여 국소적으로 산성을 띠게 되어서, 암세포 주변에 면역 세포가 침범할 수 없게 되었다. 암 덩어리 주변이 섬유화되고 견고한 방어벽을 만들 수 있게 된 것이다. 이렇게 영양분을 가로채니 주변 정상 세포를 굶겨 죽일 수 있게 되었다. 암세포는 점점 악랄해지는데 홍길동 씨는 자기 몸에서 무슨 일이 벌어지는지 전혀 알지 못했다.

우연에 의해 또는 치열한 선택압selection pressure에 의해 환경에 적응해가는 과정에서 일부 암세포가 정상 세포들의 방어막인 기저막basement membrane을 녹이는 능력을 획득했다. 기저막이 뚫리자 암세포는 주변 정상 조직에 침투해, 파괴하기 시작했다. 림프 조직에도 침범했다. 본디 림프절은 우리 몸의 경찰서라고 할 수 있다. 암세포가 경찰서에 가서 세력을 확장하자 림프관을 따라 더 손쉽게 온몸에 퍼져 나갔다. 경찰서를 장악한 암세포가 경찰 통신망과 경찰 순찰로를 이용해 세력을 확장해 나갔다. 경찰인 면역 세포도 암세포와 같이 살다 보니 비정상 세포와 정상 세포를 구분하지 못하게 됐다. 그런 과정이 오래되면 정상과 비정상의 경계가 깨진다. 비정상이 오래되면 무엇이 정상인지 알기 어렵다.

다시 몇 년이 더 흐르자 한 무리의 암세포는 핏속을 타고 떠돌아다닐 수 있게 됐다. 그리고 수십억 번의 시행착오 끝에 일부의 암세포가 간에 정착하는 데 성공한다. 정착 확률이 수십억, 수백억 분의 1로 매우 희박하지만, 전이할 준비가 되어 있던 암세포는 이미 수백억, 수천억 개가 넘었다. 그중 하나가 전이하는 데 성공해 새로운 환경에서 자랐났다. 뒤이어 일부 암세포는 뼈로 이주해서 정착했다.

이제 68세가 된 홍길동 씨는 기침이 점차 심해졌다. 하지만 담배를 피우면 늘 기침을 했기에 기침이 늘었어도 별다른 주의를 기울이진 않았다. 아내가 담배 끊으라는 이야기를 30년째 해도 말을 듣지 않았던 홍길동 씨는 건강검진을 받으라는 아내의 충고 따위는 잔소리로 치부하며 그 흔한 건강검진 한 번 받지 않았다. 아내는 그런 남편이 늘 불만이다.

아내는 그토록 싫어하는 담배 냄새를 풀풀 풍기는 홍길동 씨를 보며 남편이 자기를 배려하지 않는다고 생각했다. 남편은 부인이 자기를 이해하지 못하고 잔소리만 한다고 생각했다. 부부 사이가 좋을 리 없었다. 남자가 은퇴하고 집에 있는 시간이 길어지자 부부 싸움은 더 잦아졌다.

그러던 어느 날, 몸이 안 좋다고 느껴진 홍길동 씨는 담배를 끊기로 결심한다. 아내의 충고를 받아들여서라기보다는 몸이 이제는 담배를 못 이겨내는 것 같은 느낌이 들어서였다. 같이 담배를 피울 회사 동료가 없어지고 혼자된 영향도 있었다. 담배를 끊으면 모든 것이 해결될 것 같았지만 그렇지 않았다. 담배를 끊었는데도 기침은 계속됐다. 두 달 전부터는 허리뼈도 아프기 시작했다.

그렇게 콜록거리다가 찾은 동네 의원에서는 흉부 엑스선 소견이 좋지 않으니 빨리 큰 병원에 가보라고 권유했다. 큰 병원에서는 당장 조직검사를 하자고 했고 조직검사에서 선암 adenocarcinoma이 발견됐다. 담당 의사는 폐암이라고 했다. 간과 뼈에 전이되어 폐암 4기라고 했다. 항암 치료를 권유받았다. 항암 치료를 받기 위해 찾아간 종양내과 진료실에서 처음 만난 종양내과 의사는 홍길동 씨에게 물었다.

"담배는 얼마나 피우셨나요?"
"끊은 지 좀 되었습니다."

참으로 신기한 대답이지만 나에겐 너무 익숙한 답변이다. 종양내과 전문의로 20년 가까이 일하면서 암 환자에게 흡연력에 대해 물어보면 거의 모든 환자가 예외 없이 '끊은 지 좀 되었다'는 식으로 답한다. 나는 피운 담배의 양과 기간을 물었는데 다들 끊었다는 데 방점을 찍는다. 동문서답이다. 담배 자주 피운 것을 이야기하면 의사에게 한 소리 들을 것 같아서 그러는 것 같다. 심지어 어제부터 끊었다며 마치 담배를 안 피운 사람인 것처럼 구는 환자도 있다.

"아니요, 끊은 것 말고, 담배를 피운 것에 대해서 말씀해주세요. 하루에 몇 갑씩, 몇 년을 피우셨나요?"
"하루에 한 갑 정도 피웠어요."
그러면 옆에서 지켜보던 아내가 한마디한다.
"무슨 한 갑이야. 이 사람, 하루에 두 갑도 더 폈어요."
"아니, 당신은 좀 가만히 있어. 왜 당신이 나서?"

"아니, 의사 선생님한테는 솔직하게 다 말해야지. 담배 피운 거를 왜 줄여서 이야기해. 선생님, 하루 두 갑 피운 게 맞아요. 어떤 때에는 세 갑도 피웠어요. 제가 다 봤어요."

"이 사람이 참 쓸데없이 껴들어. 거 좀 조용히 해."

이쯤 되면 진료실이 부부싸움 성토장이 되어버린다. 부부싸움을 막고 화제를 바꾸려는 듯 환자는 의사에게 이렇게 묻는다.

"그런데 저는 언제부터 암에 걸린 걸까요?"

언제부터 암이 있었는지에 대한 답을 하기 위해 너무나 많이 돌아왔다. 많이 돌아왔지만 안타깝게도 나의 대답은 '잘 모른다'이다. 그래도 굳이 대답을 하자면 우선 모호한 질문부터 명확히 해야 한다.

암이 생명체의 역사상 언제부터 있었는지 묻는다면 'DNA를 기반으로 하는 생명체가 있었던 순간부터'라고 답할 수밖에 없다. 수십억 년 전 원시 원핵세포 시절부터 죽지 않고 무한히 분열하는 세포는 늘 있었고, 그 무한한 분열 능력은 모든 생명체의 DNA 속에 깊이 새겨져 있다. 우리의 DNA에는 수십억 년 전 생명체의 흔적이 고스란히 남아 있다. 암이 인류 역사상 언제부터 있었는지를 묻는다면 암은 인류가 있었던 순간부터 늘 함께해왔다고 답할 수밖에 없다. 인간뿐만 아니라 DNA를 기반으로 하는 모든 동물은 암에 걸린다.

암이 내 몸에 언제부터 있었는지 묻는다면 쉽게 대답하기 어렵다. 사람의 일생을 놓고 보면 암세포는 끊임없이 생겼다가 없어졌다를 반복하기 때문이다. 이 책을 쓰고 있는 내 몸에도, 이 책을 읽고 있는 당신의 몸에도 지금 이 순간 암세포는 생겨나고 있다. 다만 운이 좋게 영양분을 빼앗지 못해 굶어 죽거나, 주변의 환경에 적응 못 해 죽거나, 면역 세포에 의해 죽임당하거나, 물리적으로 떨어져 나가 죽거나 등등 여러 이유로 번식의 기회를 갖지 못했을 뿐이다. 굶주림, 추위, 감염, 외상 역시 암세포의 주요 사망 원인이다.

이처럼 여러 가지 이유로 우리가 암을 진단하고 찾아내기도 전에 많은 암세포들이 알아서 죽어버린다. 현대 의학으로는 암 덩어리가 $1cm^3$ 정도 되어야 찾아낼 수 있는데 암 덩어리가 $1cm^3$ 정도 되려면 약 10억 개의 암세포가 뭉쳐 있어야 하고, 수년에서 때로는 수십년에 걸쳐서 자라야 한다(급성백혈병 같은 일부 암은 예외다). 암세포 수가 10억 개가 되어 진단할 수 있는 수준까지 자라려면 충분한 시간이 필요하다. 정상 세포가 암세포로 변하는 것도 확률이 희박한 일이고, 하나의 암세포가 암 덩어리가 되는 과정도 확률이 희박한 일이지만, 평균 수명이 늘어나며 충분한 시간은 희박한 확률을 실현 가능한 수준으로 올려놓았다. 현재 그 확률은 약 30퍼센트까지 올라갔다. 평균 수명이

90세로 늘어나면 아마도 그 확률은 60퍼센트 가까이 올라갈 것이다.

실제로 자연사한 고령의 사람을 부검해보면, 암세포를 어렵지 않게 발견할 수 있다. 외국의 경우 80세 이상의 남성을 부검해보니 52퍼센트에서 생전에 진단되지 않은 전립선암이 발견되었다는 보고도 있다.[80] 고령층에선 암이 있지만 크기가 작아서 암이 있는지조차 모른 채 천수를 누리다가 다른 원인으로 사망하는 경우가 흔하다. 이런 이유로 언제부터 암에 걸린 것이냐는 환자들의 간단한 질문에 답하기 쉽지 않다.

나는 여전히 답답했다. 암을 극복하고 암을 이기려면 암에 대해서 알아야 할 것 같아서 시작한 공부인데, 암에 대해 공부를 하면 할수록 커다란 벽이 막아섰다. 공부를 하면 할수록 암에 대해 모르는 사실이 많음을 절감했다. 공부를 하면 할수록 생명이라는 형상에 경이감을 가질 수밖에 없었다.

분명한 점은 암세포도 살아 있는 생명체로 생명현상의 원리와 생물학적 특성을 그대로 이용한다는 점이다. 무한 분열하고 번식하는 암의 특성은 본디 생명체가 수십억 년째 가지고 있는 근본적인 특성이다. 종양이 혈관을 끌어오는 능력은 본래 상처를 치유하기 위해 혈관이 만들어질 때 쓰던 그 능력이다. 암세포에서 활성화된 이동성 유전자는 정상 세포가 몸에서 이동할 필요가 있을 때 쓰던 그 유전자다. 암세포의 생존력은 생명의 근원적인 부분과 모든 면에서 닮아 있었다.

암에서 이런 능력을 제거하는 일은 생명체의 본성을 제거하는 일이며, 따라서 결코 쉽지 않았다. 내가 상대해야 하는 적은 분명 나보다 똑똑했다. 100년도 못 사는 내가 상대해야 하는 적은 수십억 년간 생명을 물려받은 생존 기계의 본성을 갖고 있었다.

놀라운 점은 여기서 끝나지 않는다. 암세포가 이용하는 생명의 특징은 이뿐만이 아니다. 암세포는 진화를 정확하게 이용했다.

164년 전 찰스 다윈이 외치던 그 진화 말이다.

8장 암은 살아남기 위해 진화한다

암과의 바둑

"선생님, 여기에 몽우리가 만져져요."

그녀의 왼쪽 겨드랑이에 새로 생긴 몽우리를 확인하자 인상이 찌푸려졌다. 비소세포폐암 4기였던 그녀는 지금까지 면역관문억제제로 잘 치료받아왔다. 하지만 면역관문억제제 투여로 면역력이 너무 높아진 탓인지 자가면역 부작용으로 류머티즘이 생겼고, 급기야 관절이 쑤셔서 견디지 못할 정도가 됐다. 면역력이 높아야 좋다는 세간의 인식과 달리 면역력은 너무 높아도 문제가 된다. 면역력이 너무 높아서 일어나는 대표적인 질환이 류머티즘 같은 자가면역질환이다. 그녀는 관절염이 너무 심해서 결국 면역관문억제제를 중단해야만 했다. 이후 경과를 지켜보던 중 암이 다시 커진 것을 발견한 것이다. 내 생각보다 빠른 진행이었다.

다행히 그녀의 암은 EGFR 엑손20 삽입exon20 insertion이라는 유전자 변이로 인한 것임을 알고 있었고 마침 이를 표적치료하는 포지오티닙poziotinib이라는 약의 임상시험이 시작된 참이었다. 그녀는 임상시험에 참여했고 포지오티닙이라는 신약을 쓰자마자 확연히 줄었다. 피부에 일부 부작용이 있었지만, 치료 효과가 워낙 좋아서 부작용은 감내하기로 했다. 그러나 1년 3개월이 지나자 암이 겨드랑이 림프절로 전이됐다. 올 것이 오고 말았다.

새롭게 생겨난 몽우리는 EGFR 표적항암제 치료를 했음에도 불구하고 새로 생긴 암세포들이었다. 면역관문억제제에도 불구하고 살아남았던 이 암세포들은 이번에는 포지오티닙을 무력화시켰다. 지금 새로 생겨난 암덩어리는 표적항암제가 안 듣는 내성이 있는 질긴 암덩어리였다.

우리는 치료 방법을 바꾸기로 했다. 다행히 겨드랑이 이외의 부분은 생각보다 잠잠했다. 겨드랑이 부위만 나빠진 것을 확인한 후 겨드랑이 림프절을 제거하는 수술을 했다. 간단한 수술이었다. 수술장에서 제거한 암 조직으로 유전자 검사를 했다. 놀랍게도 이번에는 CMET라는 유전자 증폭amplification이 발견됐다.

EGFR 신호 전달 경로를 억제하자 암 덩어리는 살아남기 위해 새로운 활로를 모색했고 CMET라는 우회 경로를 이용해서 자라난 것이다. CMET 증폭이 생기면 PD-L1이라는 면역 회피물질 발현도 덩달아서 증가해서 면역 세포로부터 빠져나가기가 쉬워진다. 그렇게 항암제 폭격에도 일부 암세포는 끝까지 살아남았고 기어코 새롭게 살 방법을 고안했다. 그리고 다시 번식했다. 암세포의 교활하고 지독한 생존력이 그저 놀라웠다.

하지만 사람들도 당하고 있지만은 않았다. 다방면으로 연구하고 머리를 썼다. 한 제약 회사에서 EGFR과 CMET를 동시에 억제하는 이중항체를 개발했고, 아미반타맙amivantamab이라는 신약 프로그램이 열렸다. CMET 유전자를 발현하며 살아났던 암 덩어리는 EGFR과 CMET를 동시에 억제하자 다시 줄어들었다. 한시름 놓았다. 그러나 잠시뿐이었다.

"선생님, 여기에 몽우리가 또 만져져요."

2년이 지나자 환자에게 아미반타맙에 대한 내성이 나타났다. 이번에 암세포는 이중항체 신약의 공격을 무력화시켰다. 다시 암 조직검사를 하고 유전자 검사를 했는데 이번에는 CMET 유전자가 완전히 사라지고 없었다. 대신 EGFR 엑손20 유전자가 다시 우세해졌다. CMET 억제제가 투여되며 환경이 바뀌자 CMET 양성 클론은 사라지고 원래대로 EGFR 양성 클론이 팽창한 것이다. 이번에도 암의 변화에 맞춰 전략을 바꾸었다. 다행히 그사이에 EGFR 엑손20을 보다 집중적으로 억제하는 모보서티닙mobocertinib이라는 신약이 개발되어 그 약을 썼다. 암은 다시 확연히 줄어들었다.

현재까지 그녀는 별문제 없이 잘 지내고 있다. 그러나 앞으로 어떤 내성이 또 생겨날지 알 수 없다. 다만 지금 이 순간에도 암세포는 살아남을 궁리를 하며, 또다시 창의적인 내성 기전을 만드는 시도를 하고 있을 것이다.

이처럼 항암 치료를 하면서 한쪽을 억누르면 내성이 있는 다른 세포가 자라고 그 세포를 억누르면 일부가 진화하며 또 다른 내성 세포가 생긴다. 암세포는 끊임없이 진화하고 나는 그에 맞는 무기를 투여하며 대응해 나간다. 그렇게 서로 장군멍군을 부른다.

암을 치료하다 보면 바둑 두는 기분이 든다. 나와 마주 앉아 있는 상대방이 다음에는 어떤 수를 둘까. 어디를 끊어내야 하고, 어디를 공격해야 할까. 내가 던진 항암제 공격을 암은 어떻게 받아낼까. 이번에는 어떤 내성 기전을 활용할까. 암세포들이 내 공격을 피해 어디로 튀어갈까. 다음 번에 암은 어떻게 반격해 올까.

상대방의 수를 미리 읽어내야 하지만, 미래는 예측의 영역이 아니라 대응의 영역이다. 전쟁터에서 나의 위치는 적에 의해 결정되었다.* 고환암, 림프종같이 완치가 목표인 암은 아군의 피

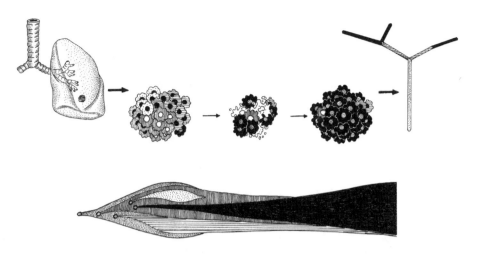

〈그림 10〉 암의 진화

항암 치료를 하면서 한쪽을 억누르면 내성이 있는 다른 세포가 자라고 그 세포를 억
누르면 일부가 진화하며 또 다른 내성 세포가 생긴다. 암세포는 끊임없이 진화하고
나는 그에 맞는 무기를 투여하며 대응해 나간다. 그렇게 서로 장군멍군을 부른다.

해를 무릅쓰더라도 무자비한 항암 치료로 속전속결로 치고 나가
야 한다. 하지만 이런 경우는 그다지 많지 않다. 대부분의 고형암
4기는 완치가 목적이 아니기에 암에 이기는 전략이 아니라 지지
않는 전략으로 임한다. 전쟁터에서 나는 공세攻勢가 아니라 주로
수세守勢이다. 내 한 수가 신의 한 수가 되기를 늘 바라지만 현실
은 냉혹하다. 전쟁터에서 적을 마주하는 일은 늘 두렵기만 하다.

* 《칼의 노래》, 김훈 소설을 인용. 원문은 "바다에서, 나의 무(武)의 위치는 적의 위치에
의하여 결정되었다" 이다.

이 전쟁은 어느 한쪽이 지면 모두의 목숨이 끊어지며 끝이 난다. 일부 영악한 암세포는 사람이 죽으면 자신도 죽는다는 사실을 알기에, 사람을 위협하지 않고 얌전히 공생하는 전략을 택한다. 그러면 나 역시 적을 친구로 받아들이며 휴전과 냉전을 택한다. 환자들은 왜 치료하지 않느냐며 채근하지만, 지금 덤벼봐야 본전도 못 찾을 것 같을 때는 휴전이 공격보다 유리한 선택이 되기도 한다. 그러나 휴전을 가장한 화전양면전술和戰兩面戰術도 있기에 그래도 적에 대한 경계와 의심의 눈초리는 계속 유지해야 한다. 그래서 한편으로는 임상시험을 하면서 신무기를 개발하고, 기초연구를 하며 적의 특성을 알아낸다. 또 한편으로는 환자의 영양 상태를 개선하고 체력을 길러서 다시 전쟁이 벌어져도 버틸 수 있는 환경을 만든다.

그렇게 환자의 목숨을 담보로 전쟁터에서 싸우고 있다. 내 목숨이 달린 전쟁은 아니지만 나는 환자의 생명을 위임받았고 그 점이 늘 버겁다.

아마도 내가 하는 노력 이상으로 암세포들도 변화하는 환경에 맞서서 살아남기 위해 끊임없이 노력할 것이다. 환자에게도 암세포에도 생사가 걸린 문제다. 암세포들도 살기 위해 전력을 다할 것이다. 암세포의 진화가 그 증거다.

진화 속으로

진화Evolution는 너무나 다양한 의미로 사용되고 있지만 생물학적인 측면에서 정의하자면 생물이 변화하는 현상, 다시 말해 무작위적으로 다양한 개체가 출현하고 그중 환경과 상호작용하며 생존에 유리한 개체가 살아남아 그 유전자를 이어가는 현상을 말한다. 진화란 개체간의 1) 다양성(변이variation로 인해 생기는 유전적 다양성, 형질적 다양성), 2) 생존 번식에 유리한 형질의 선택selection 두 개념을 기반으로 한다. 두 개념이 반드시 함께 있어야만 진화가 일어난다.

생명체는 시간의 흐름에 따라 다양한 이유로 인해 유전적 변이와 축적을 겪는다. 이러한 변이는 생명체에 유리할 수도, 중립적일 수도, 불리할 수도 있다. 이때 자연선택에 의해 적응력을 높여주는 유전자가 선택되는데, 이를 선택압selective pressure이라고 한다. 자연선택에서 선택압을 가하는 주체는 외부 환경이다.

유전적 변이는 대부분 다양한 생존 환경에 따라 생명체에게 불이익을 주는 경우가 많아서 생존경쟁에서 도태하게 만든다. 그러나 유전적 변이가 생물에게 효과적으로 환경에 적응하여 살 수 있는 기회로 작용하면, 이는 생존과 번식의 확률을 높이는 결과로 이어진다. 이를 위해 생명체는 유전적 다양성을 확보하기 위한 기전을 가지고 있다. 대표적인 기전이 유성생식이다.

생식세포가 만들어지는 과정에서 상동염색체가 교차하는

현상이 발생하는데, 교차 현상은 염색체의 대립유전자 구성뿐만 아니라 유전자 배열이나 서열도 바꿀 수 있어서 다양성을 창출한다. 하나의 세포에서 4개의 생식세포가 만들어지는데, 4개의 생식세포 모두 유전자가 동일하지 않다. 수컷과 암컷이 만나 성교할 때도 수많은 정자들이 하나의 난자와 수정시키려 경쟁하기 때문에 유전적 다양성은 무궁무진하다. 부모와 다른 자식이 얼마나 많은가.

하나의 개체 안에서도 세포들이 분열할 때 DNA 복제 과정에서 오류가 발생한다. 이 역시 유전적 다양성의 토대가 된다. 만일 DNA 염기 서열이 복제될 때 오류 발생률이 완벽하게 0퍼센트에 수렴한다면 지금처럼 다양한 생명체가 출현하지 못했을 것이다. 어느 정도의 오류를 허용하는 생명체가 다양성을 획득하며 환경 변화에 살아남기 유리했기에 종마다 다르지만 모든 생명체는 DNA 복제 과정에서 특정 오류 발생률을 갖게 된다. 의도한 것이 아니지만 결과적으로는 그렇게 된 것이다. 이러한 돌연변이가 유전적 다양성의 근원이 된다. 이외에도 유전자 재조합recombination, 유전자 확산gene flow, 변이에 기초한 유전자 부동genetic variation, 편향변이biased variation, 전이인자transposable element, 비임의교배nonrandom mating에 의해 유전적 다양성이 생긴다.[81]

다만, 유전적 변이나 돌연변이는 진화의 필요조건이지 충분조건은 아니다. 진화하기 위해서는 생존과 번식에 유리한 형질이 선택되어야 한다. 진화에 있어서 '환경에 적응하는 능력'이란 어디까지나 생존과 자손을 번식시키는 데 얼마나 유리한가에 달려 있다. 생명체는 주어진 환경에서 생존경쟁을 벌이는데 번식하지 못하는 종은 자연스럽게 도태되고, 생존과 번식에 유리한 성질을 가진 종류들은 자신의 성질을 후대로 전달하며 생태계에 퍼진다. 생존하고 번식하기에 적합한 개체들의 후손들이 많아지는 것은 자연스러우며, 결과적으로는 마치 특정 개체들이 '선택받은 것처럼' 보인다. 그래서 우리는 이를 자연선택natural selection이라고 불러왔다.

따라서 자연선택은 '자연의 선택'이 아니라 '자연스러운 선택'을 의미한다. 혼동하지는 말자. 또한 자연선택은 실제로는 제거 과정이다.[82] 자연선택에서 선택압을 가하는 주체는 자연, 즉 환경이다. 이 환경은 말 그대로 날씨나 지형 같은 요소가 될 수도 있고, 다른 포식자나 피식자 혹은 공생관계의 종들이 될 수도 있다. 생명을 둘러싼 모든 외부 요인이 환경이다.

오해하지 말아야 할 것이 있다. 생존에 유리한 능력을 갖췄다고 해서 반드시 살아남는 것은 아니다. 설사 생존에 좀 더 유리한 능력을 갖췄더라도 이런저런 운이나 우연, 환경적 요인 등에 의해 능력적으로 불리한 쪽이 살아남아 번성하는 것도 얼마든지 가능하다. 완벽한 진화란 없다.[83] 강한 자가 살아남는 게 아니라 살아남는 자가 강한 것이다.

또 한 가지 오해하지 말아야 할 것은 "높은 곳의 먹이를 먹기 위해 기린은 목이 길어지는 쪽으로 진화했다"같은 식의 해석이다. 진화에 목적이나 의지는 없다. 종은 생존에 유리한 상황을 '판단'하고 진화를 '선택'하는 것이 아니다. 각각의 종, 더 엄밀히는 종 내 특정 개체들은 확률적으로 복제를 계속하다가 어쩌다 보니 돌연변이가 발생한 것일 뿐이다. 이후에 자연선택으로 그런 개체들이 더 많이 살아남으면 종 전체의 특질적 경향성이 그 돌연변이가 있는 방향으로 변화하는 것뿐이다. 그런 측면에서 '진화했다'가 아니라 '진화되었다'가 더 정확한 표현이다. 의지를 가지고 어느 특정 방향으로 진화한 것이 결코 아니다.

진화에는 의도가 없다. 그저 다양성과 선택당함만이 있을 뿐이고 그 결과로 살아남은 것뿐이다. 다양한 변이 중에서 변화하는 환경에 적응할 수 있는 특정 다양성만 살아남은 것처럼 보이다 보니, 이를 합리화하려는 사람들이 인위적으로 서사를 부여하며 특정 방향으로 진화했다고 믿는 것뿐이다. 리처드 도킨스의 말을 빌리자면, 시계공은 없다. 굳이 시계공이 있다고 한다면 눈먼 시계공이다.[84] 암세포도 마찬가지다. 독해지는 방향으로 진화하려고 일부러 의도한 것은 아니다. 독한 암세포들의 생존 확률이 높았을 뿐이고 독한 암세포가 살아남았을 뿐이다.

다윈은 자연의 다양성을 '우연'으로 설명하지 '의도'로 설명하지 않았다. 어떤 생물도 인간의 어떤 특성도 계획에 따른 것은 없다. 자연선택에 의해 누군가가 설계한 것 같은 결과가 나왔더라도 처음부터 신의 설계도가 있었던 것은 아니다. 진화가 무슨 일을 불러왔건 간에 목표도 의도도 없다. 최선의 해결책을 찾겠다는 야망 따위는 더더욱 없었다. 중요한 것은 그저 생존이었다. 그러므로 자연사가 우리의 존재를 설명해줄 수 있다는 믿음은 착각이다.[85] 수많은 우연이 쌓이면 필연이 되고, 필연은 마치 처음부터 필연이었던 듯 보이지만, 우연은 우연일 뿐 우연에 방향성은 없다.

진화에 있어 다양성과 선택 외에 다른 중요한 요인을 꼽자면 시간과 개체 수다. 환경이 너무나 빨리 변해도 멸종하기 쉽다. 긴 시간도 중요한 요소다. 진화적 변화는 신중하게 세운 계획에 따라 단순한 생명체에서 복잡한 생명체를 향해 한 페이지씩 천천히 꾸준하게 진행되지는 않는다. 사실 자연선택에 의한 진화는 수많은 시행착오를 통한 혁신에 가깝다. 즉 유전 물질의 무작위 조합과 변이를 통해 혁신이 이루어진다. 여기에서 시행은 하나의 혁신과 다른 혁신을 생존경쟁의 장에서 대결시키는 것이고 착오는 실패한 혁신을 의미한다. 언젠가는 좋은 결과가 나오리라는 희망을 품고 제품의 일부를 무작위로 수정해서 파는 식이다. 어떻게 이런 것이 가능할까? 자연에는 회사에 없는 막강한 자원이 있다. 바로 시간이다.[86] 진화에 있어서 긴 시간은 무척 중요하다.

개체수 역시 중요하다. 낮은 확률을 실현 가능한 확률로 바꾸기 위해서는 수없이 많은 시도를 할 수 있는 대량의 개체가 필요하다. 많은 개체수와 충분한 시간은 다양성의 원천이다. 이렇게 해서 변화한 새로운 형질은 환경의 변화에서 살아남아 유전자에 담겨 다음 세대로 전달되고, 이 과정은 또다시 반복된다. 이 과정은 35억~38억 년 전 지구상에 생명이 처음 생겨난 이후 지금까지 반복되어 왔다. 그 결과물이 지금 존재하는 생명체들이다. 우리 역시 예외는 아니다. 인간도 진화의 산물이다.

호모 사피엔스

자, 이제 진화의 개념을 살펴봤으니, 이를 우리 인간에게 적용해보자.

600만~800만 년 전, 한 무리의 사람족Hominini 유인원이 침팬지와의 공통 조상으로부터 분화했다. 사람아족Hominina에는 사람속Homo 외에 오스트랄로피테쿠스속Australopithecus, 사헬란트로푸스속Sahelanthropus, 파란트로푸스속Paranthropus, 오로린속Orrorin, 아르디피테쿠스속Ardipithecus, 케냔트로푸스속Kenyanthropus이 존재했으나 모두 멸종하고 현재는 사람속만 남았다. 사람속 중에서도 호모 사피엔스만 살아남았다. 호모 사피엔스는 이족 직립보행, 고도로 발달한 뇌, 정교한 도구와 언어 사용을 특징으로 한다. 다른 고지능 포유류와 마찬가지로 집단을 이뤄 생활하며 그어떤 포유류보다 사회성이 매우 강하다. 잡식동물이며 다양한 에너지원을 섭취하는데, 불을 사용하는 법과 요리하는 법을 익히면서 더욱 효율적인 에너지 섭취가 가능해져 큰 두뇌에 필요한 포도당을 충분히 공급할 수 있게 됐다.

초기 유인원은 나무에 매달려 생활하는 습성이 있었으나 과실 등이 부족해지자 자주 땅으로 내려와야 했다. 일단 땅에 내려올 때는 집단으로 내려왔고, 키를 높게 해서 초원지대를 사방으로 둘러보며 경계했다. 당연한 이야기지만 직립 자세를 할 줄 아는 유인원이 먹이 채집에 더 유리했다.

직립보행으로 산도가 좁아졌지만 반대로 두개골은 커져 호모 사피엔스에게 출산은 위험하며 때로 산모의 목숨을 위협하기도 했다. 하지만 두뇌가 말랑말랑한 미숙한 상태에서 출산하기 때문에 신생아는 좁은 산도를 통과할 수 있었고, 두뇌의 가소성이 어떠한 동물들보다도 컸다. 두뇌가 미성숙한 상태에서 태어나기에 양육과 교육에 의해 다양한 환경과 문화에 적응하는 다양한 성체로 자랄 수 있었다. 호모 사피엔스의 신생아는 다른 유인원과 비교하면 부모의 돌봄 없이는 아무것도 할 수 없는 무력한 존재다. 생후 수년간 독립적 생존이 불가능하고, 성체가 될 때까지 양육 기간이 15~20년가량 걸리다 보니 암수 개체가 오래 유대관계를 유지하며 공동 육아를 했다.[87]

암수 개체의 오랜 유대관계를 위해 성교를 번식이 아닌 유대관계의 목적으로 활용하면서 암컷은 배란기를 숨겼다. 암컷이 배란기와 무관하게 성을 수용할 수 있게 되자, 수컷은 성적 동반자를 구하기 위해 배회할 필요성이 크게 줄었다.[88] 이렇게 가족 중심의 생활이 성립되었다.

배란기와 무관하게 성교를 할 수 있는 암컷은 수컷의 자식이 맞음을 수컷에게 입증하기 위해 배타적 성교를 하는 이중적 특성을 갖게 됐다. 암컷과 자식을 부양하면서 성을 제공받는 수컷은 한두 명*의 배우자로 만족하게 됐다. 그 결과 수컷들 사이에서 암컷 쟁탈전이 줄어들었고, 수컷들끼리의 협력이 가능해졌으며 공동 사냥의 성공률이 높아졌다. 성교가 번식 이외의 목적으로 배타적으로 이루어지자 가족과 부족 개념이 성립되었고 호모 사피엔스의 생존율은 더 높아졌다. 천천히 성장하는 새끼 때문에 수컷은 아버지다운 행동을 하게 되었고, 암컷과 더불어 부모의 의무를 분담했다.[89]

이런 이유로 호모 사피엔스는 가족과 부족이라는 개념이 어느 영장류보다 강하다. 간혹 성교가 배우자 외의 상대와 번식 이외의 목적으로 이루어지면, 즉 어느 한쪽이 바람을 피우면, 가족이 깨지기도 했다. 먹이를 얻기 위한 공동의 협력 규칙이 깨지면 부족이 와해되기도 했다. 몇몇 개인의 성욕이나 잉여생산물에 대한 욕망이 지나쳐서 공동체가 혼란스러워지자 이를 규제하기 위한 규범이 만들어졌다. 그 규범은 도덕, 윤리, 종교, 법률 등 다양한 이름으로 불린다. 유발 하라리가 말했듯 호모 사피엔스는 허구의 스토리를 믿으며 이를 바탕으로 공동체를 확장하고,

---

* 이 숫자는 수컷의 능력과 욕망, 사회적 규약과 문화에 따라 다르며 논란이 있음을 밝혀둔다.

협력 대상의 범위가 넓은 특징을 가지게 됐다.

호모 사피엔스 중에서 현대인으로 불릴 만한 호모 사피엔스는 연구마다 다르지만 20만 년 전 출현했다고 여겨진다. 이들은 집단생활을 하고 먹이를 찾아서 이동하는 경향이 있었다. 그렇게 아프리카 초원에서 기원한 호모 사피엔스는 새로운 먹이를 찾아서 먼 길을 이동해 갔다. 새롭게 이동해 간 곳에서 정착해서 살기도 했고, 일부는 새로운 먹이를 찾아 또다시 삶의 터전을 옮겼다.

환경이 변하면 그들은 환경에 적응해 나갔다. 따뜻한 아프리카 출신이었지만 불을 사용할 수 있었던 이들은 추위가 극심한 시베리아까지 건너갔다. 시베리아는 혹독했지만 사자 같은 맹수가 없고, 한번 사냥하면 오랫동안 먹을 수 있는 매머드 같은 대형 포유류가 서식하는 곳이었다. 주변 온도가 냉장고처럼 낮아 사냥한 고기를 장기간 보관할 수 있다는 환경적 장점도 있었다. 혹독한 시베리아에서도 살아남은 호모 사피엔스는 대략 1만 5,000년에서 2만 년 전 마지막 빙하기에 베링해협을 넘어 아메리카 대륙 남쪽 끝까지 이동하며 개체 수를 꾸준히 늘려갔다.

호모 사피엔스에게 꽃길만 있었던 것은 아니다. 예상치 못한 변화는 늘 찾아온다. 약 7만 4,000년 전 인도네시아 수마트라섬에서 토바 화산이 크게 폭발했다. 이 폭발은 엄청난 양의 화산재와 가스를 대기권으로 뿜어내어 전 세계적인 기후 변화를 일으켰다. 화산 폭발로 인해 6~10년 동안 화산재 겨울volcanic winter

이 지속되면서 수없이 많은 포유류가 멸종했다. 이 시기 지구상의 호모 사피엔스의 숫자가 1,200명 정도까지 줄었다는 연구 결과도 있다.[90] 논란의 여지가 있는 연구 결과이지만 호모 사피엔스가 이때 멸종의 위기를 맞은 것은 사실로 보인다. 화산 폭발의 규모가 더 컸거나 추가적인 기후 변화가 있었더라면 인류의 조상은 지구상에서 사라졌을지 모른다. 하지만 이 위기를 극복할 만큼 더 영리하고 더 사회성 강하고 더 생존력이 강한 일부 호모 사피엔스는 화산재 겨울이 끝나자 다시 번성하기 시작했다. 위기를 극복하면 능력치가 쌓이고 더 강해진다. 나를 죽이지 못하는 것은 나를 강하게 만든다. 능력은 척박한 환경에서 쌓인다. 평온하고 안락한 환경에서는 발전하기 힘들다. 나쁜 환경이 좋은 환경이었고 좋은 환경이 나쁜 환경이었다.

위기로 인해 생존하는 데 적합해진 호모 사피엔스는 자연 선택되었고, 이후 몇 번의 빙하기에도 멸종을 면하며 계속 진화했다. 한때 1,200명 정도까지 감소했던 호모 사피엔스는 2022년 11월 15일 공식적으로 개체 수 80억 명을 돌파했다.

반면 환경에 적응하지 못한 호모 사피엔스는 개체의 죽음 또는 부족의 죽음을 맞아야 했다. 때로는 제한된 자원을 놓고 부족 간 살육을 벌이기도 했다. 다른 어떤 종보다도 호모 사피엔스는 동족을 죽이는 집단학살Genocide에 능하다. 자연환경이나 주변을 파괴하는 일도 서슴지 않았다. 다른 종을 멸종시키는 일도 서슴지 않았다. 불리해지면 다른 곳으로 떠났다. 소리 소문 없이 사라진 호모 사피엔스는 잊혔고 살아남은 호모 사피엔스만이 마치 어떤 의도와 목적을 가지고 발전한 것처럼 '역사'라는 이름으로 서사를 만들어냈다.

앞에서도 언급했지만 진화에는 의도나 방향성이 없다. 강한 자가 살아남는 게 아니라 살아남는 자가 강한 것이다. 역사는 언제나 살아남은 승자의 편에서 쓰인다. 이런 이유로 우리에게는 인류가 살아온 과정을 미화하는 경향이 있지만, 인류가 환경에 적응하며 진화한 과정을 객관적으로 정리해보면 6가지 특징으로 요약된다.

1. **성장 신호에 대한 자율성**: 누가 후손을 낳으라고 하지 않아도 스스로 알아서 분열하고 후손을 낳는다.
2. **성장 억제 신호에 대한 둔감성**: 성장 억제 신호를 인식하지 못하고 계속 후손을 낳는다
3. **개체 사멸의 회피**: 개체에게 이제 죽어야 한다는 신호가 와도 이를 묵살하고 살아남으려 한다.
4. **한없는 복제 잠재력**: 세대를 거듭하며 후손이 계속 후손을 낳는다.
5. **지속적인 공급망 형성**: 생존에 필요한 자원과 에너지를 얻는 방법을 고안해내거나 주변에서 빼앗아서라도 생존한다.
6. **주변 침윤과 전이**: 원래 살던 곳을 떠나 다른 곳으로 이

주하며 새로운 곳에 정착해서 번성한다. 이 과정에서 주변에 피해를 주기도 한다.

이 6가지 특징을 보면서 무언가가 떠올랐다면 나로선 더없이 기쁜 일이다. 앞서 6장에서 이야기했던 암의 징표Hallmarks of Cancer가 독자 여러분들의 머릿속에 떠올랐기를 바란다. 암의 징표를 설명하면서 나는 '세포 분열'이라는 단어를 '후손을 낳는다'고 바꾸었고 '세포'를 '개체'로 살짝 틀어 표현했다.

인류의 진화와 번성 과정을 살펴보면 암의 징표를 그대로 따라간다. 암의 정의대로라면 인류는 지구에 정확히 암이다. 지구는 사람암 4기를 앓고 있다. 암 환자가 흔히 열cancer fever이 나듯 지구도 인간들 때문에 열(지구온난화)이 나고 있다.

다행히 최근들어 환경을 보호하자는 목소리가 커지고 있다. 탄소(열)를 가장 많이 배출하는 선진국을 중심으로 출산율이 저하되는 현상도 보인다. 그러나 현재까지의 추세를 되돌리기에는 역부족이다. 이런 추세라면 호모사피엔스의 멸종은 카산드라의 예언이 될 것이다. 오해하진 마시라. 종말론을 외치는 사람처럼 곧 휴거가 온다고 외치려는 것이 아니다. 멸종은 우리의 시간관념이 아니라 아니라 지구의 시간관념으로 봐야 한다. 지구의 관점에서 만 년은 인간으로 치면 0.01초 같은 찰나에 불과하다.

길게 보면 모든 종은 진화 아니면 멸종의 길을 택해왔다. 호모 사피엔스도 수십만 년, 수백만 년이 지나면 일부는 전과는 다른 완전히 새로운 종으로 바뀔 것이고 일부는 소멸할 것이다. 우리 개개인은 잘난 것 같아도 찰나를 살다 가는 아주 작은 개체에 불과하다. 우리가 살아생전에 새로운 인류가 출현하는 일은 보지 못하겠지만, 인류가 멸종하지 않는다면 언젠가 새로운 인류가 반드시 출연할 것이다.

완치와 멸종

지구 입장에서 보면 인류가 암이라는 말이 불편하게 들릴 수도 있다. 이왕 불편해진 김에 조금만 더 불편해져보자. 진화를 암세포에 적용하면 놀라운 사실이 드러난다.

앞서 홍길동 씨가 폐암에 걸린 사례로 돌아가보자. 시작은 작은 유전자 변이였다. 세포가 분열하는 과정에서 30억 개의 DNA 염기 서열이 하나의 오차도 없이 복제되어야 했는데, 우연히 또는 어떤 조건이 맞아서 유전자 돌연변이가 한두 개쯤 생겼다. 수십 년의 시간 동안 세포가 분열하면서 유전자 변이가 누적되었고, 세포들은 다양해졌다. 단일 클론에서 시작한 암세포는 점차 복합클론성 이질적 집합체polyclonal heterogenous group of disease 가 되어간다. 마치 족보가 이어지듯 계보lineage가 이어지며 나뉘게 되고 후손들의 일부는 원발 부위를 떠나서 원격 전이를 하게 된다.

자연선택을 통한 진화에는 3가지 특징이 있다. 바로 유전 체계(유전자), 유전 체계가 변이를 일으키는 능력, 번식(세포 분열, 또는 다음 세대로의 전달)이다.[91] 암세포는 이 3가지를 완벽하게 갖췄다. 암은 새로운 형태의 유전병이므로 암을 설명하기 위해서는 멘델과 다윈을 소환해야만 한다. 다윈은 유전자라는 단어를 알지 못했고 멘델도 진화라는 단어를 알지 못했지만 설명은 완벽했다.

암과의 진화론적 최종 싸움에서 이기고 싶다면 자연계의 멸종에서 배워야 했다. 암의 치료는 곧 암의 멸종을 의미한다.[92] 끊임없이 생멸하며 진화하는 세포의 관점에서 볼 때 개별 환자의 암이 없어지는 일은 '완치'가 아니라 '멸종'이라고 하는 편이 정확하다. 단 하나의 세포도 남기지 않고 싸그리 없애야만 암이 멸종되고 완치된다. 조금이라도 남겨지면 살아남은 극소수의 암세포들이 씨앗처럼 다시 자라나서 번성하게 된다. 그러면 암이 재발하고 내성이 생긴다. 현대 의학은 수술, 방사선 치료, 항암 치료라는 외부의 환경 변화를 통해 암세포를 멸종시키고자 노력해왔다.

멸종이라고 하면 사람들은 소행성 충돌과 함께 사라진 공룡을 떠올리지만, 대부분의 멸종은 거창한 이벤트로 일어나지 않고, 소리 소문 없이 사라지는 것으로 끝난다. 포식자에게 집중적으로 잡아먹히거나 사냥에 희생되거나 서식지를 잃으며 조용히 사멸하는 것이다.

한반도에 한때 수천 마리가 서식했을 것으로 추정되는 호랑이는 1921년 경주 대덕산에서 마지막 한 마리가 포획된 후 우리나라 야생에서 자취를 감췄다. 그전부터도 인구가 늘면서 산림이 개간되자 호랑이 서식지는 계속 줄어들고 있었다. 서식지가 줄고 먹이가 줄면서 가뜩이나 개체수가 줄어든 상황에서 결정적인 타격을 입힌 것은 20세기 초 일제의 해수害獸 구제 정책이었다. 성능 좋은 총을 든 포수가 합법적으로 호랑이를 사냥할 수 있게 되자 호랑이는 한반도에서 멸종하게 된다. 그러나 1921년 경주에서 호랑이를 잡은 사냥꾼은 그 호랑이가 마지막 호랑이였을 거라고는 생각하지 못했을 것이다. 정부는 1996년이 되어서야 남한에서 호랑이가 멸종되었다고 공식 선언했다. 호랑이는 한반도에서 소리 소문 없이 사라졌다. 환경 변화에 따른 1차적 개체 수 감소와 해수 구제 정책이라는 2차적 충격이 가해지면서 한반도에서 멸종한 것이다.

자연계에서 멸종이 일어나는 과정을 살펴보면 환경의 변화와 이에 따른 개체 수 감소가 필연적으로 선행된다. 개체 수가 줄면 다양성이 사라진다. 그러면 환경 변화에 살아남을 개체 수가 생길 확률이 줄어든다. 소수의 대응 능력은 다수보다 떨어진다. 이 상태에서는 생존 자체가 위태롭고 조금만 환경이 변해도 멸종에 이를 확률이 높아진다.

기존 암 치료법은 바로 이러한 전략을 따른다. 대표적인 혈액암인 급성백혈병에서 사용되는 유도요법과 공고요법을 예로 들어보자. 급성백혈병을 치료하기 위해서는 고용량 항암 치료를 강하게 해서 완전관해를 우선 유도한다. 유도요법이라고 하는 고용량 항암 치료는 환자를 힘들게 하기로 유명하다. 온몸의 골수를 박살 낼 정도로 강력하며 백혈구 수치가 0으로 떨어지는 기간이 수십일 지속되기도 한다. 이 기간 환자는 세균 감염에 극도로 취약하기 때문에 무균실에서 치료를 받는다. 그렇게 세게 충격을 주면 완전관해가 된다.

완전관해가 왔다고 해서 안심할 수 없다. 암이 재발하는 경우가 흔하기 때문이다. 검사상 나타나지 않던 아주 미세한 암세포가 숨어 있다가 다시 증식하는 데, 검사로는 이를 찾아낼 수 있을 정도가 되면 재발relapse이라고 한다. 따라서 공고요법이라고 하는 추가 항암 치료를 통해서 남아 있는 미세한 암세포들에게 추가 타격을 가한다. 이런 방법으로 급성백혈병은 60~80퍼센트의 완치율을 거둘 수 있다.

다른 암 치료법들도 비슷한 전략을 취한다. 완치율(멸종률)을 높이고 항암제에 내성이 있는 암세포를 줄이기 위해 쓰이는 복합 항암화학요법이 대표적이다. 여러 가지 항암제를 함께 쓸수록 암의 멸종률은 올라간다. 앞서 세포독성항암제를 소개할 때 말했듯이 현재 미만성 큰B세포 림프종을 치료하는 복합 항암요법 R-CHOP는 모두 5개의 항암제를 동시에 투여한다. 그렇게 5가지 항암제를 3주 간격으로 6회 반복 투여하면 완치율이 60퍼센트에 이른다.

R-CHOP를 1~2회만 해도 불룩한 암 덩어리는 만져지지 않을 정도로 없어진다. R-CHOP를 2회하고 PET/CT 검사를 해 보면 완전관해가 오기도 한다. 이렇게 암이 없어졌다고 판단한 환자들이 항암 치료를 하고 싶지 않다는 말을 자주 한다. 항암 치료가 너무 힘들기 때문이다. 간혹 자의로 병원에 오지 않는 환자도 있다.

하지만 R-CHOP을 2회만 하고 끝내면 눈에 보이지 않게 남아 있던 암세포가 재발할 수 있다. 그래서 의사들은 육안으로 그리고 CT에서도 암이 보이지 않더라도 어딘가 암세포가 숨어 있을 거라고 가정하고 항암제를 4회를 더 투여한다. 환자가 힘들어도 그렇게 해야만 암의 멸종률을 올릴 수 있다. 만일 항암 치료를 3주가 아닌 3달에 한 번씩 한다면, 암세포에게 내성을 키울 시간적 여유를 주게 되어서 멸종률이 떨어진다. 줄어든 암세포에게 정신 차릴 시간적 여유를 주지 않고 유전학적 다양성이 멸절하는 수준까지 3주에 한 번씩 여섯 번을 거세게 밀어붙여야 암이 완전히 멸종된다. 암세포의 멸종을 목표로 하는 치료에서는 암세포가 대규모로 다시 증식할 때까지 오랜 시간 내버려두어서는 안 된다.[93]

암의 치료를 진화와 멸종의 관점에서 바라보면 환경은 매우 중요하다. 진화에서 중요한 것은 외부 환경과 내부의 변화, 그 상호작용 아닌가. 변화하는 환경에 적응하기 위한 과정이 진화다. 암세포의 성장과 진화, 소멸에 있어서도 환경은 중요하다.

암세포가 증식하고 분열하기 위해서는 영양소와 성장인자도 물론 필요하지만 생존과 증식을 가로막는 부정적 환경 요소의 제거도 중요하다. 암세포는 자신을 둘러싼 종양미세환경tumor microenvironment을 생존에 유리하게 변형시킬 수 있다.[94] 종양미세환경 연구의 핵심은 암세포가 주변 환경을 어떻게 길들이는지와 주변 환경이 암세포의 성장에 유리해지게끔 어떻게 변하는지이다. 책이 사람을 만들고 사람이 책을 만들듯, 환경이 암세포를 만들고 암세포가 생존에 유리하게 환경을 바꾼다.

가령 암으로 바뀌어가는 세포들이 PD-L1이라는 면역 회피물질을 만들어내면 경찰인 면역 세포는 이들을 죽이지 않고 용인한다. 경찰의 비호를 받아 범죄 집단의 세력이 커지면 당연히 질서가 사라진다. 시간이 지나면 면역 세포들은 중앙의 통제를 따르지 않고 암세포에게 먼저 뒷돈을 요구하게 된다. 시간이 더 지나면 경찰에게 뇌물을 상납하는 일이 정상이 된다. 뇌물을 받는 일이 옳은 일인가에 대해 아무런 생각도 하지 않은 채 그저 시키는 대로 성실하게 행동하게 된다. 그런 과정이 수십 년간 지속되면 공생을 위한 협력이 깨어지는 것은 물론 정상과 비정상의 경계가 깨진다. 비정상이 오래되면 무엇이 정상인지 알기 어렵다.

예를 들어보자. 암 조직 내의 어떤 세포는 특정 물질대사를 활발히 하며 젖산을 분비한다. 젖산이 많아지면 자신의 주변을 산소가 부족하고 산성인 상태로 만들어서 이런 상태에서 잘 적응할 수 있는 암세포들이 정상 세포보다 우선적으로 선택될 수 있게 된다. 마찬가지로 어떤 암세포는 혈관 신생을 촉진하고 어떤 세포는 면역계의 방어기제로부터 도망칠 수 있도록 한다.

암 조직을 구성하는 세포들은 기능적인 점에서나 유전적인 면에서 다양해서 이들은 서로 경쟁할 뿐 아니라 암의 성장과 유지를 위해 협력하기도 한다. 이렇기에 암 조직은 기관이라고 불리거나 심지어 거대한 유기체로 불리기도 한다.[95] 유기체가 자신을 둘러싼 환경을 변화시키듯이 암도 그런 일을 한다.

전이될 때도 환경이 중요하다. 스티븐 파젯Stephen Paget 은 1889년 〈종자와 토양 가설Seed and Soil Hypothesis〉[96]에서 암세포는 특정 조직이 부여하는 환경조건 아래에서만 살 수 있다고 했다. 암 전이 과정은 특히 암세포와 환경의 상호작용에 민감하다.[97] 사실 암세포가 다른 장기로 전이되는 것은 생각보다 어렵다. 정확히 계산하기는 힘들지만 암세포가 원래 있던 부위를 떠나서 다른 장기에 들러붙는 확률은 수억 분의 1 정도다. 하지만 암에게 시간은 많고 세포 수는 더 많다. 1cm^3 암 덩어리에는 10억 개의 암세포가 있고, 이미 계란만 해진 암에는 수백억에서 수천억 개의 암세포가 있다. 그중 하나만 전이에 성공해도, 그중 일부가 증식에 성공해도 암은 전이될 수 있다. 아프리카를 떠난 수많은 호모 사피엔스 가운데 극소수가 남미대륙 끝까지 가서 거친 아마존에서 정착했듯이 말이다. 결국 암은 주변 환경과 상호작용을 하며 공진화co-evolution 하는 하나의 생태계ecosystem다.

우연의 힘

지금까지 암을 설명하기 위해 유전자, 진화, 환경의 개념을 살펴봤다. 이제 여기에 마지막 개념을 넣어야 할 차례다. 마지막 네 번째 개념이 들어가면 암을 이해하는 데 필요한 최소한의 키워드가 모두 완성된다.

마지막 키워드는 바로 '우연'이다. 앞서 홍길동 씨 사례에서 '우연'이라는 단어는 일곱 번 등장했고 '하필이면'이라는 단어는 세 번 등장했다. 암이 발생하는 데는 어느 정도 우연이 필요하다. 사실 우연은 우리 삶을 이루는 중요한 요소인데, 우리는 우연을 너무나 무시하는 경향이 있다. 성공한 사람들도 우연히 운이 좋아서 된 것을 마치 자신이 열심히 노력해서 된 것으로 돌리는 경향이 있다. 반면 실패한 사람은 실패의 원인을 과도하게 불운으로 돌린다. 예를 들어보자. 레스토랑 개업을 준비하는 셰프가 있었다. 실력도 있고 경험도 충분했다. 좋은 투자자를 만나서 자본도 조달했고, 레스토랑 입지도 완벽했다. 셰프는 야심차게 레스토랑을 열었다. 하지만 2019년 코로나 팬데믹이 터지면서 그의 레스토랑은 개점휴업 상태가 된다. 이 셰프의 실패가 실력 부족 탓일까? 아니다. 그의 실패는 코로나라는 우연이 주된 원인이다.

반대의 경우도 많다. 음식 배달앱은 코로나가 터지면서 대박을 맞았다. 집합금지 명령이 떨어지며 외식하는 게 어려워지자 배달앱 업체는 호황을 누렸다. 그전까지는 누구도 주목하지 않던 감기 진단 키트를 만들던 회사는 코로나 진단 키트를 만들면서 영업이익이 수십 배 늘어나기도 했다. 회사가 실력이 있기도 했지만, 이 회사의 성공에 운이 작용하지 않았다고 이야기하기는 힘들다. 호모 사피엔스의 성공과 생존도, 암세포의 성공과 생존도 마찬가지다. 둘 다 멸종의 위기를 뚫고 진화하며 살아남았다. 사람 개개인이나 개별 암세포는 죽었지만 유전자를 물려주며 후손을 번성시켰다.

그 과정은 유전적 경로들이 격렬하게 요동친 결과다. 그 과정에서 우연은 꼭 필요하다. 암세포가 의도적으로 항암제를 피해 가기 위해서 CMET 유전자를 증폭시킨 것은 아니다. 암세포는 본디 높은 세포 분열 능력을 지니고 있어 분열 횟수가 많다 보니 유전자 변이가 생길 확률이 높다. 유전체 자체가 불안정하기에 변이는 더 잘 일어난다. 한번 발생한 유전자 변이는 자손 세포로 전달되고 이들의 자손 대에서 또 유전자 변이가 생기며 변이가 누적될 가능성이 높아진다. 물론 유전체 자체가 불안정하기에 암세포가 생존하는 데 불리해져 불량품이 탄생해 그냥 죽어버리는 일도 흔하다. 내성을 가져 살아남은 암세포 못지않게 소리 소문 없이 죽어버리는 암세포도 많다.

CMET 유전자 증폭은 그런 다양한 변이 중 하나일 뿐이다. 암세포가 악질적이라기보다 포지오티닙이라는 표적항암제가 들어오는 환경 변화 속에서 세포 하나가 분열하다가, 우연히 CMET 유전자가 어느 한쪽으로 치우치며 증폭했고, 딸세포 분열을 하던 과정에서 유전자 증폭 숫자copy number가 증가했다. CMET 유전자가 증폭된 세포들은 포지오티닙이 들어와도 생존할 수 있었고 자연선택됐다. 여기서 의도는 없었다. 방향도 없었다. 우연만이 존재한다.

우연이 쌓이고 쌓이면 필연처럼 보이지만, 필연처럼 보인다고 해서 처음부터 필연은 아니었다. 천생연분이라 생각하며 평생 함께 살아가는 부부도 처음에는 그저 우연히 만난 것뿐이었다(물론 이들 많은 부부들이 우연이 아니라 필연으로 만났다고 생각할 것이다). 암도 우연히 생길 수 있다. 우연히 담배를 피우면 암에 걸릴 확률이 필연적으로 높아지지만, 술과 담배를 할 기회도 없었던 여섯 살 꼬마 아이가 유전자에 개입된 우연에 의해 치명적인 혈액암에 걸릴 수도 있다. 암은 불운의 결과이기도 하다.

이렇게 진화는 우연을 동력 삼지만 실패와 희생을 동력으로 삼는다는 점도 잊어서는 안 된다. 우리는 우연한 진화적인 변화가 집단 중 누군가가 생존과 번식에 실패할 때만 효율적으로 일어난다는 점을 염두에 두어야 한다. 생명 전체는 끈질기고 오래 존속하고 고도로 적응력을 발휘한다는 것을 입증해왔지만, 개별 생명체는 환경이 변할 때에 적응하는 능력이 제한되고 수명도 한정되는 모습을 보인다. 바로 그 부분이 자연선택이 작용하는 지점이다. 자연선택은 기존 질서를 없애고, 부적합한 개체를 소멸시키며, 집단에 더 적합한 변이체가 있으면 그 새로운 개

체를 위해서 길을 터준다.[98]

이 과정이 효율적으로 작동하려면 부적합한 개체는 죽음을 통해 보다 적합한 개체에게 자리를 내주어야 한다. 그럼으로써 경쟁에 유리한 유전자 변이체를 지녔을 가능성이 있는 다음 세대가 등장할 수 있다.[99] 종의 영속을 위해 세대교체는 필수적이며, 종은 개체의 죽음과 희생을 통해서만 존재할 수 있다. 영생을 꿈꾸는 탐욕스러운 암세포조차도 암의 번성과 진화를 위해, 더 유리한 변이를 가진 후속 세대를 위해 때로는 기꺼이 죽음을 택한다.

암세포는 진화의 원리에 충실하며, 생명체의 기본 원리에 충실하다. 새로운 유전병인 암은 어쩌면 진화의 복수인지도 모르겠다. 암은 유전자, 진화, 환경, 우연이 모두 혼합된 결과물이다.[100]

이 개념을 앞에서 살펴본 암 치료법에 대입해보자. 수술은 암이 어느 한 부위에 국한되어 있을 때 암을 물리적으로 제거하는 방법이다. 효과적인 방법이지만 암이 퍼진 다음에는 소용없다. 방사선 치료도 암이 어느 한 부위에 국한되어 있을 때 쓸 수 있는 제한된 방법이다. 암이 전신으로 번진 다음에는 국소 치료가 아닌 전신 치료가 필요하다.

전신 치료제가 바로 항암제다. 세포독성항암제는 빨리 분열하는 세포를 죽이는 약이다. 암세포를 선택적으로 죽이는 약이 아니라 빨리 분열하는 세포를 죽이는 세포분열억제제에 가깝다. 한 단계 진화한 항암제인 분자표적항암제는 유전자를 표적하지만 아직 그 한계가 크다.

면역관문억제제는 암을 둘러싼 환경을 조절하는 약이다. 혈관형성억제제도 환경을 조절하는 약이다. 암으로 가는 신생 혈관을 차단해서 암세포를 굶겨 죽인다. 대장암 치료에 널리 쓰이는 베바시주맙Bevacizumab이 대표적인 혈관형성억제제다. 임산부의 입덧 방지제로 개발됐다가 팔다리 없는 해표지증을 불러와 퇴출된 탈리도마이드가 사실은 혈관형성억제제였고 지금은 혈액암인 다발골수종 치료제로 사용된다. 그러나 안타깝게도 아직까지 암세포를 완벽하게 굶겨 죽이는 방법은 찾아내지 못했다.

유전자, 진화, 환경, 우연의 개념 중에서 우리는 현재 유전자와 환경까지는 암 치료에 이용하고 있다. 하지만 그 어떠한 암 치료법도 진화와 우연을 직접적으로 건드리지는 못했다. 생명체의 생존 전략 앞에서 암 치료는 아직 요원해 보인다. 여기에 암 치료를 요원하게 만드는 또 한 가지 키워드가 있었다.

바로 역분화다.

9장 시작과 끝은 순환한다

태아와 암의 공통점

1998년 12월 24일, 본과 1학년 학생이었던 나는 친구와 병리과 실험실에서 실험을 하고 있었다. 크리스마스이브에 무슨 청승인가 싶겠지만, 선택과목 실습을 병리과로 정했기 때문이다. 선택과목은 학생이 관심 있는 주제를 자유롭게 탐구하는 수업으로, 나는 태반을 연구하는 병리과 실험실을 택했다. 병리과 지도교수님은 세계적으로도 태반을 연구하는 몇 안 되는 연구자였다.

당시 지도교수님은 태반세포가 분화하는 과정을 연구하고

있었다. 교수님은 분화의 과정에 영향을 주는 여러 요인 중 신경성장인자nerve growth factor에 특히 주목했다. 초기 태반 세포에 신경성장인자를 주면 더 성숙한 태반세포로 분화한다는 가설을 세웠다. 이 가설을 증명하기 위해 태반에서 기원한 암인 융모막암Choriocarcinoma을 이용했다. 실험실에서 융모막암 세포주에 신경성장인자를 주면 확실히 세포의 모양이 변했고 분화했다. 내가 실험실에 합류했을 당시에는, 한 단계 더 나아가 사람의 태반을 직접 받아서 태반세포를 분리 배양하고 신경성장인자를 주는 실험을 하고 있었다. 이 실험은 실험의 특성상 분만장의 산과 선생님들에게 도움을 받아야 했다. 아기들은 예고하고 태어나는 게 아니다. 크리스마스이브에도 아기들은 태어났다. 그날도 아기가 나올 것 같다는 연락을 받고 실험실에서 대기했다. 한참 기다리고 있는데, 오후 늦게야 아기가 태어났다. 태반세포를 분리하는 실험이 늦어지자 딱히 약속도 없던 내가 실험실에 남기로 했다. 여자 친구가 있던 친구는 데이트를 하러 나갔고 실험을 같이하는 연구원 선생님들도 모두 퇴근했다.

크리스마스이브에 혼자 실험실을 지키고 있자니 왠지 궁상맞게 느껴졌다. 그래도 창경궁이 내려다보이는 실험실은 나름 낭만적인 곳이었다. 해가 뉘엿뉘엿 지면, 붉은 노을이 창경궁 너머로 드리웠다. 석양이 고궁 위로 펼쳐지는 모습은 사뭇 아름다웠다. 누구의 방해도 받지 않고 붉게 물든 창경궁을 바라보며 그렇게 혼자 실험을 했다.

태반에서 세포 외막을 제거하고 태반세포를 분리해내는 일은 간단해 보이지만 꽤 많은 시간을 필요로 한다. 실제 실험을 하는 것보다는 기다려야 하는 시간이 더 많긴 했다. 기다리는 동안 태반에 대한 논문을 읽고 있는데, 그날 읽던 논문에서 이런 구절을 발견했다.

태아는 암과 같은 생존 전략을 이용한다.

이 한 문장은 나를 온전히 사로잡았다. 그 논문에는 태아의 특징으로 조절되지 않는 증식Uncontrolled growth, 자궁으로의 침윤Invasion, 면역회피Immune evasion, 혈관 형성Angiogenesis을 언급했다. 앞서 암의 징표에 나왔던 그 단어들이다.

온몸에 전율이 찾아왔다. 분명 나는 태반세포의 분화에 대해 공부하고 있는데, 사실은 암에 대해 공부하고 있었다니. 그것도 고형암을 세포독성항암제로 완치시킬 수 있다는 사실[101]을 처음 알려준 암인 융모막암을 연구하고 있었다니, 그때 확신했다. 아, 나는 평생 암을 연구할 팔자인가 보다. 태반을 연구한다고 생각했는데 암을 연구하고 있었던 것이다. 이제 다른 곳에 한눈팔지 말자. 신기하기도 했고 놀랍기도 해서 곧바로 친구에게 전화를 했다. 크리스마스이브 저녁에 데이트 중인 친구는 당연히 전화를 받지 않았다. 그때의 전율을 감추지 못한 채 혼자 태반세포를 보면서 밤늦게까지 실험실을 지켰다.

지도교수님은 종종 삼겹살에 소주를 사주시면서 태반에 대한 이야기를 해주셨다. 태반은 오묘한 장기다. 어머니와 태아를 이어주는 장기로 어머니와 태아 사이에서 물질교환을 해준다. 이때 태아의 혈액과 모체의 혈액이 직접적으로 만나지는 않는다. 태아의 영양막세포가 필터 같은 역할을 해서 대사물질만 교환되고 산소를 공급하며, 탯줄을 통해 태아에게 생명 활동에 필요한 물질들이 전달된다.

　　태아는 태반을 통해 포도당, 아미노산 등 엄마로부터 영양분을 빼앗아 오기 위해 각종 호르몬을 분비하는 일도 서슴지 않는다. 그래서 엄마의 영양 상태가 들쭉날쭉해도 태아는 비교적 안정적으로 영양분을 공급받을 수 있다. 엄마가 빈혈에 시달리든, 고혈압으로 힘들어하든, 임신성 당뇨에 걸리든 태아는 신경 쓰지 않는다. 그저 편안하게 양분을 공급받으면 그만이다. 엄마 배속에서부터 있던 그 습성은 출산 후에도 어느 정도 이어지는 듯싶다. 그렇게 영양분을 얻고 생겨난 노폐물 역시 태반을 통해 모체로 전달된다. 아이의 배설물을 치우는 일은 배속에서부터 엄마의 몫이다.

　　태반이 모체와 태아 사이에서 하는 일은 물질교환만이 전부가 아니다. 태반은 태아의 저산소 상태를 완화시켜주는 역할을 한다. 태반에 있는 영양막세포층이 저산소 상태에 반응해 혈관을 새롭게 만들고 산소를 끌어옴으로써 태아의 성장에 필요한 충분한 산소가 공급되도록 한다. 혈관 형성이 차단되어 태아의 발달에 필요한 산소가 공급되지 못하면 해표지증 같은 기형이 생길 수 있다.

이뿐만이 아니다. 초기 태아 발생 과정에서 태아의 혈액 세포들은 태반에서 형성되기도 한다. 또한 태반에는 면역회피물질이 가득하다. 태반에 있는 대표적인 면역회피물질은 앞서 면역항암제 이야기에서 나왔던 PD-L1이다. 혼조 박사가 찾아낸 그 물질이다. 이것이 훗날 면역관문억제제가 되어 수많은 암 환자를 살리게 된다.

태반에서 면역 회피가 일어나야만 하는 이유는 이러하다. 엄마 입장에서 태아는 넌셀프다. 유전학적으로는 절반만 엄마와 같다. 세상의 엄마들은 배속부터 고이 키운 내 자식을 셀프라고 생각하겠지만, 자식들은 스스로를 엄마와는 다른 존재로 여긴다. 엄마들은 반발하겠지만 냉정하게 볼 때 자식은 넌셀프가 맞다.

우리 몸의 면역계가 하는 일은 본래 내 몸이 아닌 외부의 침입자를 죽이는 것이니, 엄마의 면역계는 원칙적으로 넌셀프를 없애야 한다. 끔찍하게 들릴지 몰라도 면역계의 입장에서는 외부의 침입자는 멸절하는 것이 마땅하다. 면역계 입장에서는 그것이 정상 반응이다. 따라서 자신을 외부의 적으로 인식하고 죽이려는 모체의 면역계를 태아는 어떻게 해서든 따돌리고 교란해야 한다. 태반에서 PD-L1, HLA-G 같은 면역회피물질이 분비되면 엄마의 면역 세포가 태반을 건너 태아에까지 이르지 못하게 된다. 이런 고마운 면역회피물질 덕분에 태아는 엄마의 면역 세포 공격을 피해서 무럭무럭 자랄 수 있다. 간혹 안타깝게도 이 과정에 문제가 생겨 엄마의 면역 세포가 태반을 건너가면 습관성 유산habitual abortion이 된다. 엄마의 면역 세포에 의해 태아가 죽어 유산이 반복되는 질환이다.

암세포의 비정상적인 빠른 번식 능력은 태아기 때에 흔히 관찰된다. 그래서 많은 암 단백질이 종양태아단백oncofetal protein이라는 이름을 가지고 있다. 나는 아직도 암이라는 뜻을 가진 'onco'와 태아라는 뜻을 가진 'fetal'이 한데 묶인다oncofetal는 사실 자체가 무척 불편하다. 한쪽은 너무나 증오스럽고 탐욕스러운 존재이고, 한쪽은 너무나 사랑스럽고 아름다운 존재인데, 이 두 단어가 어떻게 결합한단 말인가. 불쾌하기 짝이 없다.

하지만 내가 불쾌하다고 해서 사실이 사실이 아닌 것으로 바뀌지는 않는다. 환자들이 흔히 물어보는 암수치, 종양표지자tumor marker는 대부분 종양태아단백 수치다. 간암에서 진단 및 치료 효과 판정에 쓰이는 AFP alpha feto protein(알파태아단백), 위암, 대장암 등에서 치료 효과 판정 및 재발 여부 판정에 쓰이는 CEA Carcino Embryonic Antigen(암태아항원) 역시 대표적인 종양태아단백이다. 이름만 봐도 그렇지 않은가. 알파태아단백, 암태아항원이라는 이름이 불편하니 우리말 용어 대신 AFP, CEA로 표시하는 경우가 더 많다. 만일 건강검진센터에서 암검진을 받은 경험이 있다면 암검진 의사는 피 한 방울로 암을 찾아낸다며 당신의 혈중 AFP, CEA 수치를 측정했을 것이다.

퇴화적 진화

암세포가 세포 증식을 할 때는 태아기 때 사용했던 성장 방식을 그대로 차용한다. 실제 암세포가 빠르게 분열하며 자라는 속도와 태아의 세포가 분열하며 자라는 속도는 비슷하다. 암세포가 이용하는 면역 회피 기전도 새로운 것이 아니라 태아기 때부터 있던 기전이다. 차이가 있다면 암은 몸속에서 무한 성장하지만, 태아는 10개월이면 성장을 끝내고 엄마의 몸 바깥으로 배출된다는 점이다.

같은 생존 전략을 이용하지만 한쪽은 끝이 없고 한쪽은 끝이 있다. 끝이 없는 쪽은 아름답지 못하고, 끝이 있는 쪽은 아름답다. 우리는 암세포가 증식하면 절망하고 태아가 자라나면 기뻐한다. 암 치료가 어려운 이유 중 하나는 암세포가 갖고 있는 이 정상적인 증식 능력을 없앨 수 없기 때문이다.

본래 종양태아단백은 폭발적인 성장을 해야 하는 태아기 때 잠시 발현했다가 그 후로는 일생 동안 쓰이지 않는 물질이다. 평생 잠자던 성장 본능을 암세포가 일깨운다. 태아기 때 사용하던 성장 방식을 성인이 되어서 이용하는 일은 일종의 역분화 dedifferentiation라고 할 수 있다.

다세포생물의 모든 세포는 태어나고 분화하면서 기능을 갖추게 되고 개체 내에서 특정 역할을 수행한다. 사람으로 치면 아기가 태어나고 초등학생, 중학생, 대학생이 되고 성인이 되어 직업을 가지면서 사회에서 시민으로서 기능과 역할을 하는 존재로 나아가게 되는데, 이 과정이 분화에 해당한다. 이처럼 분화는 보통 시간의 흐름처럼 한 방향으로 진행된다. 그런데 암세포는 분화의 과정을 거스르는 역분화를 이용한다.

역분화는 사람으로 치면 이미 나이 든 사람이 다시 아이처럼 되는 일이다. 실제로 이런 일은 종종 일어난다. 사람은 노화도 하지만 퇴화도 한다. 나이가 들면, 어느 순간 퇴행하면서 일곱 살 어린아이처럼 되어버릴 수도 있다. 그렇게 되면 스스로를 돌볼 수 없어져 누군가의 도움을 받아야 한다. 사고가 단순해지고, 툭 하면 삐지고, 말을 듣지 않고, 고집도 세진다. 자주 아파서 병원 갈 일이 많아진다. 일곱 살 아이들이 그렇지 않은가. 밖에 추우니 옷 따듯하게 입고 가라고 해도 괜찮다며 고집부리고 얇게 입고 나갔다가 감기 걸려 고열이 나서 병원에 데리고 가야 하지 않은가.

암세포를 현미경으로 들여다보면 퇴화한 채 역분화된 또는 미분화된 모습을 흔히 볼 수 있다. 암세포인지 아닌지 구분할 때 사용하는 역형성anaplasia이라는 용어는 본래 그리스어로 뒤로 backward를 뜻하는 ana와 형성formulation을 뜻하는 plasis에서 유래했다.[102]

이처럼 암세포는 진화도 하지만 퇴화도 한다. 전진적인 진화가 아니라 후진적인 퇴화도 거듭한다. 이는 이전에 생존했던 단세포적 프로그램이 유전자에 각인되어 있기 때문에 가능하다.

35억~38억 년 전 지구에 처음 단세포 유기체가 생겨난 이래 유기체는 지금까지도 계속 자라고grow, devide, 불멸immortal하고, 움직이고movement, migration, 외부로부터 영양분을 얻어 필요한 대사 활동을 하면서 살아가고 있다. 이 원시적인 생존 지침은 지구상 모든 생명의 기본이며, 수십억 년 전부터 DNA에 뿌리 깊게 새겨져 있다.

단세포 유기체가 공생이라는 이름으로 다세포 생명체로 진화하면서 다세포 생명체는 협력과 조율이 전체 개체와 종의 생존 확률을 높인다는 사실을 알게 됐다. 그 과정에서 DNA에는 새로운 유전자 프로그램이 추가되고 누적됐다. 다세포 생명체의 새로운 유전자 프로그램이 추가되면서 개별 세포는 비로소 성장을 멈추고 움직이지 않고 스스로를 죽게하는 법을 터득했다. 당연한 이야기지만 전체의 구성원으로 조화롭게 살아가기 위해서는 자기 혼자서 지나치게 증식하거나, 주변을 마구 헤집고 다니거나, 영양분을 독식하거나, 다른 이들에게 피해를 주면 안 된다 (이 간단한 사실을 모르는 사람이 세상에는 무척 많다. 이런 사람들을 암적인 존재라고 하는 데는 다 이유가 있다).

비록 제약이 있더라도 세포들끼리 협력하고 조율할수록 변화하는 환경에 맞서 생존할 확률이 높아진다. 더 많이 협력하고 조율할수록 세포들은 분화하고 전문화, 고도화되고 이에 맞는 새로운 규칙을 만들어낸다. 그렇게 새로운 제어 시스템과 유전자 지침은 계속 추가되고 누적되어 다음 세대로 전달된다.

세포들이 분화하면서 세분화, 전문화되는 일은 다른 기능들을 희생시켰기에 가능했다. 어부는 농사짓는 일을 포기하고 농부가 기른 쌀을 자신이 잡아 온 물고기와 맞바꾼다. 농부도 마찬가지다. 강이나 바다에 나가 그물을 드리우는 대신 농사를 열심히 짓는다. 그렇게 생산한 농작물을 어부와 맞바꾼다. 어부도 마음먹으면 농사를 지을 수 있고 농부도 마음먹으면 고기를 잡을 수 있지만, 고도화된 사회일수록 고기잡는 일에 집중하는 편이 더 유리하다. 사회가 고도화될수록 분업이 복잡해지고 법률 체계가 복잡해지듯, 생명체가 고도화될수록 새로운 유전자 프로그램들이 하나씩 추가되고 생명 현상은 복잡해진다. 하나의 종 species도 점차 복잡해지는 방향으로 분화한다. 한 개체 내의 세포도 태아기 때의 전분화능 줄기세포pluripotent stem cell에서 성체가 되면서 점차 기능을 갖춘 다양하고 복잡한 세포들로 분화한다. 그리고 한 세포가 일단 분화하면 가령 한 세포가 근육세포가 되면 그 세포는 영원히 근육세포로 남는다.

그러나 오랫동안 세분화, 전문화하며 진화하는 동안에도 과거의 단세포적인 유전자 프로그램은 지워지지 않고 우리의 DNA에 남아 있다. 우리 안에는 원시적인 단세포 생물의 유전자가 지금도 남아 있다. 효모의 분열을 연구하는 과정에서 밝혀진 CDK cyclin-dependent kinase라는 유전자는 사람에게도 똑같이 존재해서 훗날 CDK4/6를 억제하는 팔보사이클립palbociclib이라는 항암제가 탄생하는 이론적 배경이 됐다. 생명의 기원을 거슬러 올라가면 고등한 인간도 원시적인 세균도 공통 조상에서 갈라져 나왔음을 알게 된다. 그 수십억 년의 진화를 거치면서 새로운 유전자 프로그램들이 추가되고 고도화되었지만, 오래된 단세포적 유전자 프로그램은 여전히 우리 속에 존재한다. 다만 활용되지 않고 있을 뿐이다.

그러다가 점차 암세포가 발현하고 최근에 추가된 유전적 통제력이 손상받는다면 단세포 유기체적 특성이 다시 깨어난다.[103] 암세포가 자라나는 모습을 관찰하면 마치 다세포 생물을 구성했던 협력과 상생의 약속이 깨지고, 공생적 동반 관계가 와해되어버린 것 같다는 생각이 든다. 공생자들은 협력적 역할에서 벗어나 다시 자신들의 독립적인 성향을 확인하고 자신의 단세포적 과거로 복귀한 것처럼 보인다. 암세포가 되는 일은 단세포적 회귀라는 것이 더 적절한 설명인지도 모른다.[104] 그 결과 암세포는 분열, 불멸, 이동, 영양 독점이라는 예전의 단세포적 특성이 발현한다. 역분화 또는 퇴화devolution가 일어나는 것이다.

진화를 하면서 한편으로는 역분화와 퇴화도 한다는 암세포의 영악한 양면성에 나는 치를 떨었다. 퇴화적인 진화. 모순되는 양극단의 개념을 이용하며 암세포는 생존을 위해 몸부림치고 있다.

그런데 어쩌면 이것 역시 자연계 본연의 모습일지도 모른다. 비록 퇴화에 이를 수 있어도, 진화의 흔적인 오래된 유전자 프로그램을 없애지 않고 나이테처럼 남겨둔 것이 본래 자연의 모습일지 모른다. 자연은 진화도 퇴화도 모두 품어버리는 것 같았다. 자연은 자연일 뿐 자연에는 선악도 당위도 없다.

암에 대해서 더 잘 알고 자연과 세상을 이해하기 위해서는 거꾸로 뒤집어봐야만 할 것 같았다. 나를 중심으로 바라보고 해석하지 말고 입장을 바꾸어서 말이다.

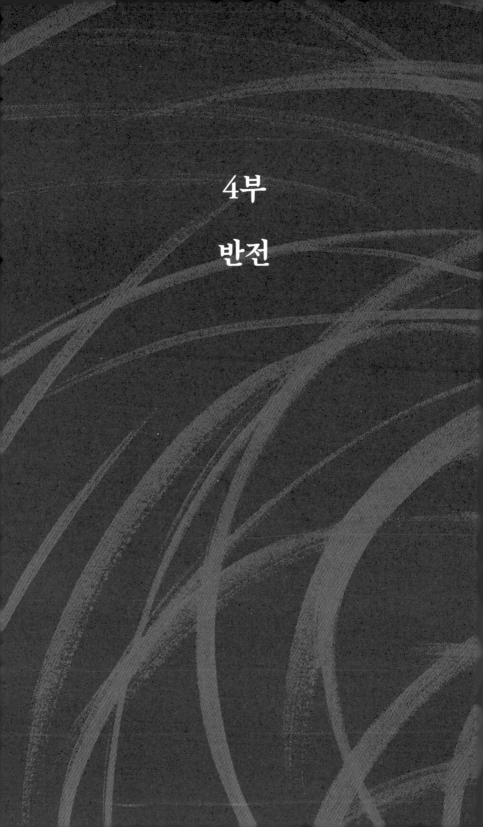

4부

반전

10장 지피지기를 위한 역지사지

역지사지로 보는 세상

고등학교 때 아버지가 돌아가시고 난 이후의 일이었다. 기억에도 없는 아버지 친구들이 돈을 갚으라고 찾아왔다. 주변 정리를 하나도 못 하고 돌아가신 탓에 액수를 확인하기도 어려웠다. 그때는 빚쟁이들이 미웠다. 아무리 돈이 좋기로서니 친구가 죽자마자 친구의 부인과 아들을 찾아와서 돈을 갚으라고 한단 말인가. 그들을 원망했다.

하지만 나이가 들어 객관적으로 생각해보자 아버지가 돈을 빌리고 안 갚은 것은 엄연한 사실이었다. 내 가족이라는 이유로 아버지는 선하고 마냥 좋은 사람이라고 생각했지만 돈에 있어서는 그렇지 않았다. 그들 입장에서는 친구에게 돈 떼인 것이 맞았다. 법적 상속자인 부인과 아들에게 돈을 받는 것이 맞았다. 또한 그들에게는 그들만의 사정이 있었을 것이다. 나에게 좋은 아버지인 것과 친구에게 빌린 돈을 안 갚은 것은 별개의 사안이었다.

아버지가 어머니에게 좋은 남편이 아니었던 순간이 있었다는 것도 알게 되었다. 특히 시댁 문제에 있어서 아버지는 좋은 남편이 아니었다. 장손이라며 나를 예뻐해주시던 친할머니는 어머니에게는 좋은 사람이 아니었다. 거기에는 어른이 된 뒤에야 이해할 수 있는 맥락이 있었다. 그 맥락들은 당시의 시대상을 이해해야 보인다.

1960년대 모두가 가난했던 그 시절, 대학 교육은 장남에게만 허락됐다. 제한된 자원을 장남의 교육에 모두 쏟아붓고 남은 가족들은 장남 뒷바라지를 해야만 했다. 그래서 큰누나들은 학교도 제대로 다니지 못한 채 동생들과 집안 식구들을 먹여 살리기 위해 공장으로 갔다. 부모는 장남의 학비를 대느라 소를 팔고 논을 팔았다. 단칸방에 함께 먹고 자던 동생들은 큰형이 공부할 때는 숨소리도 내면 안 됐다. 이는 그 시대의 생존 전략이었다. 다행히 장남이 성공하면 가족은 모두 성공했고 장남이 성공하지 못하면 함께 몰락했다.

장남들의 고충도 만만치 않았다. 장남들은 이를 악물고 살아남아야 했다. 그 시대 장남들에게는 선택의 여지가 없었다. 무조건 성공해야 했다. 장남이 성공하면 집안의 돈을 쏟아부어 혼자 대학을 나왔다는 이유로 동생들과 가족들을 부양할 의무가 부여됐다. 그 결과 가족들이 얽히고설키며 가족들 사이에서 분란이 흔했다. 그 시대에는 그랬다.

나의 아버지는 그 시대의 전형적인 장남이었다. 육남매의 맏이였던 아버지는 매일 세 시간씩 기차로 통학하며 좋은 고등학교를 졸업했고 좋은 대학교 경제학과를 나왔다. 개천에서 용이 났다. 기쁨도 잠시, 돈을 벌어야 했던 아버지는 1970년대 초반 당시에 돈을 가장 잘 번다는 은행원이 됐다. 그렇게 서울에 자리를 잡은 장남은 가족의 뒷받침을 바탕으로 성공한 원죄로 형제와 부모를 부양해야 했다.

어머니 입장에서는 시시때때로 도와달라고 모여드는 시동생들이 곱게 보일 리 없었다. 전망 없는 사업을 하느라 아버지가 빌려준 돈을 다 날린 시동생들이나, 그런 동생들을 도와준다고 대출을 받은 것은 물론 친구들에게까지 돈을 빌리는 아버지를 이해하기 힘들었을 것이다. 나에게는 좋은 아버지였어도 어머니에게 항상 좋은 남편이었는지는 잘 모르겠다. 게다가 휴일에는 때가 까맣게 긴 아들 녀석 목욕 좀 시키고 오랬더니 건성으로 비누칠만 하고 오는 무심한 남편이기도 했다.

사춘기를 겪고 어른이 되면서 바라본 세상은 이처럼 많이 달랐다. 내 중심으로 바라보던 세상과 한 걸음 물러서서 바라보는 세상은 너무나 달랐다. 어른이 되고 상대방의 입장이 보이자 세상은 아는 만큼 다르게 보였다. 존재는 그대로인데 관점에 따라서 완전히 다른 존재가 되어버렸다.

나 역시 내 고등학생 아들을 보면서 비슷한 생각을 했다. 공부를 한다고 하는데 내가 보기에는 영 아니었다. 내가 고등학생 때에는 형편이 어려워도 절박한 마음에 하루에 12시간씩 공부했는데, 아들은 달랐다. 그런 이야기해봐야 '라떼는 말이야'이고 꼰대가 되기에 최대한 참고 또 참았지만 답답한 때가 있었다. 차라리 내가 무능해서 경제적으로 궁핍했다면 저 아이가 공부를 열심히 했을까 하는 생각이 들기도 했다.

풍족한 환경이 독이 되기도 한다. 때론 척박한 환경에서 아이는 더 강하게 자라기도 한다. 물론 요즘에는 환경이 너무나 척박해서 도저히 용이 날 수 없는 개천도 있고, 부의 대물림이 고착화되면서 기울어진 운동장에서 제아무리 뛰어봐야 별수 없는 경우도 많다. 인간에게나 암세포에나 환경은 중요하다.

한번은 의과대학 학생과 같이 점심을 먹으며 이런저런 이야기를 나누던 중 그 학생이 이런 말을 했다.

"교수님은 아버지가 암으로 돌아가시고 힘드셨던 경험이 있어서 환자들과 가족의 입장을 누구보다도 잘 헤아릴 수 있어서 좋으시겠어요."

그 학생은 부모님이 모두 의사로, 강남에서 유복하게 자랐다. 자신은 그런 경험을 해본 적이 없어서 암 환자와 그 가족에게 공감하기 어려워 비슷한 경험이 있는 내가 부럽다는 이야기였다. 비꼬는 게 아니라 정말 부러워했다.

그날 나는 무척이나 당혹스러웠다. 내가 고생한 게* 부럽다는 그 학생에게 뭐라고 해야 할지 알 수 없었다. 나의 어려웠던 환경과 내가 겪은 고단함이 30년 뒤 누군가에게 부러움의 대상이 되리라고는 전혀 생각하지 못했다. 사실 나는 의사 부모와 유복한 환경을 가진 그 학생이 부러웠는데, 그 학생은 나를 부러워했다. 뒤집어 보면 좋은 환경은 나쁜 환경이고, 나쁜 환경은 좋은 환경이었다.

그날 대화에서 배운 점이 또 있었다. 예전과 지금은 공부 방법 자체가 달랐다. 예전에는 엉덩이 붙이고 오래 앉아 외우면 외우는 만큼 비례해서 성과가 따랐지만, 지금의 수능 시험은 꼭 그렇지 않았다. 두 배로 앉아 있다고 꼭 성적이 두 배가 되진 않았다. 공부 시간도 중요하지만, 킬러 문제 몇 개를 잘 맞히느냐에 따라 점수가 크게 달라졌다. 킬러 문제를 짚어주는 강사를 찾아야 해서 정보 수집이 중요해졌다.

아이들은 바뀐 세상에 빠르게 적응하고 나름 현명하게 공부하고 있었다. 아이들은 바뀐 환경에 적응하며 진화하며 합리적인 선택을 하고 있었다. 내 아들은 나름대로 잘하고 있었다. 시

---

* 사실 그 정도 고생은 나만 한 것이 아니다. 그 시절 그 정도 고생 이야기는 세상에 널리고도 널렸다. 그 어려움을 다시 겪고 싶진 않지만 그렇다고 해서 내 고생을 훈장 삼아 이야기하고 싶은 생각은 추호도 없다.

대가 달라졌고 맥락이 달라졌는데, 그저 나만 달라진 세상을 인지하지 못하고 요즘 젊은것들은 제대로 공부하지 않는다고 한탄하고 있었다. 요즘 아이들이 이상한 게 아니라 달라진 시대 문맥을 읽지 못한 내가 이상한 거였다. 예전의 방식으로 현재의 아이들을 이해하려는 내가 문제였다. 내 생각과 내 시선이 문제였다. 아들의 입장에서는 내가 꼰대가 맞았다. 입장을 바꾸어서 다른 시선으로 바라보자 세상이 더 객관적으로, 더 선명하게 보이기 시작했다.

암세포의 시선으로 바라본 세상

사람들은 암세포를 나쁜 시선으로만 바라본다. 하지만 우리의 입장이 아닌 암세포의 입장에서 생각해보면 많은 것이 달라진다. 지금부터의 설명이 불편할 수 있지만, 잠시 관점을 달리해보자. 암세포의 시선으로 세상을 한번 바라보자.

우리 몸의 세포를 하나의 인간으로 치환하고 우리 몸을 사회라고 생각해보자. 생명체에서 일어나는 일은 인간 사회에서도 일어난다. 우리 몸이 하나의 사회라면 아주 거대한 사회라고 할 수 있다. 국가로 치면 인구가 30조 명인 국가다. 2024년 기준 인구가 가장 많은 국가인 인도의 인구가 14억 2,862만 명이니, 인도보다 2만 배 이상 인구가 많은 국가인 셈이다.

우리 몸이라는 국가는 아주 다양한 사회 구성원으로 이뤄져 있다. 신경세포, 근육세포, 피부세포, 간세포, 폐세포, 장 상피세포, 백혈구, 적혈구, 뼈세포 등 수많은 종류로 나뉜다. 하나의 국가도 다양한 사람들로 구성되어 있지만 사람이라는 공통점이 있듯이, 세포들도 저마다 하는 일은 다르지만 세포라는 공통점이 있다.

같은 듯 다른 세포들이 거대한 공동체를 이룬 이유는 그것이 생존에 유리하기 때문이다. 30조 개의 세포로 이루어진 이 거대한 공동체는 다양한 세포들이 조화를 이루고 협력할 때 유지된다. 그래서 조화와 협력을 위해 공통된 행동 지침이 마련돼 있다.

이 행동 지침은 일종의 정보 형태로 존재하는데 정자와 난자가 만났을 때 부모의 정보가 절반씩 합쳐져 만들어지고, 핵 속에 DNA의 형태로 저장된다. 이 정보는 ATCG라는 알파벳 배열에 따라 모두 30억 개의 글자로 이루어져 있다. 세포가 분열해 새로운 세포가 생겨날 때마다 30억 개의 글자는 복사된다. 복사본은 다음 세포에게 대를 이어 전달된다. 하나의 수정란이 만들어질 때 생겨난 정보는 세포가 30조 개 정도 될 때까지 복사된다.

30억 개의 글자를 복사하는 과정에서 아주 드물지만 오류가 발생한다. 주로 세포 분열이 빠른 곳에서 이런 문제가 일어난다. 분열되는 횟수 자체가 많기 때문에 오류가 생길 가능성이 높아진다. 이렇게 발생한 오류가 누적되면서 세포는 점차 이상해진다. 암세포로 변할 확률이 높아지는 것이다.

세포 분열이 빠르게 이뤄지는 부위는 주로 우리 몸의 겉을 이루는 부위다. 예외가 있다면 피를 만들어내는 골수세포 정도다. 우리 몸에서 외부와 직접 접하는 부분은 공통적으로 세포 분열이 빠르다. 피부, 위점막, 장 점막 이런 부위의 세포가 대표적이다. 이런 부위는 우리 몸의 내부와 외부를 구분짓는 최전선이다.

여기서 짚고 넘어갈 점이 있다. 위장이나 소장, 대장, 폐 같은 몸속 장기들의 내강內腔, lumen(파이프 속 텅 빈 공간)은 우리 몸속에 있지만 외부로 봐야 한다. 피부가 우리 몸의 겉이라는 데는 모두가 동의할 것이다. 우리 몸속이라고 생각하기 쉽지만 위장, 소장, 대장 역시 우리 몸의 외부다.

한번 생각해보자. 입으로 음식물을 먹으면 식도, 위장, 소장, 대장을 거쳐 소화된 뒤 대변으로 배출된다. 영양분이 흡수되고 남은 찌꺼기인 대변이 내 몸이라고 생각하는 사람은 아무도 없을 것이다. 음식이 통과하며 머무는 곳, 즉 식도 속, 위장 속, 소장 속, 대장 속은 길고 구불구불한 호스 같은 형태로 모두 연결되어 있다. 따라서 위장관의 내강은 우리 몸의 외부에 해당한다. 몸속이지만 외부다. 위장관의 미세 융모를 이루고 있는 점막세포는 외부에서 들어온 음식물이 지나갈 때 영양분을 흡수하는 역할을 한다. 피부의 각질세포가 우리 몸의 겉을 이루는 것처럼 장 점막의 상피세포도 우리 몸의 겉을 이룬다.

겉과 속의 착시 효과는 외과와 내과라는 진료과 이름에서
도 나타난다. 외과와 내과는 정반대로 생각해야 한다. 외과外科는
바깥을 보는 것 같지만 실제로는 수술을 하며 째고 안으로 들어
가서 보는 과이고, 내과內科는 안을 보는 것 같지만 실제로는 겉
을 보는 과다. 내과에서 보는 내시경內視鏡, 위내시경, 대장내시
경, 기관지내시경은 내內라는 글자가 붙어 있지만, 실제로는 우
리 몸속에 있는 외부를 들여다보는 검사다. 외과는 속으로 들어
가서 보고 내과는 겉에서 본다. 겉은 겉인 듯 속이고, 속은 속인
듯 겉이다. 겉과 속이 다르다.

　　우리 몸의 겉을 이루는 세포들은 암에 잘 걸린다. 우리가
흔히 접하는 대장암, 위암, 폐암, 유방암의 병리학적 이름에는 칼
시노마carcinoma라는 이름이 붙는데, 칼시노마는 우리 몸의 겉을
이루는 점막, 분비샘 같은 상피세포epithelial cell에서 기원한 암이
라는 뜻이다. 이들 상피세포는 임무가 막중하다. 장 속의 장 점막
상피세포를 한번 살펴보자.

　　장 점막 상피세포는 입속으로 들어온 음식물을 소화할 수
있는 형태로 만들어 영양분을 흡수하는 역할을 한다. 영양분을
하나라도 놓치지 않기 위해 대변이 되어가는 음식물을 샅샅이
훑어낸다. 이를 위해 장 점막은 미세 융모 형태로 매우 구불구불
하게 되어 있는데, 한 사람의 장 점막을 당겨서 다림질하듯이 쫙
펴면 테니스 코트만 한 면적이 된다고 한다.[105]

　　장 점막은 우리 몸의 내부와 외부를 가르는 경계이다 보니

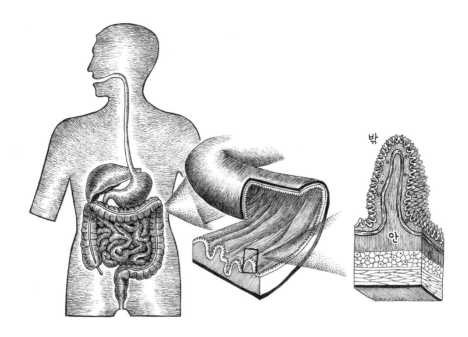

<그림 11>

위장이나 소장, 대장, 폐 같은 몸속 장기들의 내강은 우리 몸속에 있지만 외부로 봐야 한다. 피부가 우리 몸의 겉이라는 데는 모두가 동의할 것이다. 우리 몸속이라고 생각하기 쉽지만 위장, 소장, 대장 역시 우리 몸의 외부다.

장 점막 상피세포는 외부의 세균이나 바이러스를 감시하는 역할도 한다. 수상한 물체가 침투하면 점막면역mucosal immunity을 이용해서 1차적으로 방어하고, 면역 세포에게 보고해서 2차 면역계를 활성화한다. 이를 위해 장 속에는 파이어 판Peyer's patch라는 면역기관이 촘촘하게 있다.

　장 속으로 들어오는 세균과 바이러스를 죽이기 위해서 우리 몸은 다른 방법도 사용한다. 한 가지 예로 위장에서는 강산성의 위액을 분비해서 위장 자체를 세균과 바이러스가 생존하기 힘든 산성acidic 환경으로 만든다. 위액의 수소 이온 농도potential of hydrogen, pH는 보통 1~3 정도다. 이 강력한 산성 환경으로 인해 위로 들어온 어지간한 세균들은 박멸당한다(예외가 있다면 헬리코박터균이다). 세균을 죽이는 측면에서는 좋은 방어 방법이지만, 산성이 너무 강력하다 보니 그 자체로 위벽을 녹여버릴 수 있다. 우리 몸은 매일 염산 테러를 당하고 있는 셈이다.

그래서 우리 몸은 두 가지 방어기제를 만들어놓았다. 첫 번째가 뮤신mucin이라는 보호막이다. 위장 점막세포들은 뮤신이라는 점액을 분비해서 위벽을 코팅해 스스로를 보호한다. 만일 어떠한 이유에서든 뮤신이 잘 분비되지 않거나 위액이 지나치게 많이 분비되면 위벽이 손상돼 위궤양이 생긴다. 위궤양이 심해지면 위벽이 녹아서 구멍이 뚫린다.

두 번째 방어기제가 더 중요한데, 위벽을 계속 갈아치우는 전략이다. 위산이 우리 몸속으로 들어오는 것을 막기 위해 위장 점막의 상피세포는 평생 열심히 기능을 다하다가 수명이 다하면 내강을 향해 떨어져 나간다. 점막하층에서 세포가 만들어져 점막으로 이동해 위산을 만나고 영양분을 흡수하다 내강을 향해 떨어져 죽기까지, 상피세포는 한 방향으로만 진행한다. 수명이 다한 상피세포는 위산으로 가득 찬 내강을 향해 나아가며 장렬히 전사해 우리 몸을 지켜낸다. 수많은 장 점막세포는 빛도 들어오지 않는 어두컴컴한 곳에서 대변이 되어가는 음식물을 더듬으며 영양분을 조금이라도 더 흡수하고, 소화액이나 외부의 세균으로부터 우리를 보호하기 위해 평생 힘들게 일하다가 사멸한다. 물론 상피세포의 평생이라고 해봐야 3~5일이다.[106] 점막 상피세포의 수명은 매우 짧다.

우리 몸에는 수명이 수십 년에 이르는 세포들도 많지만, 극한 환경에서 일하는 세포들은 한 번 쓰고 버리는 일회용품에 가깝다. 점막하층에는 끊임없이 상피세포를 만들어내는 줄기세포가 있다. 이 줄기세포는 끊임없이 분열하며 새로운 상피세포를 만들어낸다. 대략 3~5일마다 테니스 코트만 한 면적의 상피세포가 새로 바뀐다고 보면 된다. 상피세포는 끊임없이 일회용품처럼 만들어지고 일만 하다가 며칠 뒤 사멸한다. 그게 태어나자마자 맞이하게 되는 장 상피세포의 운명이다.

이런 소모품 같은 세포들은 빨리 만들어내야 하고 분열되는 횟수 자체가 많기 때문에 본디 DNA 오류가 생기는 횟수도 많다. 수십 년에 걸쳐 발암물질이 들어오면 세포는 점차 이상해지고 더러는 암세포가 되기도 한다. 하지만 걱정할 필요는 없다. 이 세포들은 며칠 뒤면 떨어져 나가면서 죽을 것이며 세포의 죽음과 동시에 세포에 축적되어 있던 이상한 유전자 변이 또한 사라진다.[107] 이들이 암세포로 발전하지 못하는 이유는 암세포가 되기 전에 떨어져 나가기 때문이다. 이들의 수명은 암으로 발전할 만큼 충분히 넉넉하지 않다.

상피세포 입장에서 생각해보면, 이들 세포는 왜 자기들만 이런 각박한 운명에 처했는지 모르겠다면 불공평하다고 생각할 수도 있다. 내가 상피세포라면 그렇게 생각할 것 같다. 이들은 가혹한 운명으로 태어나서 천대받고 멸시받는 힘없는 세포들이다. 어찌 보면 노예 같은 삶이다. 그러나 이들이 궂은 일을 해주지 않으면 우리 몸은 유지될 수 없다. 그래도 이들은 불평을 늘어놓지 않고 평생 어두운 곳에서 묵묵히 궂은 일을 하다가 짧디짧은 생을 마감한다.

그런데 몸의 주인인, 사람들은 여기에 고마움을 느끼기는 커녕 온갖 맵고 짜고 기름지고 자극적인 음식을 상피세포에 들이붓는다. 탄 고기와 같은 발암물질을 먹는 일도 서슴지 않는다. 이유는 한 가지다. 혀에서 느껴지는 맛이라는 자극을 뇌가 좋아하기 때문이다. 맛있는 음식이 들어오면 혀는 이를 전기 신호로 바꿔 뇌에게 보고한다. 그러면 뇌에서는 특정 신경 전달 경로가 활성화되면서 도파민이 분비되고 우리는 행복감을 느낀다. 이 때문에 우리는 맛집을 찾아다닌다. 특히 달고 기름진 음식을 탐닉한다. 그 과정에서 DNA 오류를 촉진하는 발암물질이 들어 있는 음식도 개의치 않고 섭취한다.

본디 미각은 개체의 생명을 유지하기 위한 본능에서 만들어져 생존에 유리한 방향으로 진화한 중요한 감각이다. 먹을 것 없어서 헐벗고 가난하던 시절, 미각은 생존이라는 본연의 임무에 충실했지만, 농업혁명과 산업혁명을 거치면서 먹을 것이 풍족해지자 그 역할이 바뀌었다. 의식주가 해결되면 더 고차원적 욕구가 생기는 것처럼 미각은 새로운 자극을 욕망하게 됐다. 살기 위해 먹는 것이 아니라 먹기 위해 사는 것으로 바뀌게 됐다.

우리 몸을 하나의 국가로 보면, 뇌는 지도층에 해당한다. 지도층의 하수인, 혀는 맛에 대한 정보를 뇌에게 갖다 바친다. 또한 눈과 코는 음식물의 시각, 후각 정보를 제공하며 풍미를 더한다. 맛에 길들여진 뇌의 지시로 다리 근육은 맛집까지 걸어가는 수고를 아끼지 않고, 팔은 기꺼이 음식물을 입으로 가져온다.

달고 기름진 맛을 위해서 뇌가 지시하는 대로 우리는 위장 상피세포에 위험한 물질들을 계속 들이붓는다. 위장이 어떻게 느끼든 말든 상관없이 말이다. 그것도 하루이틀이 아니라 수십 년 동안 계속 되풀이한다. 술은 또 어떠한가. 알코올이 주는 쾌락을 얻기 위해 뇌는 술을 마시라고 명령을 내리지 않는가. 술을 처리해야하는 수십 년 동안 간이 굳고 급기야 간암이 생기더라도 뇌는 계속 술을 찾는다. 이쯤 되면 위나 간에 대한 학대라고 할 만하다.

안타깝게도, 장 점막 상피세포나 간세포에는 감각신경이 없다. 그래서 상태가 심각해질 때까지는 고통을 느낄 수도 표현할 수도 없다. 생각해보면 술을 해독해야 하는 간이나, 담배에 찌들어야 하는 폐나, 발암물질을 받아내야 하는 상피세포의 고통을 느껴본 적 있는가? 게다가 상피세포들은 유해물질이 들어와도 피할 방법이 없다. 이들 세포는 자신의 자리에서 꼼짝도 못 한 채 유해물질에 고스란히 노출된다.

노예 같은 상피세포의 삶과 달리 고위 관료인 뇌세포의 삶은 화려해 보인다. 뇌세포는 수명이 길다. 또한 두개골과 혈관뇌장벽blood brain barrier으로 철저히 보호를 받는다. 뇌세포는 외부와 차단된 아늑한 곳에서 명령을 내린다. 그러면 알아서 맛있는 음식이 들어와 전기적 신호로 바뀌어 뇌세포는 쾌락을 느끼게 된다.

고위 관료들은 현장을 모른다. 엄밀히 말하면, 현장을 알 필요가 없다. 그저 현장 보고서 격인 전기 신호로 쾌락을 느끼고, 더 많은 쾌락을 위해 명령을 하달할 뿐이다. 그러면서 책임을 면해야 하니 시스템을 복잡하게 만든다. 실제로는 뇌의 쾌락을 위한 것이지만, 겉으로는 생존에 필요한 영양분을 얻기 위해서라고 말한다. 말이 화려하고 시스템이 복잡해지면 무엇이 진실인지 알기 힘들다. 겉으로는 국민을 위한다고 말하지만 속으로는 자신의 이익을 챙기는 사람들이 늘 있지 않은가. 겉과 속이 다르지만 현장에서는 알아채기 힘들다.

현장을 외면하면, 현실은 왜곡된다. 고위 관료들의 책상에 올라오는 보고서만 보면 세상은 더없이 평화로워 보인다. 그러나 실제 현장은 늘 어지럽다. 우리 뇌는 현실과 상상을 구분하지 못한다. 뇌로 올라오는 전기적 신호가 바뀌면 뇌는 그대로 믿는다. 우울한 감정을 허기로 속이면, 속아 넘어간 뇌는 이를 배고프다는 신호로 인식하고 폭식을 하라는 명령을 내린다.

폭식으로 살이 찌면 뇌는 스스로를 못생겼다고 인식하게

하고, 패션모델이나 입을 법한 옷을 입으면 자기도 멋있어질 것이라 착각하며 옷을 사게 만든다. 영화배우 정우성은 청바지에 흰 티셔츠만 입어도 멋있지만, 배가 나온 중년 아저씨인 나는 100만 원짜리 청바지를 입어도 그저 배바지 패션 테러리스트일 뿐이다. 그러면 또 우울해지고 또 폭식하고 또 술담배를 찾고 이번에는 좀 더 그럴듯한 옷을 찾는다.

어느 시점이 되면 왜 옷을 사는지 이유도 모른 채 습관적으로 옷을 사고, 왜 단 것을 찾는지 모른 채 습관적으로 단 것을 먹고, 왜 술을 찾는지 모른 채 습관적으로 술을 먹게 된다. 이쯤되면 생각대로 살지 않고 사는 대로 생각하게 된다. 필요와 욕망을 구분하지 못하게 된다. 중독에 지배당하게 된다. 그런데 뇌는 그렇게 해야 행복해질 거라 착각한다. 십상시十常侍 같은 간신배들이 상피세포들이 평온하며 국왕을 위해 충성을 다하며 만세를 부르고 있다고 거짓 보고를 하면 국왕은 그대로 속는다. 최고권력자의 눈과 귀를 막는 것은 아주 간단하다. 더 큰 쾌락을 제공하면 된다. 그러나 그렇게 되면 권력감은 커지지만 권력은 줄어든다. 실제 권력은 어느 순간, 주변의 간신에게 넘어가게 되는데 본인만 모른다.

쾌락에 눈먼 최고권력자는 간신을 최고의 충신으로 여긴다. 지나고 나서 보면 왜 충신과 간신을 구분하지 못했나 싶지만, 그 당시에는 충신과 간신의 경계가 모호했다. 눈과 귀가 멀면 간신이 충신으로 보이고 충신은 간신으로 보인다. 임진왜란 때 선조는 이순신을 죽이려 했고 원균을 삼도수군통제사로 임명했다. 쓴소리하는 충신은 늘 죽임을 당했다. 권력자에게 아부해서 죽은 사람은 없지만 직언해서 죽은 사람은 차고도 넘친다. 판단력을 유지하기 위해서는 현장을 직시하고 현실 감각을 날카롭게 벼려야 하지만, 권력은 현실 감각을 무디게 만든다. 우리 몸도 마찬가지다.

생존 기계

사회지도층이 그들의 이익을 위해 하층민을 지나치게 착취하면 하층민이라고 해도 가만있을 리 없다. 수십 년 동안 발암물질이 들어오는데 참을 수 없다. 본디 수명이 짧아 빨리 분열해야 하는 상피세포들의 DNA에 돌연변이가 누적되다가 우연히 죽지 않는 유전자가 활성화되고 면역을 회피하는 유전자 변이가 만들어지다 보면, 이 세포들은 드디어 암세포라고 불릴 정도로 이상하고 독한 단계로 변신한다. 마침내 반란군이 태어나고, 사회의 구조를 흔드는 시작점이 된다.

지도층의 이익을 위해 누군가는 자신의 목숨을 갈아 넣으며 일을 하는데, 지도층은 이를 알지 못한 채 더 많을 이익을 추구한다면, 무슨 일이 벌어지겠는가. 여기에 더해 사회 시스템이 시민의 안전을 보장해주지 못한다는 인식이 강해지면 사람들은 국가 시스템을 신뢰하기보다 제 살길을 모색하게 된다. 사회의 질서와 시스템이 붕괴하고 각자도생各自圖生 사회가 되면 그나마 유지되던 행동 지침이 무력화된다. 행동 지침을 지키는 사람만 바보가 된다.

역사적으로 볼 때 이러한 세력의 숫자가 늘어나고, 조직화되고, 주변으로 퍼져 나가면 민란이 일어났다. 이때 현장에서 가장 힘들어하던 힘없는 세력이 민란의 동력이 됐다. 민란의 과정에서 흔히 폭력이 동반되기도 한다. 때론 피해자가 가해자가 되기도 한다. 이런 민란이 더욱 확대되면 반란이 된다. 반란군과 진압군 모두 같은 국민이며 적은 내부에 있었으나 내전에서는 피아구분이 어렵고 무엇이 사회정의인지 누가 반국가세력인지 알기 어렵다. 실제로 사익을 위해 국민을 탄압하고 국가를 비정상적으로 운영한 사회지도층이야말로 반국가세력이라고 해도 틀린 말이 아니다. 그러다가 반란이 커지면 사회가 전복되고, 시스템이 붕괴한다. 역사는 반복된다.

이런 일이 벌어지는 것을 막으려면 어떻게 해야 할까? 반란군을 반국가 세력으로 낙인찍기 전에 이들이 왜 그렇게 될 수밖에 없었는지를 따져봐야 한다. 사회의 질서를 위해 불만을 갖지 말라고 할 게 아니라, 이들의 아픔과 고통을 살펴야 한다. 소리를 내지 못하는 이들의 목소리에 귀를 기울였어야 한다.

이렇게 되기까지 이들을 압박한 기득권층이 문제라고 지적할 수도 있다. 그런데 이들을 비난하고 욕한다고 문제가 해결될까? 우리가 기득권층에 속하지 않는다고 해서 이 문제들로부터 완전히 자유로울 수 있을까? 어쩌면 나 자신이 문제였던 것은 아니었을까?

내가 일하는 대학병원 연구실의 사무실은 항상 깨끗하다. 누군가가 새벽 4시에 일어나서 새벽 첫차를 타고 사무실에 와서 내가 출근하기 전인, 새벽 6시에 청소를 하기 때문이다.[108] 나는 청소 노동자분을 만날 기회가 별로 없어서 그저 사무실은 늘 깨끗하다고 생각하며 살아왔다. 어쩌다가 내 연구실 청소를 담당하는 분이 갑자기 몸살이라도 나서 하루 결근이라도 하면 사무실이 왜 지저분하냐고 불평을 했다. 배달 노동자들이 30도가 넘는 폭염 속에서 또는 눈이 오는 밤에 내가 주문한 짜장면을 불기 전에 배달하기 위해 과속한다는 사실[109]을 나는 모르고 살아왔다. 택배기사들이 하루에 200개의 택배를 어떻게 배달하는지, 그리고 그 과중한 노동이 그들의 건강에 어떤 영향을 미치는지 나는 무관심했다.[110]

누군가의 희생에 의해서 유지되는 사회, 그 희생이 정당한 대가를 받지 못하는 사회는 지속가능하지 않다. 노동에 따른 정당한 대우를 받아야 한다. 지금 이 순간에도 묵묵히 제 역할을 하는 내 몸의 여러 세포들 덕분에 건강이 유지되고 있다면, 이들에게 합당한 대우를 해야 한다.

적어도 내 몸을 사랑한다면 내 몸이 싫어하는 짓을 하지 말아야 한다. 내 몸이 건강하기를 바란다면 내 몸이 건강해질 수 있는 선택을 해야 한다. 이는 아주 단순한 진리다. 그러나 이를 평생 실천하는 사람은 극소수다. 대부분의 사람들은 자신의 몸을 사랑한다면서 몸이 싫어하는 해로운 짓을 골라서 하고 그러면서도 건강하기를 바란다. 건강할 때는 건강하다는 이유로 건강을 지키지 않는다. 그 결과 건강을 잃게 되는데, 그러면 사람들은 그제야 건강이 최고라며 후회한다.

건강은 건강할 때 드러나지 않고 건강을 잃어야만 드러난다. 현장의 노동자도 그렇다. 현장 노동자의 존재는 역할이 멈췄을 때 드러난다. 정치인은 무슨 일을 하면 신문기사에 나지만, 환경미화원은 파업을 해서 쓰레기가 쌓여야만 신문기사에 난다. 평소 그들의 노동 환경이 얼마나 열악한지를 지적하는 주류 언론은 좀체 찾아보기 힘들다.

사회적 측면에서 바라보고 역지사지의 시선으로 암의 탄생을 바라보면, 관점이 전환된다. 아마도 암세포 입장에서도 할 말이 많을 것 같다. 암세포가 처음부터 암세포였던 것은 아니다. 처음에는 평범한 보통의 세포였다. 다만 보다 가혹한 환경에 처해 있었을 뿐이다.

수십 년간 담배를 피우면서 타르와 같은 수천 가지 발암물질이 계속 죄 없는 폐에 들어왔고, 뜨거운 뙤약볕 아래에서 자외선이 피부를 계속 때려댔고, 탄 고기 속 발암물질인 벤조피렌benzopyrene이 들어와도 이를 꾸역꾸역 소화해냈다. 해로운 물질들이 들어오면 몸은 이를 거부하며 염증 반응을 일으키고, 만성적인 염증이 수십 년간 지속되면 국소적으로 활성산소가 많아지며 DNA 돌연변이가 쌓이게 된다.

차라리 독성이 너무 강하면 세포들이 그 자리에서 죽으면서 끝날 텐데, 이런 발암물질은 독성이 애매하게 낮다. 프리드리히 니체의 말처럼 나를 죽이지 못하는 것은 나를 더욱 강하게 만든다. 해결해달라고 외치지만 바뀌는 것이 없는 현실들. 이런 상황에서 다른 사람들이 내 현실을 바꾸어주지 못하면 독하게 살아남아서 내가 현실을 바꾸는 수밖에 없다.

세균들은 수십억 년 전부터 이 사실을 알고 있었다. 세균은 영양분이 고갈되고 환경이 열악해지면 미친 듯이 복제하며 돌연변이를 일으킨다. 마치 새로운 생존 기술을 찾아내려는 듯 발버둥 친다. 궁지에 몰리면 세포들은 돌연변이를 통해 곤란에서 벗어나려 애쓴다.[111] 이는 환경의 변화에서 살아남기 위해 다양성을 획득하는 차원에서 이뤄지는 일이다.

우리 몸의 세포에는 이런 고생대 세균들의 생존 유전자가 그대로 남아 있다.[112] 발암물질로 둘러싸인 가혹한 환경에 노출된 세포들은 오랫동안 잠자고 있던 이 유전자를 활성화해 암으로 변신한다. 중앙의 통제를 따르지 않고 자신의 생존만 추구하는 단세포 유기체처럼 행동하게 된다. 비록 그것이 나머지 몸을 위험에 빠뜨리는 일이라 해도 말이다.

받은 대로 돌려주는 법이다. 증오 속에서 자란 사람에게 증오는 그들을 표현하는 하나의 수단이 된다. 때론 피해자가 가해자가 되기도 한다. 암세포로 변하기 전에 몸이 보내는 위험 신호에 귀를 기울이고 암세포로 변하지 못하게 해야 한다.

사회로 치면 아이들이 범죄의 유혹에 빠지기 전에 이들을 돌봤어야 한다. 소년원에서라도 이들은 인도했어야 했다. 그런데 현실은 어떠한가. 2021년 소년원 급식비가 2,080원까지 올랐지만 소년원 아이들은 먹을 반찬이 부족해 허기를 채우려 쌀밥만 고봉으로 먹어 탄수화물 비만이 된다고 한다. 우유도 일주일에 하나만 먹을 수 있어서 아이들이 골다공증을 염려하는 실정이라고 한다. 밥도 부실하고, 읽을 책도 별로 없어, 잠도 편하게 못 자고, 운동도 마음대로 못 하는 환경에 아이들을 몰아넣고 재사회가 안 된다고 '싹수가 노랗다', '거봐라, 사람 고쳐 쓰는 것 아니다', '처음부터 교도소에 처넣어야 한다'고 말할 수 있을까.[113]

암세포도 처음부터 암세포는 아니었고, 범죄자도 처음부터 범죄자가 아니었다. 처음에는 누구나 무한한 가능성을 가진 아이였다. 그들의 살아온 환경과 지나온 삶의 궤적을 이해해야만 범죄를 줄일 수 있지 않을까? 물론 그렇다고 해서 암을 무작정 용서할 생각은 없다.

암은 나쁘다. 흉악범이 어렸을 때 얼마나 불우한 환경에서 자랐든 간에 흉악범은 흉악범이고 범죄는 범죄다. 불우한 환경에서 자랐다고 해서 모두 범죄자가 되는 것은 아니다. 사회의 일원으로 성실하게 살아가는 이들이 훨씬 더 많다. 매일 환자를 암으로 잃는 내 입장에서 암은 용서할 수 없는 존재다.

그러나 한편으로는 암을 정복하고 암으로 인해 죽는 사람을 막아보려고 암에 대해 공부할수록 나는 당혹스러웠다. 어떤 때는 암세포에 측은한 마음도 들었다. 영생을 추구하는 가장 성공한 생존 기계에서 수십억 년을 이어온 생명체의 절묘한 생존 메커니즘도 알게 됐다.

암에 대한 분노가 암에 대한 이해로 이어지는 과정을 나는 어떻게 받아들여야 할지 난감했다. 분명한 것은 관점이 바뀌자 세상이 다르게 보이기 시작했다는 것이다. 세상을 이해하려 하지 않는 자에게 세상은 이해되지 않았지만, 세상을 이해하려는 자에게 세상은 그 속내를 보여줬다. 겉으로 보이는 세상과 본질은 달랐다. 내가 중심이 되어 바라보던 세상과 한 걸음 물러서서 감정을 빼고 객관적으로 바라보는 세상은 너무나 달랐다. 마치 영화 〈매트릭스〉의 네오처럼 빨간 약을 삼킨 기분이었다. 그래도 역지사지를 통해 나는 어느 정도 세상을 볼 수도, 지피지기할 수도 있었다.

다르게 볼 것은 이것만이 아니었다. 우리에게 늘 벌어지는 엄청난 행운을 나는 모르고 살았다. 극히 희박한 확률의 기적과 같은 행운이 당연함이라는 이름으로 우리 곁에 있었는데, 나는 그걸 모르고 있었다. 조금만 다른 눈으로 보면 쉽게 찾을 수 있었는데도 불구하고 말이다. 이제는 당연함이라는 이름으로 포장된 희박한 행운이라는 선물의 포장을 하나씩 풀어볼 차례였다.

11장 살아 있다는 기적

DNA 복제와 질병의 탄생

"제가 정말 암에 걸린 건가요? 왜 저에게 이런 일이 생긴 거죠?"

환자들은 늘 이런 질문을 하는데, 내 대답은 늘 궁색하다.

"살다 보면 3분의 1의 확률로 누구에게나 닥치는 일이에요. 언젠가 생길 일이 생겼구나 하고 생각하면 어떨까요?"

"아니, 그게 의사가 할 소리예요? 저는 지금 심각하다고요."

"죄송한 이야기지만 지금까지 암에 안 걸리고 잘 살아온 게 행운 같은 일이에요."

"내가 75살 이날 이때까지 병원 한번 안 가고 평생 건강하게 잘 살아왔는데, 이제 살 만해지니 왜 나한테 이런 병이 생기는 거냐고요. 술담배도 안 하고 나쁜 짓은 눈곱만큼도 안 하고 살았어요. 참 건강했는데, 지금까지 암에 안 걸린 게 행운이라니 무슨 말 같지도 않는 소리예요?"

진료실에서 종종 이런 대화들이 오간다. 환자들은 왜 나에게만 이런 불행이 생긴 거냐고 묻는다. 하지만 나는 암에 걸린 것이 불운이 아니라 암에 안 걸린 것이 행운이라고 생각한다. 그것도 보통 행운이 아닌 기적과 같은 확률의 행운이라고 생각한다. 이런 생각의 전환점은 DNA 복제에 대해 공부하면서 생겨났다. DNA 복제는 어떻게 나의 생각을 바꾸었을까? 이번 장에서는 여기에 대한 과정을 살펴보자. 답을 찾기 위해 다시 한번 멀리 돌아가 보자.

우리의 몸은 세포로 구성되어 있다. 사람의 세포에는 다른 종과 구분지어지는 행동 지침이 저장되어 있다. 이 행동 지침은 일종의 정보인데, 핵 속에 DNA의 형태로 저장된다. 정보로서의 이 행동 지침은 아미노산 서열로 번역translation되는 단순한 유전 암호genetic code 이상의 의미를 갖는다. 이 행동 지침은 일종의 프로그램이며 동시에 자기 복제자replicator로서의 성격을 갖는다.

리처드 도킨스에 따르면 자기 복제자들의 역사는 길다. 30억~40억 년 전 이산화탄소, 물, 메탄, 암모니아 등의 혼합물이 자외선과 번개 등에 의해 원시 수프 형태가 되었고, 거기에서 스스로의 복제물을 만들어내는 분자가 탄생했다. 이 분자들은 코일 형태를 띠는데, 화학적 안정도가 높고 스스로 복제가 가능했다. 복제속도가 빠르고 복제의 정확도copying fidelity도 매우 높았다. 이들 분자는 자기와 친화성을 가진 분자를 만나 합쳐져 더 큰 분자가 됐다. 그러나 복사본들이 만들어지는 과정에서 돌연변이 즉, 오류가 발생하기도 했다. 이러한 오류가 누적되고 확대되면서 '변종 복제자'의 개체군이 등장했다. 변종 복제자의 개체군이 환경 변화에 적응하며 진화를 거듭해 오늘날에 이르렀다. 도킨스는 이를 두고, 자기 복제자들은 유전자라는 이름으로 계속 나아갈 것이고, 우리는 그들을 다음 세대로 전달하는 수레vehicle 같은 생존 기계에 불과하다고 말했다.

다시 사람의 세포 이야기로 돌아가보자. 우리 몸의 세포들은 예외 없이 유전자에 의해 움직인다. DNA에 새겨진 유전자라는 헌법에 의해 움직이지만 다양한 세포들은 하는 일도 수명도 제각각이다. 공통점이 있다면 세포가 수명이 다하면 죽는다는 점, 자손을 낳는다는 점, 자손을 위해 내가 가진 DNA 유전자 프로그램을 물려준다는 점이다.

DNA 유전자 프로그램을 물려주기 위해 복사하는 일은 책을 손으로 베껴 쓰는 것과 비슷하다. 이 책(염색체)은 모두 23권으로 구성되어 있다. ATCG로 이루어진 글자(염기)는 모두 30억 개가량이다. 이 중 의미있는 문장(유전자)은 2만 3,000개 정도다.* 사람마다 다른 글자(변이)는 약 1,000만 개 정도이며 이 1,000만 개의 다른 글자 때문에 지구상의 사람들은 모두 제각각 다른 사람이 된다.

그런데 여기에 문제가 생기면 이상이 발생한다. 티로시나제tyrosinase라는 효소를 만드는 유전자에 이상이 있으면 백색증albimism, 페닐알라닌 하이드롤라제phenylalanine hydroxylase라는 효소를 만드는 유전자에 이상이 있으면 페닐케톤뇨증phenylketonuria, 시스타치오닌 신타아제cystathionin synthetase라는 효소를 만드는 유전자에 이상이 있으면 호모시스틴뇨증Homocystinuria이라는 병이 생긴다.

30억 개의 글자로 된 이 책은 그다지 친절한 책이 아니다. 의미 없는 내용이 많다. 유전자 책의 98퍼센트 정도는 의미 없는 글자의 나열에 불과하다. 이렇게 의미를 알 수 없거나 유전 정보가 없는 부분을 정크junk DNA라고 한다. 정크 DNA는 잘못 달라붙어 절단된 파편들, 과거에는 기능을 했을지 몰라도 무슨 이유에서인지 부서진 유전자, 바이러스 감염의 흔적 등으로 진화의 파편에 불과하다. 정크 DNA는 예전부터 전해져 내려오지만 쓰

* 유전자(Gene)의 정의는 "한 단백질을 전사하는 최소한의 단위"이다. 현재까지 발견된 유전자의 개수는 대략 2만 3,000개 정도이다. 학자에 따라 2만 개 이하, 혹은 3만 개 정도까지도 유전자의 숫자를 달리 말한다. 그만큼 유전자의 기능이 모두 밝혀지지 않은 것이다. 상당수 유전자는 기능이 없어서 또는 아직 밝혀지지 않아서 유전자 지위를 획득하지 못하고 있다. 앞으로의 연구에 따라 2만 3,000이라는 숫자는 달라질 가능성이 높다.

이지 않는 고문古文과 같다.

30억 개의 염기 서열 중에서 단백질을 암호화하는 염기 서열은 고작 2퍼센트 내외이고, 98퍼센트가 쓸모없는 정크 DNA인 이유는 아직 밝혀지지 않았다. 고등 생물일수록 정크 DNA가 많아지는데 왜 정크 DNA가 없어지지 않는지 그 이유도 밝혀지지 않았다. 간혹 연구를 하다 보면 정크 DNA라고 생각했지만 나중에 새로운 기능이 밝혀지는 일도 많다. 고대 산스크리트어나 고대 이집트어로 쓰인 비석을 발견하고도 해석할 수 없다고 무시할 수는 없지 않은가. 우리가 몰라서 그렇지 비석에 새겨진 옛글자가 인류 문명의 역사를 밝힐 귀중한 자료가 될 수도 있지 않겠는가. 그런 이유로 최근에는 정크 DNA가 아무런 기능 없이 공간만 차지한다는 의견 못지않게 진화 과정에 상당 부분 관여한다는 주장이 주목받고 있다.[114]

집집마다 성경이나 《수학의 정석》이 한 권쯤 있듯이, 우리 몸을 구성하는 30조 개 세포 하나하나에는 30억 개의 글자로 이루어진 23권의 책이 있다. 물론 집집마다 성경책이 있다고 해서 모두가 다 그 책을 읽진 않는다. 고3 수험생도 《수학의 정석》을 통독하지는 않는다. 필요한 부분만 참고해서 본다. 세포들도 그렇다. 분화된 세포들마다 각자의 역할이 다르니 봐야 할 책이 다르다. 그래서 자신에게 필요한 부분만 사용한다. 근육세포는 근육의 주된 성분인 미오신myosin을 합성하는 DNA 부분을 주로 사용하고, 피부 각질 세포는 케라틴keratin을 합성하는 부분을 주로 사용한다. 그래서 책에 오류가 조금 있어도 자기가 보는 부분이 아니면 대부분은 무심히 넘어간다(정크 DNA에 오류가 있다면 더 말할 나위도 없다). 그렇게 해도 기능적으로는 별문제가 없다. 세포 분열과 사멸에 관련된 치명적 부위에 오타가 생기기 전까지는 말이다.

아무튼 이 책에 30억 개나 되는 글자가 있다는 것은 '세포가 분열할 때 후손에게 이 책을 그대로 복사해서 물려주어야 한다'는 의미다. 분자세포 생물학이 발전해서 알아낸 바를 살펴보면, DNA를 복사하는 일은 일일이 손으로 베껴서 쓰는 과정과 유사하다. Copy and paste, 복붙에 익숙해진 우리에게는 30억 개를 일일이 손으로 베껴 쓴다는 것을 상상하기조차 어렵다. 상상하기 어려워도 우리 몸의 세포들은 30억 개의 ATGC를 복제 replication하는 일을 지금도 계속하고 있다.

DNA 복제는 체세포 분열의 과정에서 세포 내에 존재하는 DNA가 2개로 늘어나는 단계를 말한다. 복제 방법이 특이한데, 이중나선이 지퍼처럼 '풀린' 후, 각 나선의 반대편 지퍼를 만들어 붙인다. 이런 복제 방법은 한쪽에 이상이 생겨도 반대쪽에는 전혀 영향을 주지 않으므로 꽤나 안전한 복제 방법이다. 세포 분열 시 DNA 복제의 과정은 다음과 같다. 어렵더라도 한번 보자.

1. **연쇄 분리**Unwinding: 헬리케이즈helicase라고 불리는 DNA 해리 효소에 의해서 DNA 분자의 두 개의 연결된 염기 서열이

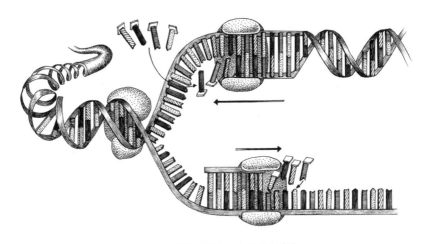

〈그림 12〉 세포 분열시 DNA 복제의 과정

지퍼 풀어지듯 서로 풀리고 나서 DNA 분자가 열리는 과정이다.

2. **프라이머 형성**Priming: DNA 복제가 시작되기 전에 프라이머Primer 분자가 DNA 분자의 시작 지점을 인지하고 여기에 결합한다. 프라이머는 DNA 복제 효소가 새로운 DNA 연결을 시작하는 데 필요한 단서 역할을 한다.

3. **DNA 복제**Replication: DNA중합효소인 DNA 폴리머라제 polymerase가 DNA 두 가닥 사이를 이동하면서 새로운 염기가 계속 추가되며 늘어난다. 세포 속에 있는 ATCG 4가지 염기가 자석에 이끌려 오듯이 DNA중합효소에 이끌려 오면서 A는 T와 G는

C와 짝이 맞추어진다. 그렇게 새로운 염기가 30억 번 착착 추가되며 DNA 분자의 두 가닥이 완전히 복제된다. A가 G와 짝을 맺거나 T가 C와 짝을 맺지는 않고 A는 T, G는 C와 상보적으로 짝이 맞추어진다.

지퍼가 풀리듯이 두 가닥으로 풀린 DNA는 〈그림 13〉과 같이 5'→3'방향과 3'→5'방향이 조금 다르게 복제된다. DNA 중합효소는 오직 5'→3' 방향으로만 DNA를 복제할 수 있다 보니 5'→3'방향과 선도가닥Leading Strand과 달리, 3'→5'방향인 지연가닥Lagging Strand의 경우 5' 말단의 RNA 프라이머Primer를 DNA 뉴클레오타이드nucleotide로 대체할 수 없기에 지연가닥의 마지막 염기서열들은 복제되지 않는다. 따라서 새로 생성된 두 가닥의 DNA는 마지막 끝부분에서 짝이 맞지 않게 된다. 복제를 반복할수록 DNA 가닥이 끝부분부터 조금씩 파괴된다. 이 부분을 텔로미어telemore(말단소립)이라고 하는데, 일정 횟수만큼 복제하고 나면 텔로미어가 완전히 사라진다. 이로 인해 노화가 시작되고 세포가 더 이상 분열하지 못하고 죽게 된다. 암세포는 텔로미어가 짧아지는 것을 방지하기 위해 텔로머라제telomerase를 사용해서 죽지 않는 불멸의 길로 간다.

아무튼 이렇게 복잡한 과정을 통해서 DNA가 복제되는데, 어느 세월에 30억 개의 염기가 달라붙으며 복제되나 생각할 수 있지만 정말 눈 깜짝할 사이에 착착 달라붙는다.

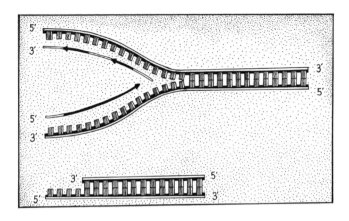

〈그림 13〉 DNA 복제 과정

4. **결합**Joining: DNA 복제가 완료되면 DNA 분자의 두 가닥이 지퍼 잠그듯이 다시 연결된다. 이렇게 하나의 DNA 분자가 두 개의 완전한 DNA 분자로 복제되며, 이후 세포 분열 시에 각각의 새로운 세포로 분배된다.

간략하게 서술해놨지만, 사실 이 과정을 자세히 풀어서 쓰면 책 한 권이 모자랄 정도로 매우 복잡한 과정이다. 특히 A와 T, G와 C가 상보적으로 짝이 맞추어지는 과정은 너무 경이로워서 믿어지지 않을 정도다. T가 A에 달라붙기 위해 주변에서 돌아다니는 T를 정확한 위치에 가져다 놓는 것은 누구일까? 논란이 있지만 사람들은 T가 그냥 우연히 A에 다가온다고 생각한다. 망치가 필요해서 망치를 찾으러 가는 것이 아니라 주위에 항상 망치가 날아다니는 셈이고 자석에 이끌리듯이 망치가 착 달라붙는다는 것이다. 세포 안에서 어디 T만 날아다니겠는가. 수많은 단백질, 고분자, 이온, 원자가 서로 마구 부딪치며 끊임없이 움직인다. 세포 안에서는 수백만 개의 물질들이 총알처럼 윙윙 날아다닌다.[115]

포도당과 같이 작은 분자의 이동 속도는 대략 시속 400킬로미터, 거대한 단백질 분자의 이동 속도는 시속 30킬로미터이다. 세포가 마이크로미터의 크기인 것을 감안할 때, 이런 속도라면 1초에 세포를 여러 번 왕복할 수 있고 바로 이 때문에 각종 분자가 적재적소에 착착 달라붙게 된다.[116] DNA가 풀리고 중합 효소가 결합하는 그 순간 주변에 날아다니던 T가 상보적 염기인 A에 붙어 복제가 진행된다. 그다음은 A 그다음은 C 그다음은 T 이런 식으로 30억 개가 달라붙어야 하는데, DNA의 여러 곳에서 동시다발적으로 복제되기 때문에 30억 개를 전부 복제하는 데는 채 몇 시간이 걸리지 않는다.[117] 분자의 세계에서는 믿을 수 없는 속도로 일이 벌어지기 때문에 완전히 우리의 상상을 벗어날 수밖에 없다.

과정이 이렇게 복잡하다 보니 복제 과정에서 실수가 발생한다. 연구마다 조금씩 다르긴 하지만 약 100만 염기 서열당 1개의 실수가 난다고 보고 있다. 인간의 DNA 염기 개수가 30억 개이므로 복제가 한 번 일어날 때마다 약 3,000개의 염기에서 오류가 일어나는 셈이다.

그러면 오류 발생률이 0이 되면 인류는 질병으로부터 자유로워질까? 안타깝게도 인체는 100만 분의 1이라는 이 확률을 포기할 생각이 전혀 없다. 오류 발생률이 너무 높아도 암이 생길 확률이 높아져도 곤란하지만, 너무 낮아도 안 된다. 오류 발생률이 완벽한 0이 되면 변이가 멈추게 되어 다양성이 사라져 진화가 멈춘다. 진화를 멈춘다는 것은 변하는 환경에 적응하지 못한다는 뜻이다. 적응하지 못한 종은 멸종한다. 아주 낮은 가능성이지만 이 같은 오류가 진화의 원동력이니 개체의 암을 용인하더라도, 멸종을 면하고 종의 진화를 위해서는 어느 정도의 오류는 반드시 필요하다.

오류의 보완

물론 보완 장치는 있다. 앞에서 밝혔듯이 30억 개의 염기 서열 중에서 98퍼센트는 정크 DNA이며 이미 분화한 세포들은 주로 쓰는 유전자만 사용한다. 염기 서열 하나가 바뀌어도 운 좋게 아미노산 전사가 바뀌지 않는 경우도 많다. 오류가 생겨도 웬만큼 심하지만 않으면 별다른 일이 벌어지지 않는다. 문제는 우연에 의해 또는 일정부분 확률적으로 아주 치명적인 부위에 오류가 발생하는 경우다. 이런 부위는 염기 하나만 치환되어도 치명적인 결과로 이어질 수 있다. 대표적인 경우가 EGFR 유전자의 21번째 엑손, L858R이라는 돌연변이다. 염기 서열 하나가 바뀌었을 뿐인데 폐암으로 이어진다(물론 이는 흔한 경우는 아니다). DNA 복제 과정은 항상 완벽하지 않으며 지금도 우리 몸속에서는 온갖 오류가 일어나고 있다.

다행스럽게도 우리 몸에는 여기에 대한 보완 기전이 충분히 준비되어 있으니 너무 걱정하지 않아도 된다. DNA 복제 과정에서 오류가 생기면 세포는 스스로 DNA를 고치거나, 세포 자체를 파괴한다. 이렇게 해서 결함이 있는 DNA가 후손으로 전파되는 것을 막는다. DNA 오류를 보완하는 여러 기전 덕분에 결과적으로 염기 서열에 문제가 일어나는 경우는 염기 1억~10억 개당 1개 정도로 줄어든다.[118] 적게 잡아서 10억 개당 1개라고 생각해보면 23권의 책을 손으로 순식간에 필사하면서 30억 개의 알파벳 중 3개만 틀린 셈이다. 이 정도면 괜찮은 편, 아니 기적에 가까운 편 아닌가. 10억 개당 하나라면 로또 당첨 확률보다도 낮다.

물론 극히 희박한 확률이라도 그 횟수가 많아지면 이야기가 달라진다. 수십억 분의 1이 당첨확률인 복권을 수천억 장을 사면 하나쯤은 당첨될 수밖에 없듯이, 오래 살면서 세포 분열이 반복되면 이러한 '고장'이 날 가능성은 커질 수밖에 없다. 극히 낮은 확률이기는 해도 세포 분열이 수백조, 수천조 번 반복된다면 10억 분의 1이라는 확률은 1로 수렴하고 이는 확률이 아니라 필연이 된다. 희박한 확률이 현실이 되고 DNA는 예전과는 다른

DNA가 된다. 운이 없어 치명적인 부위에 돌연변이가 생기면 암이 된다. 설령 암이 되지 않더라도 노화는 된다. 갓 태어난 신생아의 체세포 DNA와 70세의 체세포 DNA를 비교해보면 많이 다른 점을 발견할 수 있는데, 이는 수백조, 수천조 번 복제를 거듭하다가 처음과는 완연히 다른 DNA가 돼버린 탓이다.

다시 이야기하지만 세포가 새롭게 태어나는 세포 분열 자체가 DNA 변화의 원인이다. 이는 곧 노화의 원인이자 암의 원인이 된다. 생은 노를, 노는 병을, 병은 사를 낳는다. 세포가 죽으면 죽은 만큼 새로 태어나야 하기에 사는 생을 낳는다. 평균 수명이 늘어날수록 세포 분열이 많아지기에 암은 수명이 늘어나면 당연히 증가할 수밖에 없는 질병이다. 일부 소아암을 제외한 대부분의 암은 장수의 부산물이다.

DNA 오류의 5가지 경로

그러고 보면 한 개체 내에서 DNA가 변하는 것은 좋은 일은 아닌 것 같다. 그럼에도 불구하고 세포가 죽고 태어나는 과정이 거듭되기에 DNA 복제는 끊임없이 일어나게 되고, DNA 복제 자체가 DNA 오류의 원인이라는 것을 알아봤다. 하지만 궁금증은 여기서 끝나지 않는다. 그것만이 전부일까?

여기에 대해서 암의 징표로 유명한 종양생물학자 와인버그와 저명한 암 저술가인 싯다르타 무케르지Siddhartha Mukherjee의 견해를 빌려 오고자 한다. DNA가 변하는 첫 번째 이유로 세포 분열 자체와 이로 인한 어쩔 수 없는 오류를 꼽았지만, 이들은 이외에도 네 가지 이유를 더 이야기했다. 하나씩 살펴보자.

두 번째 이유는 발암물질이다. 발암물질은 인체에 유전적 손상을 유발해 암의 발생 가능성을 높이는 모든 물질 또는 행위, 현상을 총칭하는 용어다. 담배 연기, 자외선, X선 등 DNA를 공격해 그 화학구조를 바꾸는 모든 환경요인이 발암물질이다. 정도의 차이는 있지만 발암물질은 기본적으로 DNA 복제 오류 확률을 높이고 DNA 안정성을 해치는 물질들이다.

세 번째 원인은 DNA의 화학적 안정성이다. DNA는 원래 화학적으로 매우 안정적인 물질이다. 하지만 DNA 역시 화학 물질이니 체내 화학 반응에서 자유로울 수는 없다. 가장 대표적인 예로 몸속에서 일어나는 신진대사의 부산물로 발생하는 활성산소들은 DNA 염기를 산화시켜서 망가뜨린다. 특히 구아닌guanine은 산화 손상의 동네북이다. 구아닌이 산화되면 8-옥소 구아닌으로 바뀐다. 8-옥소 구아닌은 그 구조적 특성 때문에 원래 짝이어야 할 시토신(C) 대신 엉뚱하게도 아데닌(A)과 짝을 지어버린다. 이렇게 하면 오류가 생길 수밖에 없다. 실제로는 염기 산화 정도는 애교 수준이고 염기가 바로 옆의 염기하고 붙는다거나 염기와 당이 결합하는 등 별별 방법으로 DNA 염기가 망가진다. 최악의 경우 DNA 자체가 끊어지기도 한다. 활성산소는 염증 반응에서 자주 나오는데, 어떠한 이유에서든 만성염증이 수십 년간 지속되면 암이 된다. 가령 만성 간염이 수십 년간 지속되면 간암으로 발전하고, 담배로 인해 만성 기관지염이 수십 년간 지속되면 폐암이 된다.

네 번째 원인은 유전적 소인이다. 우리 몸속에는 망가진 DNA를 고치는 역할을 하는 수많은 효소가 항상 DNA를 감시하고 있다. 만약 고치는 데 실패하여 엉뚱한 복제가 일어날 경우 그 엉뚱한 복제까지 막는 일종의 백업 시스템도 있다. 그러나 DNA 복구 유전자에 이상이 생기면 유전자가 복구되지 않으면서 돌연변이 개수 자체가 증가하고 암에 걸릴 확률 또한 높아진다. 선천적으로 이런 유전자에 결함을 가진 채 태어나는 사람들도 있다.

영화배우 안젤리나 졸리 때문에 유명해진 BRCA 유전자가 대표적이다. BRCA 유전자에 돌연변이가 있어 기능을 못 하게 되면 상동재조합homologous recombination이라는 과정이 이뤄지지 않으면서 다른 유전자에도 돌연변이가 다수 발생하게 된다. 그 결과로 유방암, 난소암의 발생 확률이 급격히 증가한다. BRCA 유전자 돌연변이는 대물림되기도 해서 대표적인 유전성 암의 원인 유전자다. DNA 손상을 복구하는 능력은 사람마다 다르고, 가족력이 많이 작용하는 것 같다. 보통 장수 집안에서 장수하는 경향을 보이는데, 장수 집안은 유전자 복구 능력이 매우 탁월한지 노화도 더디며 똑같이 담배를 피워도 폐암에 잘 안 걸린다.

마지막 다섯 번째 원인은 바이러스다. 바이러스는 미생

물 세계에서 유전자 운반과 교환의 전문가인데, 바이러스가 세포 안으로 돌연변이 유전자를 들여올 수 있다. 인유두종 바이러스HPV, 엡스타인-바 바이러스EBV, B형 간염 바이러스, C형 간염 바이러스 등이 암을 유발하는 것으로 알려진 바이러스다.

정상 세포는 이 5가지 경로를 통해서 암을 일으키는 유전자 변이나 오류를 획득한다. 그리고 원인이 무엇이든 최종적으로는 동일한 병리학적 과정으로 수렴되어 '암'이라는 결과에 이른다. 유전학자들은 암세포에서 어떤 식으로든 이 경로가 교란되어 있음을 발견했다. 경로를 시작하는 유전자들은 켜져서 미친 듯이 돌아가는 반면, 경로를 막는 유전자들은 작동을 멈췄다. 어떻게 하면 정상적인 성장 과정이 교란되지 않으면서 돌연변이 유전자를 꺼짐이나 켜짐 상태로 되돌려놓을 수 있을까? 분자표적 항암제가 일부 해답을 제시하긴 했지만, 아직 해결해야 할 문제가 너무나 많다. 이 문제들은 암 치료의 영원한 환상이자 가장 심오한 난제로 남아 있다.

30억 개의 염기쌍들이 3~12개 정도의 오류만을 남긴 채 순식간에 복사되며 세포가 유지되는 일. 이런 활동을 하기 위해 필요한 ATGC라는 재료들을 상비해놓고, DNA의 정보를 이용해서 필요한 단백질들이 합성해내고, 단백질들끼리 유기적으로 협력하는 과정과 그 놀라운 정확도는 정말 믿기 힘들 정도다. 게다가 유전 정보를 읽고 복사하는 과정은 믿기 어려울 정도로 재빨리 진행된다. 아미노산에서 단백질이 형성되는 시간은 겨우 몇

초에서 몇 분 사이다.[119] 생명 현상은 마치 거대한 기적처럼, 우리의 상상을 넘어서는 경이로움을 담고 있다.

살아 있다는 행운 혹은 기적

자, 이제 암에 안 걸리고 살아온 게 행운이라고 말한 이유를 알겠는가? 아직 설명이 충분하지 않다면 조금만 더 읽어보자.

우리 몸의 세포는 매일 활성산소 등의 공격으로 엄청난 손상을 받는다. 여러 손상이 누적되면 손상된 세포는 죽어 분해되고 새로운 세포로 대체된다. 1년이면 우리 몸의 세포 중 절반 정도가 새로 대체된다고 하니 연구마다 다르지만 매일 800억 개에서 3,300억 개의 세포가 죽고 새로 태어난다.[120] 우리 몸을 동위원소 분석법으로 조사하면 몸을 구성하는 원자 중 90퍼센트가 매년 대체되며, 7년마다 우리 몸의 원자 전체가 새것으로 바뀐다고 한다. 내 몸은 예전의 내 몸이 아니다. 늘 죽고 새롭게 태어난다.

우리 몸의 세포는 짧으면 몇 시간, 길면 60년 이상의 수명을 가지고 있다. 아주 단순하게 계산해서 수명이 2년이고 분열횟수가 50회라고 가정하면 평생 3,000조 개의 세포가 새로 만들어지는 셈이다. 그렇다면 매일 800억 개 세포를 새로 만들어야 하는데 세포 1개에는 30억 개의 DNA염기쌍이 존재한다. 이 염기쌍이 똑같이 복사되어야 한다. 30억 개의 DNA염기쌍을 매일 800억 번씩 새로 복사하는 것은 보통 일이 아니다. 인체는 평생 10경 번(10×10^{16}) 단위의 세포를 만들어낸다. 이 값을 80년에 해당하는 초, 즉 2.5×10^{9}초로 나누면 초당 4×10^{6}개의 세포를 만들어낸다는 값이 나온다.[121] 수학적 모델링을 한 최근 연구는 1초에 380만 개의 세포를 만들어낸다고 추정했다.[122] 380만 개의 세포마다 30억 개의 염기서열이 복사되는 것이다(매일 죽는 세포의 상당수는 핵이 없는 적혈구이니 DNA 복사 횟수가 그만큼은 아니라는 주장도 있다). 연구마다 숫자가 조금씩 다르지만 대략적으로 1초에 12×10^{14}, 즉 1,200조 개의 염기 서열이 복사된다. 통상적으로 세포 하나당 DNA돌연변이가 생기는 비율은 한 세대당 $12 \times 10^{-9} \sim 15 \times 10^{-9}$이다. 물론 돌연변이가 생기는 확률은 유전자의 화학적 안정성, DNA 합성의 정교함, DNA 수리 과정을 모두 고려한 종합적인 결과이기에 사람마다 세포마다 환경마다 다를 수 있다. 하지만 상상하기 힘든 엄청난 숫자임에는 틀림없다.

어림잡아 한 개의 세포를 복사할 때 대략 3~12개의 오류가 생긴다고 해보자. 30억 개를 일일이 풀어서 복사하면서 12개 정도만 실수한다니 매우 빼어난 작업이지만 매일 9,600억 개의 오류가 만들어지는 것이다.

적게 잡아 매일 800억 개의 세포가 새로 생기려면 800억 개의 세포가 사라져야 하는데 이것은 저절로 일어나는 과정이 아니다. 보수보다는 폐기가 효율적이라고 판단되면 주변의 세

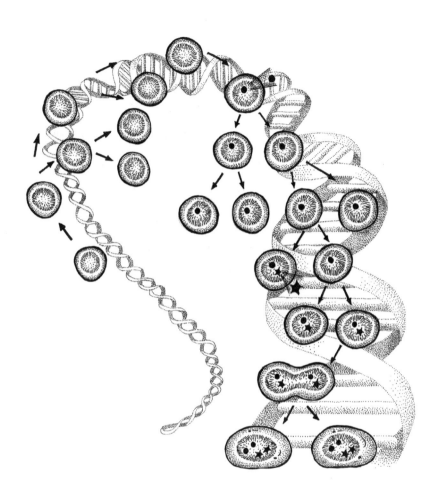

〈그림 14〉

30억 개의 염기쌍을 가지고 있는 세포가 1초에 380만 개가 분열하고, 1200조 개의 염기 서열이 복사된다. 그 과정에서 매일 약 수천억 개의 오류가 발생한다. 이 오류들은 유전자 변이로 남아 다음 세포로 전달되고, 유전자 변이는 축적된다. 그 과정이 수년 수십 년 반복되다 보면 암세포가 등장하게 된다. 암세포는 더 빠르고 엉성하게 복제하며 독하고 새로운 형질을 갖추어 나가게 된다.

포가 세포자살apoptosis 신호를 보내고 신호를 받은 세포는 죽음의 서약을 수행한다. 앞에서 살펴본 대로 PD-1은 programmed cell death -1의 약자인데 본래 프로그램된 세포 사멸 기능을 담당한다. 면역 세포가 만들어내는 세포 자살 물질인 것이다. 문제는 극히 일부의 세포는 이 세포 자살 명령 체계마저 손상돼 제대로 작동하지 않는다는 것이다. 800억 개의 극히 일부이지만 1억 개 중에 하나라고 가정하더라도 하루에 무려 암세포가 800개, 1년이면 29만 개, 70년이라면 무려 2,000만 개의 손상된 세포가 생기는 것이다. 다행스럽게도 이들 손상된 세포들은 거의 전부 소멸한다. 이들 손상된 세포가 암으로 발전하려면 여러 단계를 거쳐야 하는데, 그 중간에 물리적으로 탈락하거나, 영양분이 없어 굶어 죽거나, 산소가 없어 질식사하거나, 면역 세포에 의해 죽거나, 원래 손상된 세포이기에 그냥 사멸하거나, 추가적 손상을 받아 사멸한다. 앞에서 굶주림, 추위, 감염, 외상 역시 암세포의 주요 사망 원인이라고 했다. 문제는 이 중의 극히 일부 살아남는 암세포들이다. 이 세포 한두 개는 어떤 형태로든 살아남아 번식한다. 그게 암이 된다.

우리가 인지하지 못할 뿐, 우리 몸의 세포들 속에서는 이런 엄청난 일들이 매일 벌어지고 있다. 그럼에도 우리는 아직 살아 있고 암에 걸리지 않았다.

우연의 우연

여기에 한 가지 키워드가 더 필요하다. 우연과 운이다. 우리는 보통 발암물질과 같은 환경 요인에 의해 유전자가 변형되어 암이 되는 경우가 더 많다고 생각한다. 어느 정도는 사실이다. 담배와 같은 발암물질은 분명 유전자 변형을 촉진하고 암의 발생 확률을 높인다. 하지만 그에 못지않게 단순히 세포의 분열에서의 축적되는 손상의 영향도 크다. 존스홉킨스의대의 암유전학자 버트 보겔스타인Bert Vogelstein 교수와 수리생물학자 크리스티안 토마세티Cristian Tomasetti 박사는 신체 조직에 따라 암 발생률이 왜 그렇게 큰 차이를 보이는가에 대한 의문을 풀기 위해 연구를 했다. 즉 환경이 발암의 주요 원인이라면 장기 부위별로 암의 발생률이 비슷해야 할 텐데, 장기에 따라 최대 24배나 차이가 나는 걸 설명하기 어렵다는 것이다.

같은 음식 즉 똑같은 화학물질이 지나가지만 식도암은 0.51퍼센트, 위암은 0.86퍼센트, 소장암은 0.20퍼센트, 대장암은 4.82퍼센트 확률로 걸린다. 같은 분자에 노출되는데 이렇게 차이가 크게 나는 것에 의문을 품고 연구진은 신체조직별로 평생에 걸친 줄기세포의 분열 횟수를 조사하여 암 발생률과의 상관관계를 분석했다. 그러자 0.804이라는 높은 상관계수를 얻었다. 연구진은 암 발생의 65퍼센트는 줄기세포의 분열횟수로 설명할 수 있다고 했다.[123] 세포 분열이 왕성한 조직일수록 오류가 일어나는 횟수도 많기 때문에 암이 생길 가능성도 높다는 것이다. 이 것은 암의 65퍼센트가 단지 세포 분열 시 일어나는 임의random의 돌연변이의 결과이므로 암은 우연, 불운bad luck의 결과라는 해석 도 가능하다.[124] 물론 암마다 그 확률은 다 다르다. 어떤 암은 유 전 성향이나 환경적인 영향이 강해서 불운이 적게 작용한다. 하 지만 암이 생기는 전체 과정에서 어느 정도는 랜덤이라는 이름 의 불운이 작용한다.

　　암 연구자들은 불운이라는 단어를 예방불가능, 확률적사 건, 내재된 랜덤 요인, 내재된 복제 요인과 동의어로 사용한다.[125] 잘못한 것 없어도 살다 보면 우연에 의해서도 암이 생긴다. 잘한 것이 없어도 우연에 의해서 평균 수명만큼 오래 살기도 하는 것 처럼.

　　"선생님, 제가 암에 걸린 것이 맞기는 한 건가요? 왜 저에 게만 이런 일이 생기는 거죠?"

　　여기에 대한 답으로 행운 이야기를 하다가 너무 많이 돌아 와버렸다. 현재의 데이터는 평균수명만큼 살 경우 3분의 1의 확 률로 암에 걸린다는 사실을 말해준다. 우리가 마주하게 되는 질 문은, 우리는 생전에 이 질병과 맞닥뜨릴 것인가가 아니라 언제 마주칠 것인가이다.[126] 하지만 여전히 사람들은 암을 나와는 별 개의 불행으로 생각한다. 암 환자를 보더라도 외면한다. 그저 선을 그어놓고 나와는 관계없는 일로 취급한다. 내가 암에 걸릴지도 모른다는 생각 자체를 무척 불경스러운 것으로 취급한다. 재수 없다고 생각한다. 암에 걸린 타인을 타자화하며 그들에게 사회적 낙인을 찍는 일도 서슴지 않는다. 자신은 당연히 암에 걸리지 않을 거라고 생각한다. 그러면서 술담배를 계속하고 건강관리는 소홀히 한다. 암에 걸리면 그때야 후회, 부정, 분노한다.

늘 그대로 있는 내 몸 같지만, 1초에도 수백만 개의 세포가 새롭게 태어나고 1,000조 개가 넘는 염기 서열이 복사되고 있는데, 극히 희박한 오류만 발생하면서 내 몸이 유지된다는 사실. 어찌 보면 매우 감사한 일 아니겠는가.

의사인 내가 보는 관점에서는 암에 걸리지 않은 것이 기적이다. 이렇게 세포가 빨리 분열하고 그 과정이 60년, 70년, 80년 지속되는데 그 항하사恒河沙 같은 숫자의 세포 중에서 암세포 한두 개 안 생긴다면 그게 더 이상한 일이다. 30억 개의 DNA 염기를 품은 30조 개의 세포들이 수십 년 동안 조화롭게 기능하며 우리 몸이 질서 있게 유지된다. 이 사실 자체가 놀랍고 경이롭기 그지없다. 우리는 이를 단순히 '살아 있다'고 표현하는데, 극도로 희박한 확률의 사건들이 매 순간 끊임없이 펼쳐지는 기적이다.

다시 한번 생각해보자. 130억 년 전 무슨 이유에서인지 빅뱅이 시작되어 시간과 공간이 생겨났다. 수소가 뭉쳐서 별이 생겨나고 별이 죽으면서 탄소가 만들어졌다. 100억 년의 시간이 흐른 뒤 태양계가 만들어지고 지구가 만들어지고 물이 풍부해지며 온도가 적절해지자 몇몇 화학분자들이 뭉치기 시작했다. RNA, DNA가 만들어지고 스스로를 복제하다가 세포가 만들어지고 단세포가 다세포가 되면서 유기체가 되었다. 이들은 수십억 년에 걸쳐 진화의 수레바퀴를 돌리며 점차 복잡한 생명체가 되었다. 양서류, 파충류, 포유류가 출현했고 마침 소행성의 충돌로 공룡이 멸종하며 포유류가 번성할 수 있었다. 일부 포유류는 이족보행을 하며 뇌 용량이 커지면서 유인원이 되었다. 몇 번의 멸종위기를 이겨내며 현생 인류가 등장했다.

인류는 의식을 갖추기 시작했고 서로 협력했고 문명을 이루며 생존했고 지구 전 지역으로 퍼지며 개체 수를 늘렸다. 지구상에 80억 인구가 있는데 그중 한 남자와 한 여자가 우연히 만나, 수십억 개의 정자와 수백 개의 난자 중 하나가 만나서 수정란을 이뤘다. 그렇게 수정란에서부터 30억 개의 염기쌍이 항해사처럼 많은 세포 분열을 하면서 30조 개의 세포로 구성된 성체가 되었고, 1경 번이 넘게 끊임없이 세포 분열을 하며 육신을 바꾸어가며 살아왔다. 그게 바로 우리 몸이다. 내 몸은 생명을 유지하기 위해 먹고 배설하고 숨 쉬며 후손을 낳고 기르고 생명활동을 유지하며 살아왔다. 그 과정에서 치명적인 암에 걸리지 않고 지금까지 잘 살아왔다.

암에 걸리지 않고 살아 있는 현상을 확률로 표현하면 어떠할까? 눈먼 거북이가 100년에 한 번씩 물 위로 머리를 내놓았는데 그때 마침 바다 한가운데 떠다니는 구멍 뚫린 나무판자를 만

나서 목을 넣고 쉴 확률(맹구우목盲龜遇木)이라 하면 지나친 표현일까? 우리에게 주어진 이 모두가 당연한 것일까? 이를 단순히 우연으로 취급할 수 있을까? 이것을 기적으로 표현한다면 지나친 일일까?

암에 걸리지 않고 지금까지 건강하게 살아 있는 일, 또는 암에 걸렸더라도 지금까지 살아 있는 일이 당연한 일이 아니라 어쩌면 우리의 행운 아니었을까? 이런 이야기를 하면서도 사실 나 역시도 이런 희박한 확률을 잘 믿지 못하겠다. 이 모든 것이 거저 주어진 것 같고 당연하게 느껴지곤 한다. 수천억 분의 1 정도로 희박한 확률의 사건이라도 일단 일어난 뒤 되돌려 보면 확률은 1이라고 느껴지게 마련이다. 당연한 일이 일어났다고 느끼기 쉽다. 나도 그렇게 느낀다. 지금 그렇게 살고 있으니까.

하지만 공부를 하면 할수록 내가 가지고 있던 당연함이라는 개념이 완전히 무너졌다. 다시 한번 잠시 마음을 가다듬고 차분히 생각해봐도 그랬다. 극도로 희박한 확률을 뚫고 내가 존재하고 내가 살아있다는 사실을 깨달았을 때, 그저 놀라움과 경이로움이 가슴 깊이 밀려왔다. 광활한 우주와 130억 년이라는 시간을 헤아려보면, 보잘것없는 우리는 찰나를 살다가는 그저 티끌 속의 티끌일 뿐이다. 우리의 삶은, 그 자체로는 정말 작은 존재일지 모르지만, 그 존재가 주는 의미는 너무나도 크고 아름다웠다. 생명체로서 우리의 존재는 그 자체로 경이롭고 살다가는 그 흔적조차도 우주의 한 조각으로서, 고요하고도 찬란한 기적임을 느꼈다. 우리라는 존재가 그랬고, 나라는 존재가 그랬다. 나는 그런 존재였다.

그런 나에게 이내 또 다른 전환점이 찾아왔다. 시선을 나에게 돌리자 나의 의문은 다른 곳으로 향하게 되었다. 바로 '나'라는 개념이었다. '내가 죽는다', '내가 암에 걸렸다' 할 때 그 '나'라는 주어에 대한 개념 말이다. 이번에는 '나란 무엇인가'라는 의문이 나를 찾아왔다. 이를 위해 나는 한동안 멀리했던 한 사람을 소환해야만 했다.

12장 우리는 시시각각 태어나고
시시각각 죽어간다

테세우스의 배

그리스 신화에 미노타우로스라는 반인반수에 대한 이야기가 등장한다. 미노타우로스는 소의 머리에 인간의 몸을 한 괴인으로 아테네 청년들을 닥치는 대로 잡아먹었다. 그러자 아테네 왕 아이게우스의 아들인 테세우스는 크레타의 미궁으로 들어가 미노타우로스를 죽이고 아테네로 금의환향한다. 아테네인들은 크게 기뻐하며 영웅 테세우스를 맞이했다. 영웅을 기리기 위해 아테네인들은 테세우스가 타고 온 배를 디미트리오스 시대까지 오랫동안 보존했다.* 배의 판자가 썩으면 그 낡은 판자를 떼어버리고 더 튼튼한 새 판자를 그 자리에 끼워 넣어 보존했다. 커다란 배에서 판자 조각 하나를 갈아 끼워도 이 배가 테세우스가 타고 온 '그 배'라는 사실에는 변함이 없다. 다른 판자가 낡아서 다시 판자를 갈아 끼운다고 하더라도 마찬가지로 큰 차이는 없을 것이다. 하지만 그렇게 낡은 판자를 계속 갈아 끼우다 보면 어느 시점에는 판자 전체가 교체될 것이고, 원래 테세우스가 탔던 배의 조각은 하나도 남지 않게 될 것이다. 그렇다면 그 배를 과연 테세우스의 배라고 부를 수 있는가? 이것이 바로 철학의 오랜 난제 중 하나인 테세우스의 배의 역설The Ship of Theseus Paradox이다.

테세우스의 배는 여러 가지 시사점을 던진다. 물리적 사물의 정체성은 오직 그 물리적 부분에 의해 결정되는가? 그렇다면 물리적인 부분이 바뀌면 정체성도 바뀐단 말인가? 답하기 쉽지 않은 문제다.

테세우스의 배의 역설을 우리 몸에 적용하면 어떨까? 이를테면 7년 전의 나와 지금의 내가 같은 사람이라는 근거는 무엇일까? 우리 몸을 이루는 세포는 끊임없이 죽고 새로 태어나며 조금씩 교체된다. 세포가 죽은 만큼 새로운 세포가 만들어진다. 세포 하나가 죽고 새로운 세포로 바뀌어도 나는 여전히 나다. 하지만 초당 380만 개의 세포가 죽고 새로 태어나며 평균적으로

---

* 테세우스의 배가 실제로 존재했다고 가정한다면, 보존 기간은 대략 300~400년 정도로 추정할 수 있다.

7년 정도 지나면 피부와 살을 이루는 우리 몸의 거의 모든 세포는 싹 다 바뀌게 된다. 그럼에도 나를 여전히 같은 나로 볼 수 있을까?

아마도 당신은 여전히 당신이라고 믿고 싶을지 모르겠다. 나도 그랬다. 초당 380만 개의 세포가 죽고 새로 태어나는 미세한 과정은 눈에 보이지 않는다. 아침에 일어나 거울을 보면 그대로의 내가 서 있다. 어제의 나와 오늘의 내가 다르다는 사실은 우리의 직관과는 다르다. 하지만 7년 전 아니 20년 전 사진 속 나와 지금 거울 속 나를 비교해보면 과연 같은 사람인가 하는 의심이 든다.

몸이 싹 다 바뀌어도 일부 신경세포는 죽을 때까지 물갈이되지 않으니까, 나라는 존재는 영속적이라고 할 수 있지 않을까? 하지만 보다 미시적인 관점에서 보자면, 설령 신경세포가 죽지 않는다고 해도 신경세포를 이루는 분자와 원자들은 매 순간 교체되고 있다. 결국 자세히 살펴보면 인간의 몸은 테세우스의 배역설을 그대로 반영한다. 세포가 아닌 원소의 관점에서 보면 우리 몸을 이루는 탄소, 수소, 질소 같은 원소들은 1년 뒤면 98퍼센트가 바뀐다.[127] 알맹이가 바뀌어도 나라는 정체성에 변함이 없을까?[128]

테세우스의 배는 변화와 동일성의 문제를 제기한다. 개별자가 변화하면서도 어떻게 자신의 동일성을 유지하는가에 대한 문제다.

세상 만물이 변하듯 사람도 변한다. 사람이 변한다는 사실에 동의하지 않는 이들이라도 적어도 사람의 몸을 이루는 세포들은 끊임없이 변한다는 사실만큼은 인정할 것이다. 먹고 마시고, 영양분을 흡수하고 노폐물을 배설하고 숨 쉬는 일, 생명현상이라고 불리는 이러한 현상의 관점에서 보면, 우리 몸의 세포는 변하고 세포를 구성하는 원자들도 끊임없이 변한다. 물질적으로는 계속 변한다. 세포 관점에서 보면 7년 후의 나는 지금의 나와 다른 존재다.

7년 전의 나와 지금의 나

우리는 과거, 현재, 미래의 내 몸을 하나의 동일한 나라고 인식하는 경향이 있다. 직관적으로 그렇게 보이기 때문이다. 그러나 여기에도 문제가 있다. 이 직관적 인식은 우리에게 다양한 감정을 불어넣는다.

사고로 손가락이 잘리면 슬퍼하지만 암 덩어리가 도려내지면 기뻐한다. 불의의 교통사고로 한쪽 팔을 잃은 사람은 슬퍼하고, 위암으로 자신의 위장을 통째로 잃은 사람은 기뻐한다. 위장이 팔만 못한 장기여서 그러지는 않을 것이다. 내 몸의 일부가 사라지는 현상에 우리는 기쁨과 슬픔, 옳고 그름, 그래서는 안 됨과 마땅히 그러해야 함 같은 '서사'를 부여한다.

만일 몸이 정확하게 좌우대칭으로 반토막이 났다고 하면 어느 쪽이 어느 쪽에게 서사를 부여해야 할까? 판단을 할 수 있는 쪽이 나에 가까운 주된 쪽일까? 끔찍한 비유이긴 하지만 단두대에서 머리가 잘린다면, 머리가 나일까 몸통이 나일까?

몸의 세포들은 혈액순환이 5~6분 멈춰도 죽지 않는다. 그래서 혈액순환이 몇 분 안 된다고 해서 뇌가 곧바로 죽지는 않는다. 머리가 뎅강 하고 잘리더라도 이론적으로 머리는 몇 분간은 사물을 듣고 보고 인식할 수 있다. 떨어져 나간 내 몸을 볼 수도 있다. 프랑스혁명을 다룬 영화 〈공포의 시대〉를 보면 사형집행인이 사형수의 잘린 머리를 군중에게 보여주며 환호하는 장면이 나온다. 단두대에서 머리가 잘려 죽어가던 루이16세, 마리 앙투와네트, 화학자 라부아지에는 그 몇 분간 무슨 생각을 했을까?

그런데 왜 우리는 내 몸의 일부가 테세우스의 배 조각처럼 늘 떨어져 나가는 현상에 대해서는 서사를 부여하지 않을까? 예를 들어 적혈구의 수명은 120일이다. 이 시간이 지나면 비장에서 적혈구가 부서져 제거되며 이들의 구성물은 재사용 되거나 배출된다. 대장 상피세포는 약 3~5일간 살아 있다가 세포사멸 apoptosis에 빠지고 떨어지며 죽는다.* 우리는 매일 적혈구가 죽어 나간다고 대장이 떨어져 나간다고 슬퍼하지는 않는다.

---

* 세포 사멸에 관여하는 가장 중요한 단백질이 programmed cell death −1면역관문 억제제의 표적이 되는 그 단백질이다.

우리의 피부에 있는 각질세포는 형성된 후 20~30일 이내에 죽으며 이들은 작은 파편으로 이루어진 죽은 피부 껍질의 형태로 지속적으로 떨어져 나간다.[129] 이게 '때'다. 어렸을 때 어머니가 더럽다고 목욕탕에서 벅벅 밀어대던 바로 그 '때' 말이다. 피부의 때는 표피 각질층과 피지, 땀이 공기 중 먼지와 만나 피부에 쌓이는 것이다. 사실 때는 더럽지 않다. 물에 불리면 검게 보이고 모공을 까맣게 덮어 보기 흉해서 그렇지, 오히려 때는 정상 피부를 보호해주는 중요한 역할을 한다. 피부의 습기를 유지하고, 외부 자극으로부터 인체를 보호한다. 피부과 의사들은 절대 목욕탕에서 때를 벅벅 밀지 말라는 데는 이유가 있다. 소중한 각질층을 보호해야 하는데, 억지로 강한 힘을 줘 때를 제거하다 보면 정상적인 상피세포까지 손상되기 때문이다. 피부의 상피세포가 손상될 경우 피부는 이를 복구하기 위해 염증 반응을 일으킨다. 이때 피부가 빨개지고 가려워지며 피부 수분이 손실돼 피부가 더 거칠어질 수 있다.

수명이 짧은 피부 상피세포들은 죽으면서 알아서 떨어져 나오니 그냥 자연스럽게 떨어져 나오도록 놔두면 된다. 더럽다는 인식이 문제이지 실제로 때는 그리 더럽지 않다. 더럽다는 나의 인식이 만들어낸 착각일 뿐이다. 때를 밀면 개운하다는 느낌과도 무관하다. 집마다 목욕시설이 없던 그 시절, 비싼 돈 내고 오랜만에 목욕탕에 왔으니 탕 안에 오래 있었고, 뜨거운 물 속에 오래 있다 보니 불어난 검은 때를 벅벅 밀어야 본전 찾는다는 인식이 만들어낸 우리나라만의 고유한 문화 현상이다.

대변 또한 내 몸의 일부다. 한때 내 몸을 이루었던 장 점막 상피세포들이 떨어져 나가서 음식물 찌꺼기, 장내 미생물과 엉긴 것이 대변이다. 똥이 내 몸이 일부라니 너무하다고? 사람이 오랜 기간 금식을 해서 아무것도 먹지 않아도 대변은 나온다. 대변의 양이 줄어들어서 그렇지, 장 점막 상피세포들은 계속 죽고 탈락하기에 소화액과 섞여서 대변이 된다. 심지어 최근에는 대변에서 떨어져 나온 장 상피세포의 DNA를 이용해서 대장암을 진단하는 키트도 발명됐다. 더럽다고 대변이 내 몸 아닌 것으로 바뀌진 않는다.

만약 스마트폰에 소변이 튀면 기겁하면서 물티슈로 닦을 테지만, 방금 만들어진 소변에는 세균이 하나도 없다. 반면, 스마트폰 표면에는 7,000종이 넘는 세균이 득실거린다. 스마트폰이 변기보다 500배 더럽다는 연구 결과도 있다.[130] 화장실 변기를 맨손으로 만지는 일은 찜찜해하는 사람들이 스마트폰은 하루에도 2,000번 이상 맨손으로 만진다.[131] 그나마 의료인의 스마트폰은 공중보건에 심각한 위해 요인이라는 이야기가 최근에서야 공론화되니 반가울 정도다.[132]

인간의 인식과 직관이 이 정도 수준이다. 몸에 대한 인식도 다르지 않다. 조금만 생각해보면 '내 몸이 나'라는 명제에 숨겨진 모순을 쉽게 찾을 수 있다. 신장을 이식받아 타인의 신장이 내 몸 속에 있다면? 골수를 이식받아 다른 사람으로부터 온 혈액세포가 내 몸을 돌아다닌다면? 이 경우도 내 몸으로 봐야 할까? 셀프와 넌셀프의 경계는 어디일까?

　매년 크리스마스이브가 되면 우리 병원 흉부외과와 외과 이식팀은 분주해진다. 인공호흡기에 의지해 생명을 유지해온 뇌사 상태 환자의 부모들이 비로소 자식의 죽음을 받아들이고 장기 기증을 결정하는 시기가 주로 크리스마스 전후이기 때문이다. 부모로서는 마음이 찢어지는 결정이다. 뇌는 죽었지만 아직 심장은 뛰고 손발은 따뜻한데, 의사들은 죽은 거나 다름없다고 한다. 사망 선고도 모자라 의사들은 혹시 장기를 기증할 생각이 없냐고 조심스럽게 물어본다. 내 아이가 정말 죽으면 다섯 명의 생명을 살릴 수 있다고 한다. 말이 좋아서 장기이식이지 멀쩡히 심장이 뛰고 있는 내 아이의 몸을 칼로 난도질해서 심장, 간, 콩팥, 허파 등 쓸 만한 장기를 떼어내겠다고 한다. 다른 죽어가는 생명을 살리는 일도 중요하지만 내 아이의 생명도 중요한데, 이를 쉽게 승낙할 부모가 세상에 있을까?

　그래도 세상에는 찢어지는 마음으로 참척慘慽(자손이 부모나 조부모보다 먼저 죽는 일)을 승낙하는 이들이 존재한다. 나는 이분들을 깊이 존경한다. 숭고함에 절로 고개가 숙여진다. 이것이야말로 인간의 가장 위대한 사랑이다.

　언론에는 여러 사람에게 생명을 주고 떠난 젊은이의 숭고한 사연이 종종 소개되곤 한다. 그런데 과연 생명을 주고 떠난 것이 맞을까? 다른 이의 몸에서 이식된 폐, 신장, 심장이 살아 있는

데 과연 죽었다고 할 수 있을까? 아니면 이식받은 사람이 새로 들어온 폐나 신장, 심장을 살리고 있는 건 아닐까? 이런 것 저런 것 다 떠나서 부모 마음속에서는 죽은 것이 아니라 영원히 살고 있는 것이 아닐까? 과연 장기기증을 하고 떠난 젊은이는 죽은 것이 맞을까?

'내 몸이 나'라는 인식은 쉽고 직관적으로 보이지만, 실제로는 여러 모순을 내포하고 있다. 사람은 내 몸이 나라고 여기면서 몸이 죽은 후에도 내 영혼은 살아 있으리라 믿는다. 몸의 물질적인 부분만 봐도 무엇이 나인지 정의하기 어렵다. 나를 정의하기도 힘든데 몸이라는 물질은 끊임없이 교체되고 변한다. 몸은 순간순간 어떤 조건에 따라서 변한다.

복제한 나는 나일까

몸을 이루는 물질적인 부분뿐만 아니라, 우리의 지적, 정신적인 부분도 계속 변화한다. 그래서 정신적 연속성이 나라는 정체성의 기본 토대가 된다고 하기에도 불충분하다.[133] 내가 정신적으로 동일하다고 느낄 때 그 동일성의 기원을 굳이 따지자면 기억의 연속성 정도일 텐데, 여기에도 문제가 있다. 기억은 정확지 않다. 누구에게나 다음과 같은 경험이 있을 것이다.

"그때 여행 갔을 때 그 호텔에서 먹었던 저녁 식사 맛있지 않았어?"

"무슨 소리야? 호텔에서 안 먹고 그 앞에 있는 식당에서 먹었잖아."

"아닌데, 그때 분명히 호텔에서 먹었는데?"

같은 추억을 두고도 사람들의 기억은 제각각이다. 기록은 기억보다 강하기에, 기록을 보면 내가 기억한 사실과 진짜 사실이 얼마나 다른지 알 수 있다. 인간의 기억은 불완전하다. 기억이 다르면 이미 발생했던 사건들도 달라지는 걸까?

설령 기억이 완벽해서 사실과 기억이 크게 다르지 않다고 가정하더라도, 과거의 기억은 현재의 상황에 따라 얼마든지 윤색되고 재해석된다. 나는 매일 일기를 쓰는데, 몇 년 전 기록을 볼 때마다 새롭게 느껴진다. 내가 그때 그런 감정을 느꼈는지 낯설고 생경하게 느껴질 때가 많다. 역사학자 에드워드 카는 "역사란 역사가와 그의 사실들 사이의 지속적인 상호작용의 과정이며, 현재와 과거 사이의 끊임없는 대화"라고 했다.

과거는 현재에 의해 재구성된다. 현재가 만족스러우면 과거의 힘들었던 기억들도 추억으로 미화되지 않던가. 나 역시도 십 대 후반부터 이십 대 초반의 힘들었던 과거를 지금은 추억으로 미화시키며, 내 아이들에게 젊어서 고생은 사서도 한다는 소리를 늘어놓곤 한다. 기억은 그렇게나 불완전하다.

기억은 본디 뇌세포 시냅스의 연결로 만들어지는데, 시냅스가 끊어지거나 뇌세포가 죽으면 기억은 변한다. 우리는 두세 살 때 있었던 일은 전혀 기억하지 못한다. 두 가지 이유 때문이다. 유아의 뇌가 사건을 저장할 만큼 성숙하지 못하기 때문이기도 하고, 사람이 성장하면서 새로운 뇌세포가 생겨나고 뇌가 커지고 부피가 팽창하는데 이때 기존 뇌신경세포간(특히 해마 hippocampus와 뇌겉질cortex의 사이) 시냅스 연결connectivity이 뜯어지기 때문이다. 기억이라는 이름으로 생성된 시냅스 연결이 끊어지면, 특정 사건에 대한 기억은 사라진다.[134]

나 역시 마찬가지다. 초등학교에 들어가기 전의 일은 영화처럼 연속적으로 떠오르지 않고, 기억의 파편들이 멈추어진 사진처럼 조각조각 떠오른다. 그런데 그때에 대한 내 기억은 어쩌면 어린 시절 찍은 사진을 계속 보면서, 또는 부모님이 '그때 그랬어'라는 말을 들으면서 강화된 기억을 유년기 기억으로 윤색한 것인지도 모른다.

그나마 그 기억들마저 나이가 쉰 살에 가까워지자 아주 먼 꿈속 이야기처럼 점차 희미해짐을 느낀다. 아버지를 떠올릴 일이 점차 없어지면서 아버지에 대한 기억 속 모습들이 점차 희미해져간다. 기억이 희미해진다고 해서, 돌아가신 아버지를 덜 사랑하는 것은 아니다. 기억의 퇴색과 사랑의 감소는 분명 별개이다. 때로는 이 사실이 안타깝지만, 과거를 붙잡을 수 없기에 지금은 어느 정도 어쩔 수 없는 일로 받아들이며 산다. 내가 할 수 있는 일은 더 열심히 기록을 남기는 정도이기에 점차 희미해져 가는 기억을 붙잡기 위해 메모를 열심히 할 뿐이다. 기록은 기억보다 강하다. 그리고 기억은 점차 나도 모르게 사라진다.

과거의 기억이 사라진다고 해서, 그때 내가 없었던 것은 아니고 그때 그 사건이 일어나지 않았던 것도 아니다. 기억이 없다고 내가 없었던 것은 아니지만, 과거 기억의 연속성이 없어지면 나는 없어지는 것일까?

정신적 연속성에 대해 논할 때, 우리는 의식과 그 내용을 다루게 된다.[135] 물리적 세계와 어떤 관계에 있던 의식은 경험의 대상이 나타나는 상황이다. 그 경험은 기억이라는 형태로 표현되는데, 우리 대부분은 시간의 흐름에 따라 기억을 잃는다. 어떤 뇌신경과학자는 의식이라고 하는 것도 결국은 뇌세포 뉴런의 시냅스에 불과하다고 말한다. 의식, 영혼 같은 개념을 종교나 철학의 영역이 아닌 과학의 영역에서 다룬다고 불편해하진 말자. 중세시대에는 해가 동쪽에서 뜬다는 개념은 종교의 영역이었지 과학의 영역이 아니었다.

뇌세포의 총 숫자는 대략 1,700억 개에서 8,500억 개 사이 어디쯤이 된다. 그중에서 신경세포 850억 개 각각이 수백 개에서 수천 개 정도의 다른 신경세포와 시냅스를 연결한다. 여기서 끝이 아니다. 신경세포 하나에 단백질 약 100억 개가 들어 있는데, 이 단백질은 기억이 저장되는 방식에 영향을 미친다. 게다가 뇌세포 수백억 개 사이에는 셀 수 없이 많은 세포와 분자가 존재

한다.[136]

이 연결 시스템이 우리 자신이라는 주장도 있다. 노벨상 수상자인 신경과학자 에릭 캔들Eric Kandel은 발달 과정에서 확립된 시냅스 연결의 특이성이 지각, 행동, 감정, 학습의 밑바탕이 된다고 했다. 생물학 이론에서 'DNA 염기쌍의 정적인 염기 서열=유전자'라는 등식이 성립하듯 현재의 신경과학이론에서 '정적인 연결 시스템=기억'이라는 근본적인 등식이 성립한다.[137] 또 다른 노벨상 수상자인 프랜시스 크릭Francis Crick은 《놀라운 가설 The Astonishing Hypothesis: The Scientific Search for the Soul》에서 당신, 당신의 기쁨, 당신의 슬픔, 당신의 기억, 그리고 당신의 야망, 당신이 느끼는 개인 정체성과 자유의지 등이 사실은 그저 신경세포와 그 연관분자로 이루어진 거대한 집단의 행동에 불과하다고 주장했다.

실제로 뇌의 연결 일부만 끊어도 완전히 다른 사람이 된다. 20세기 초 유행한 전두엽 절개술Frontal Lobotomy이 이를 잘 보여준다. 전두엽 절개술은 날카로운 송곳을 전두엽에 찔러 넣고 쓱 한번 돌려서 칼집을 내는 시술인데, 20세기 초반에 폭력성이 너무 강해서 통제가 되지 않던 중증 정신질환자들을 대상으로 유행했다. 시술 후 폭력성이 줄어드는 효과 때문에 한때 크게 주목받았다. 정확한 통계는 없지만 1940년대부터 1970년대까지 최소 수만에서 수십만 명의 사람들이 전두엽 절개술을 받은 것으로 추정된다. 미국 대통령 존 F. 케네디의 여동생 로즈메리 케네

디도 이 수술을 받았다. 이 수술법을 개발한 공로로 1949년 안토니우 에가스 모니즈António Egas Moniz가 노벨 생리의학상을 받기도 했다.

하지만 이 수술로 손상을 입는 부위가 인지 및 자아에 큰 영향을 미치는 전두엽이다 보니 부작용으로 인간성을 이루는 중요한 요소인 사고 기능과 지각력이 제거되는 심각한 문제가 드러났다. 폭력성은 줄어들었지만 완전히 다른 사람이 되어 환자의 가족들로부터 마치 영혼을 잃어버린 사람이 된 것 같다는 사례가 다수 보고됐다. 전체적으로 의욕을 잃고 무기력하게 하루를 보내거나 주변에서 벌어지는 사건에 대해 감정을 느끼지 못했으며 때로는 감정을 통제하는 데 실패하기도 했다.[*] 뇌의 연결을 일부 잘랐을 뿐인데 완전히 다른 사람이 된 것이다. 이 사례는 신경전달물질이나 시냅스 같은 작은 연결뿐 아니라 뇌신경들 사이의 직접적인 신경망 연결이 우리 자신이라는 주장을 뒷받침할 때 많이 인용된다.

최근 주목받는 생성형 인공지능Artificial intelligence이 사람 뇌의 신경망 연결을 본뜬 인공신경망artifial neural network으로 만들어졌음은 잘 알려진 사실이다. 챗GPT와 대화를 나누다 보면 인공지능이 사람보다도 사람 같아서 놀랄 때가 한두 번이 아니다. (의

---

[*] 전두엽 절개술은 비윤리적이고 비효과적인 시술로 간주하면서 1960년대 초반부터 1970대 중반 사이에 시술이 중단됐다.

도한 것은 아니겠지만) 사람처럼 그럴싸한 거짓말도 지어내는데, 이는 사람의 자연지능과 컴퓨터의 인공지능 사이의 차이점이 무엇인가 하는 철학적 문제를 야기시킨다.

연결이 기억과 지능, 나아가 사람됨과 사람다움을 만들어 낸다. 존재가 아니라 연결이 핵심이다. 그러나 자아 정체성을 만든다고 여겨지는 기억의 연속성이 불완전하다는 점이 문제다. 기억은 여러 조각의 묶음이며 그 빈 구멍은 임의로 메워진다. 뇌 신경세포들 사이의 시냅스 연결과 네트워크 또한 자주 변한다.

기억의 연속성이 끊어지는 대표적인 질환이 치매다. 치매는 여러 원인에 의해서 뇌세포가 감소하거나 판단에 필요한 뇌의 연결이 깨지면서 일상생활이 어려울 정도로 인지 기능이 떨어지는 만성 뇌 질환이다.

치매를 앓고 있는 부모를 둔 자녀들의 이야기를 들어보면, 이 사람이 과연 우리 부모님 맞나 싶어질 때가 있다고 한다. 내가 평생 봐온 부모님과 완전히 다른 인격이 되어, 이해하기 힘든 행동을 하는 모습을 보는 것은 그 자체로 이루 말할 수 없는 고통이라고 한다. 육체적으로는 동일해 보여도 내 기억 속 부모님과는 완전히 다른 부모가 내 눈앞에 있다고 상상해보라.

치매로 인해 혼란스러운 사람은 가족뿐만이 아니다. 치매 환자 본인도 굉장히 혼란스럽다. 앤서니 홉킨스 주연의 영화 〈더 파더〉에 이 점이 잘 묘사 되어있다. 그간 치매 환자를 다룬 영화는 많았으나 이 영화가 특별한 이유는 치매 환자 입장에서 바라본 세상을 묘사했기 때문이다. 영화에서 처음 보는 낯선 여자가 주인공의 집에 들어와서 아무렇지도 않게 늘 그랬다는 듯이 저녁 식사를 차려준다. 당신은 누구냐고 묻자 딸이라며 내가 좋아하는 치킨 요리를 준비했다고 한다. 낯선 남자가 함께 식사를 하려고 자리에 앉아 누구냐고 묻자 사위라고 한다. 잠시 후에는 다른 남자가 와서 또 사위라고 주장한다. 정신이 좀 들자 딸이 와서는 자신은 5년 전 이혼했는데 사위는 무슨 사위냐고 한다. 사위가 분명 내 시계를 훔쳐간 것 같은데, 잠시 후에 다시 보니 팔목에 시계를 차고 있다. 딸은 이제 요양원으로 모시겠다고 하지만, 주인공은 낯선 여자를 향해 나는 내 집에서 살겠다고 나는 안 나간다고 고함을 친다. 기억을 잃으며 자아 정체성을 잃은 주인공은 결국 '나는 누구냐'며 흐느낀다.

'자기 정체성의 혼돈'이란 주제를 다룬 영화는 많다. '기억이 인간의 과거, 현재, 미래를 잇는다고 할 때 기억을 잃은 나란 존재는 누구이며 어떻게 행동해야 하는가'(메멘토), '나를 구성하는 건 나의 기억인데, 기억을 잃는다면 나는 과연 누구인가'(이터널 선샤인), '오감으로 인식된 현실은 기계가 만들어낸 환상이고, 인간의 인지 능력과 감각은 허구일 수 있다'(매트릭스) 등 당장 머릿속에 떠오르는 것만 해도 여럿이다. 어쩌면 기억은 인격동일성을 구성하는 것이 아니라 인격동일성을 전제하는지도 모르겠다.[138] 나는 무엇이고 나를 나답게 하는 것은 무엇인지에 대한 질문은 인간이 고등 사고를 하면서부터 계속 제기되어온 근본적인 질문이다.

순진한 착각

최근에는 분자생물학의 시대답게 'DNA가 나'라는 의견이 힘을 얻고 있다. 여기에 빠지지 않고 등장하는 소재가 '복제양 돌리'다. 머리카락을 뽑아 '후'하고 불면 또 다른 내가 복사되어 나타나는《서유기》의 손오공처럼 포유류도 체세포 하나 뽑아서 복제할 수 있는 세상이 됐다. 체세포 복제 기술이 발전하면서 이론적으로는 인간도 얼마든지 복제가 가능하다. 실제로 애완동물을 복제하는 사업은 전 세계에서 성업 중이다. 비아젠ViaGen, 시노진 Sinogene, 수암바이오텍 등이 대표적인 기업이다. 2005년 우리나라에서 개 '스너피'가 복제되었고, 2019년 7월 중국에서 고양이 '마늘', 2017년 미국 가수 바브라 스트라이샌드의 개 사만다가 죽은 후, '미스 바이올렛'과 '미스 스칼릿'으로 태어났다.

이러한 복제 동물은 원래 동물과 본질적으로 동일한 DNA를 갖지만, 실제로 복제해보면 원래의 동물과 같지 않다는 것을 알게 된다. 동물의 본성과 외형은 유전자에 의해서도 결정되지만, 환경이나 경험, 우연의 영향도 무시할 수 없기 때문이다. 실제로 텍사스 A&M 연구팀은 CC Carbon-copy라는 이름의 고양이 복제에 성공한 바 있는데 고양이 털색과 관련된 X 염색체 비활

성화 현상으로 인해서 복제 동물의 외모가 원본 동물의 외모와 크게 달라서 화제가 된 바 있다.[139]

이는 근본적으로 생식세포가 아니라 체세포를 복제했기 때문에 생긴 문제였다. 복제양 돌리가 이 차이를 잘 보여준다. 복제양 돌리는 '복제에 따른 조로 현상'으로 6년 6개월 만에 죽었다. 직접사인은 진행성 폐 질환인데, 폐 질환은 보통 늙은 양에게서 나타나는 병이다. 돌리는 당시 6살 된 양의 젖샘세포를 복제해 태어났다. 일반적으로 양은 11~12년 정도 살기 때문에 돌리는 평균 수명의 절반 정도를 살다가 태어난 셈이다. 돌리는 두 살 때부터 늙은 양에게 흔히 나타나는 비만, 관절염 등 조로 현상을 겪었으며, 세포의 노화 정도를 알 수 있는 염색체 끝부분(텔로미어)이 정상 양보다 짧은 것으로 나타나 충격을 주었다. 돌리는 6살 나이에 폐질환으로 안락사되었는데, 조금 더 살았더라면 암으로 죽었을 가능성이 높다.

만일 나의 체세포에서 핵을 떼어내서 인간 수정란의 핵과 바꿔치기해서 나를 복제한다면, 태어나는 신생아 '김범석2'는 47세의 노화된 DNA를 가진 채로 태어날 것이다. 중장년만큼 살아오면서 수많은 세포 분열과 복제를 하고 발암물질에 노출되며 체세포 DNA가 손상되었는데, 그 손상받은 DNA를 바탕으로 태어나기 때문이다. 생물학적 나이는 갓 태어나서 0살이지만 유전자 나이는 47세로 태어난 셈이다.

김범석2는 열 살쯤 되면 당뇨, 고혈압, 관절염 등 여러 성인

병을 겪게 될 것이고, 이미 암유전자와 종양억제 유전자가 어느 정도 망가진 상태에서 태어났기에 20살쯤 되면 암에 걸릴 것이다. 운 좋게 20대를 넘겨도 30대가 되면 치매 현상을 겪을 확률이 높다. 따라서 자아 정체성 위기를 겪는 사춘기 시절에는 왜 나를 태어나게 해서 이런 고통을 주냐며 울부짖을지 모른다(사춘기 자녀를 둔 부모가 흔히 듣는 말이지만, 복제인간이 이런 말을 한다면 그 말의 윤리적 무게가 다를 것이다).

물론 체세포가 아닌 생식세포를 복제한다면 복제양 돌리가 겪은 조기 노화를 경함하지 않을 수 있다. 실제로 나는 살아가면서 내 생식세포를 두 번 복제해봤다. 혼자서는 할 수는 없기에 46개인 나의 염색체 중에서 절반만을 떼어내(이를 감수분열이라고 한다) 마찬가지로 염색체 절반을 떼어낸 내 아내와 절반씩 섞어서 복제했다. 그 결과 두 아들을 두고 있다. 체세포와 달리 생식세포는 세포 분열을 거듭해도 텔로미어가 짧아지지 않아서 노화가 별로 진행되지 않은 신선한 생식세포를 만들어낼 수 있다. 여기에 아직 생식세포가 손상받기 전인 젊은 시절에 복제해서 (앞서 산모의 나이가 많아질수록 유전자 변형의 위험성과 기형아 출산의 위험성이 올라간다고 했다) 다행히 아이들의 건강에 큰 이상은 없다.

생식세포 복제 과정에서 내 유전자는 100퍼센트 복제되지 않았고, 절반만 선택적으로 복제됐다. 그 과정에서 유전자들이 선택되고 결합되며 유전적 다양성이 생겨났다. 그래서 두 아들은 나와는 비슷한 듯 다르다. 형제끼리도 비슷한 듯 다르다. 후성 유전자적 변화에 의해서 아빠의 유전자가 발현되는 시기에는 아빠 모습이 나오다가 어떤 때에는 엄마 모습이 나온다. 때로는 우리 부부에게는 없는 특징이 나타나 혼란스럽게 만들기도 한다. 누구 닮아서 이러냐며 부부 싸움을 한 적도 있다.

아내는 두 아들을 자신과 동일시해서 셀프라 여기며 세 명의 삶을 동시에 살고 있다고 주장하지만, 아이들은 엄마를 셀프로 여기지 않는 듯하다. 그나마 딸들은 엄마를 셀프로 여기는 경향이 있는데, 아들들은 엄마에게 데면데면하다. 어떤 때는 스마트폰과 게임을 엄마보다 더 좋아하는 것 같다. 큰아들은 기숙사 생활을 하고 있는데 학교에서 별일 없었냐고 물어보면 늘 아무 일도 없었다고 짧게 대답한다. 딸을 둔 다른 엄마들이 딸에게서 들은 자세한 기숙사 생활 이야기를 통해서 내 아들이 학교에서 무슨 짓을 하고 다니는지를 짐작할 수 있을 뿐이다. 이처럼 셀프에 대해서는 원본DNA와 복사본DNA의 생각이 다르다.

10대 후반에는 셀프에 대한 자아 정체성을 확립하고 20살 넘어서는 독립된 인간이 되어야 하는데, 최근에는 부모들이 자녀가 독립된 인격체로 성장하는 것을 막는 경향을 보인다. 세상이 워낙 빠르게 변하다 보니 30살이 넘은 자녀를 보고 이 세상이 얼마나 험한 곳인지 아느냐, 너는 아직 아무것도 모른다, 너는 엄마 시키는 대로만 하라면서 부모가 성인이 된 자녀에게 의식주와 돌봄을 제공하는 풍조가 늘고 있다. 몇 번의 경제 위기 속에

통화량이 팽창하고 부동산 가격이 상승하면서 청년층의 거주 독립이 어려워지자 이러한 풍조는 더 심화되고 있다.[140]

　높아진 양육비용을 부담하기 위해 고령층은 은퇴 대신 정년 연장을 택했고, 고령층이 청년의 일자리를 빼앗으며 청년 실업률은 날로 높아지고 있다. 한국에서는 정년이 60세로 연장되면서 1만 개가 넘는 청년 일자리가 사라졌고[141] 이는 다시 캥거루족의 증가로 이어지고 있다. 긴 양육 기간과 높은 양육비용은 출산율에도 영향을 미쳤다. 한국은 2023년 기준 합계출산율 0.72명을 기록하며 국가 소멸 및 멸종 단계로 접어들었다.* 2023년에 태어난 귀여운 아이가 성인이 되었을 때는 노인들은 많고 아이는 태어나지 않는 사회가 될 것이라는 뜻이다. 그런데 여러 명이 아닌 한 명의 자녀만 양육하게 되면 한 명을 어떻게 해서든 잘 키워내 후대에 유전자를 남겨야 한다는 부담이 커져서 절반의 셀프인 자식을 온전한 셀프로 여기는 경향이 더욱 강해질지도 모르겠다. 엄마들이 아이를 지나치게 셀프로 여기며 아이를 통해서 엄마의 성취, 특히 학벌에 대한 성취를 대신 이루고자 하

---

* 아주 단순무식하게 계산을 해보면 이렇다. 2023년에 23만 명이 태어났는데 전원 결혼한다는 가정에 11.5만 쌍이 생기고 출산율이 0.7명이라면 30년 뒤 다음세대에는 8만 명이 태어난다. 그로부터 30년이 더 지나면 2083년에는 2만 8,000명이 태어난다. 전부 결혼하고 출산율이 0.7은 유지된다는 가정하에서 그렇다. 만일 지금처럼 절반만 결혼하거나 출산율이 0.2만 더 떨어지면 우리는 30년 뒤에 신생아가 2만 명대로 떨어지는 한국인 멸종 및 국가소멸 현상을 마주하게 된다. 국가도 탄생이 있으면 소멸이 있다.

는 욕망이 지나쳐 사회적 문제가 되기도 한다. 특히 교육열이 높다는 대치동 지역에서 이런 모습을 흔히 목격할 수 있다.

이처럼 DNA로 나의 정체성을 찾으려 하다 보면 대개는 실패한다. 심지어 불행해지는 경우도 있다. 내 자식이 내 뜻대로 될 거라는 믿음은 순진한 착각이다. 죽은 애완견을 복제하면 예전의 그 애완견이 나에게 돌아올 것이라는 것도 슬픈 착각이다. 복제 동물은 원본과 유전자적으로 근접하긴 해도 엄밀히 말해 유전자가 동일하지도 않고, 후천적으로 학습되는 경험과 기억, 문화적인 요소가 다르다. 결국 나와 동일한 DNA 유전 정보가 있어도 나라고 보긴 힘들고, DNA로도 나의 정체성을 찾기는 어렵다.

자아를 향한 선문답

테세우스의 배가 제기한 변화와 동일성, 그리고 자아 정체성의 문제로 돌아가보자. 이 문제에 다른 시각으로 접근한 사람이 있다. 몇 해 전 어떤 스님과 차담을 나눌 기회가 있었다. 그날 스님이 나에게 던진 화두가 있다.

"너는 누구인가?"
"김범석입니다."
"아니다. 김범석은 네가 아니다. 세상에 김범석이 너 한 명인가. 김범석은 쿠팡에도 있고 LG트윈스에도 있다. 이름은 너를 규정짓지 못한다. 개명을 한다고 다른 사람이 되는 것은 아니다. 다시 묻겠다. 너는 누구인가?"

"의사입니다."

"의사는 직업이다. 네가 아니다. 의사＝네가 아니기 때문이다. 의사가 너 하나뿐이냐? 자신이 하는 일로서 자신을 설명하지 마라. 너는 누구인가?"

"○○ 아빠입니다."

"누구의 아버지, 누구의 자식이라는 것은 존재가 아니라 관계다. 관계는 존재와 다르다. 관계로 존재를 설명하지 마라. 너는 누구인가?"

"저는 서울시민입니다."

"사는 곳이 너를 말해주지 않는다. 그건 건설사들이 아파트 팔려고 꾸며낸 이야기일 뿐이다. 너는 누구인가? 대답해봐라."

이런 문답을 몇번 거듭하다 보면 말문이 탁 막히게 된다. 당혹스럽게도 '나'라고 칭할 만한 것이 없다는 불편한 진실을 마주하게 된다. 나는 무엇인가? '내가 죽는다', '내가 암에 걸렸다' 할 때 그 '나'는 무엇인가? 스님들은 평생을 나는 무엇인가, 'What am I?'라는 화두(Who am I 가 아니라 What am I)를 가지고 수행정진한다. 그러나 평생 수행해도 그 답을 찾지 못하고 깨닫지 못한 경우가 대부분이다. '나'라는 것은 도대체 무엇이란 말인가?

여기에 대한 답을 제시한 이가 있다. 2,500년 전 인도 북부의 한 지역에서 왕자로 태어났던 인물인데, 그 이름은 고타마 싯다르타라고 알려져 있다. 그의 가르침은 지금은 초기 불교라는 이름으로 남아 있다.

불교의 핵심은 태어나서 늙고 병들고 죽는, 이렇게 생로병사를 겪는 '나'라는 존재는 과연 무엇인가에 대한 해답을 찾는 것이다. 여기에 대한 답을 찾으면 깨달음을 얻는 것이고, 깨달음을 얻으면 생로병사라는 고통의 순환고리, 윤회에서 벗어날 수 있다. 싯다르타는 우리보다 먼저 깨달음을 얻었고, 어떻게 하면 그런 경지에 이를 수 있는지 구체적인 방법을 알려주었다.

하지만 사람들은 불교를 믿는다면서, 수행을 하기보다는 금칠해놓은 나무토막 앞에 돈을 놓으면 무병장수할 거라 믿는다. 돈을 낸 만큼 더 부자가 될 거라 믿는다. 사업이 번창하고 자식들이 좋은 대학에 갈 거라 믿는다. 기복祈福을 하며 기도를 한다고 여긴다. 나 역시 아버지가 폐암으로 투병하실 때 부처님 앞에서 1,080배를 하면 아버지가 다시 건강해지실 거라고 믿었다. 부처님이 병을 낫게 해줄 거라 믿었다. 이는 나만의 착각이었다. 나는 희망을 믿음으로 착각했고, 믿음을 다가올 현실로 착각했다. 희망이 실현되지 않자 부처님을 원망하며 분노했다. 한동안 부처님을 멀리했다.

그러나 부처님은 단 한 번도 그런 약속을 한 적이 없다. 암은 어떤 생물학적인 조건에 의해 나빠지기도 하고 치료되기도 하는 병이지, 내가 1,080번 절한다고 좋아지는 병이 아니다. 종교가 변형되고 정착되는 과정에서 기복신앙적 요인이 더해졌을 뿐이다. 오히려 부처님은 기복 자체에 대한 집착을 버리라고 했다.* 불교의 경전 중 하나인 〈보왕삼매론寶王三昧論〉에서 부처님은 '내 몸에 병 없기를 바라지 말라'고 했다. 대신 병과 자아를 보는 관점을 바꿀 것을 요구했다. 현실을 있는 그대로 바라보기(정견定見)를 요구한 것이다. 하지만 우리는 유신견有身見, Sakkayaditthi에 사로잡혀 있어 현실을 있는 그대로 보지 못한다. 유신有身에서 '유'有는 '존재하다'는 뜻이고, '신'身은 '몸' 또는 '정신' 즉 '자아'를 의미한다. '유신견'은 '자아가 존재한다는 관점' 또는 영구히 고정불변으로 존재하는 자아가 있다고 믿는 시각이다. 내 몸과 정신이 있다는 뜻의 유신有身은 사실이다. '내 몸과 정신' 자체가 없다는 뜻은 절대 아니다. 하지만 유신 자체를 영구불변의 실체가 존재한다는 의미로 받아들이면 잘못된 견해가 된다.

내 몸을 이루는 세포도, 세포 속의 DNA도, 기억을 만들어내는 연결도 끊임없이 변한다. 나를 포함한 모든 존재는 끊임없

---

* 집착을 버린다는 것은 이래도 좋고 저래도 좋고 아무래도 좋은 상태가 되는 것이 아니다. 아무것도 원하지 않는 상태도 무동기증(amotivation)이라고 일종의 정신질환이다. 삶의 방향이 있고 적극적 도전성을 발휘하려면 반드시 바라는 것이 있고 원하는 것이 있어야 한다. 집착을 버린다는 것은 아무것도 원하지 않는다는 뜻이 아니라 원하되 그것 때문에 불행해지지 않는다는 뜻이다. 어떤 것을 원하되 집착하지 않는 것을 선호(preference) 라고 한다. 김주환, 《내면 소통》, 인플루엔셜, p604.

이 변화하기 때문에 고정불변의 영원한 실체를 가지고 있지 않다. 이를 무아無我라고 한다. 싯다르타는 고정불변의 절대적 자아가 존재한다고 생각함으로써 내 몸이 나의 것이라는 견해가 생기고 욕망이 생기며 대상에 집착해서 괴로움이 생기며, 이것이 윤회의 원인이 된다고 했다. 보통 사람은 자신이 살아 있다는 사실과 자신이 가진 것이 영원할 줄 알고 여기에 집착하는데, 이 집착 때문에 고통이 뒤따라온다. 그러나 영원히 변하지 않는 존재는 없다. 존재에 대한 참모습을 바로 알게 되면 집착하는 마음을 다스릴 수 있어 고통을 줄일 수 있다. 나라고 여기는 몸과 마음이 내 것이 아니니 당연히 내 마음대로 안 된다는 사실을 받아들일 수 있게 된다.

무아無我는 불교 철학에서 중요한 개념 중 하나로 연기緣起, 윤회輪廻, 공空, 무상無常과도 긴밀히 연결되는 개념이다. 무아는 영속적이고 고정불변의 실체로서의 자아를 부정한다. 내 마음대로 할 수 있는 자아를 부정한다. 일정한 조건에 따라서 유지하고 기능을 하는 실존 현상으로서의 물질적, 정신적 자아가 부정되는 것은 아니다. 부단히 변화하는 중에 있는 자아마저 부정되는 것도 아니다. 나에게 있어서 동일성은 없어도 연속성은 있고, 연속성은 있어도 고정된 영속성은 없다. 이는 사람들이 '나'라고 말할 때 어떤 고정된 영속적인 것이 있다고 착각하지 말라는 뜻이다. 세간 사람들의 이해에 따라 관습적으로 말하는 '나'는 없지 않다. 다만 그것이 관습적인 명칭일 뿐임을 잊지 말라는 것이

다.[142]

이름, 명칭은 그 대상을 변화하는 사물이 아니라, '고정된' 사물로, 그리고 일시적이고 우연적인 결합체가 아니라 '실체'라고 믿게 하는 힘이 있다. 언어와 개념 사이에는 특정 관계가 있다. 사람들은 단어라는 상징을 통해 의미를 생산하고 해석하며 공유한다. 그렇기 때문에 '나'라고 하는 단어에는 '인격적 개체'라는 표현 너머로 '육체 속에 존재하는 영원불변한 실체'라는 간과하기 쉬운 개념이 무의식적으로 따라다니게 된다.

단어는 개념을 담아내기에 부족할 때가 많다. 고타마 싯다르타의 동아시아 제자들은 선불교라는 교풍을 만들면서 이를 불립문자不立文字라고 했다. 말과 문자를 활용하지 않는다는 뜻이 아니라 말과 문자가 지니고 있는 형식과 틀에 집착하거나 빠지는 것을 경계하자는 의미다. 진리를 드러내는 데 있어서 문자가 갖는 한계를 분명히 알자는 의미다. 진리는 문자로부터도 자유롭다. 어떤 대상을 고유명사나 보통명사로 지칭하더라도 그것들의 연기적 성격을 분명히 그리고 포괄적으로 인식하고 있다면 문제는 없다. 문제는 명사가 아니라, 그러한 명사를 사용하면서 우리가 취하는 심리적 태도다. '나'는 우리가 자기 생각과 경험의 주인이라는 의미에서 우리에게 붙이는 이름이다. 이것은 단순히 경험의 연속성이 존재한다는 것을 넘어서 우리가 그것을 소유하고 있다는 느낌을 준다.[143]

나를 포함한 보통의 사람들은 자아라는 정체감을 버리지

못하고 이를 소유하며 즐거움으로 여기는데, 깨달은 자들은 세간의 이 즐거움을 오히려 고통으로 본다. 열반을 체험하면 그간 소중히 여겨왔던 '나'라는 것이 그 자체로 속임수이자 착각으로 보인다고 한다. 자아정체성에 대한 집착으로서 '나'라는 것에 속아 있는 상태는 넓고 깊은 물가 가까이 자리한 것처럼 위험하고 공포스러운 것이라고 한다.

유신견이야말로 우리가 진실을 있는 그대로 보지 못하게 만드는 강력한 가림막이다. 고타마 싯다르타는 선글라스를 낀 채 현실을 보지 말고, 현실을 있는 그대로 보기를 요구했다. 몸과 마음을 있는 그대로 직시하고 알아차려 지혜로워질 것을 요구했다.

무아에 대한 저항감

'내가 죽는다', '내가 암에 걸렸다'라고 할 때의 '나'라는 주어에 대한 개념을 설명하다가 너무 많이 돌아왔다. 요약하자면, 사람을 구성하는 것에 인격적 개체로 여길 만한 영속적인 것은 없으며 나아가 변화하는 현상들의 축적* 외에 고정불변의 어떤 실재는 없다. 철학자이자 신경과학자인 샘 해리스Sam Harris는 이런 이야기를 했다.

의식은 모든 경험의 사전 조건이다. 자아는 그 안에서 일어나는 착각이다. 당신이 나라고 부르는 것을 자세히 살펴보면 분리된 자아라는 느낌이 사라질 것이다.[144]

우리가 습관적으로 생각을 우리 자신과 동일한 무언가로 여기는 것이 문제다. 다시 말해 생각을 그저 생각으로 의식에 나타나는 무언가로 인식하지 못하는 것이 우리가 겪는 고통의 1차적인 원천이다. 이는 또한 분리된 자아가 우리 머릿속에 살고 있다는 착각으로 이어진다. 생각 그 자체가 문제는 아니지만 생각과 자신을 동일시하는 것은 문제다. 생각하는 주체가 누구인지를 모른 채로 생각하고 있다면 당신은 자기가 누구이고 무엇인지에 대해 혼란을 겪을 수밖에 없다.[145]

이는 무아와 일맥상통한다. '무아'라는 개념이 너무 어렵다고 슬퍼하진 말기 바란다. 무아의 이치는 원래 이해하기 어렵다. 평생을 수행하는 스님들도 어려워하는 개념이다. 무아의 개념은 윤회와 맞물려 있다. 무아에 대해 생각하다 보면 나라고 할 게 없는데 윤회는 누가 하는 것이냐는 직관적인 모순도 종종 마주하

---

* 불교에서는 이를 오온(五蘊)이라고 한다. 5가지의 덩어리 혹은 집합을 뜻하는 것으로 물질요소인 색(色)과 정신요소인 수상행식(受想行識)을 의미한다. 이러한 요소들은 지속적으로 변화하며, 상호작용한다. 현재는 개념이 확대되어 현상세계 전체를 의미하는 말로 통용되고 있다.

게 된다. 엄밀히는 무아가 어려운 것이 아니라 자아 관념이 내 안에 너무나 뿌리 깊게 박혀 무아의 개념을 받아들이기 힘든 것이다.[146]

무아를 다 이해하지 못해도 괜찮다. 세포 분열, DNA변화, 다세포로 이루어진 인체, 일부 세포가 암세포로 변화하는 과정, 암의 진화, 세포들의 주기적 교체, 테세우스의 배, 기억의 연속성 등을 알아보면서 고정불변의 영속적인 실체로서의 '나'라는 것은 존재하지 않는다는 사실 정도만 어렴풋이 이해하면 된다. 우리는 직관적으로 '나'라는 고정불변의 실체가 있다고 생각하지만 이는 착각에 가깝다. 나라고 할 만한 것이 있다면 기억의 연속성 정도인데, 치매의 사례에서 보았듯이 그마저도 불안정하지 않은가.

무아가 어려운 또 다른 이유는 우리 인식에 있다. 나는 아직도 지구가 평평하다고 믿는다. 내 두 눈으로 보기에 아무리 부릅뜨고 봐도 지구는 평평하기 때문이다. 지구가 둥글면 호주에 사는 사람은 뒤집어진 채 산다는 이야기인데 이게 말이 되는가. 사람들은 자꾸 지구가 둥글다는 말도 안 되는 소리를 지껄여댄다. 겉으로는 지성인인 척해야 하기에 남들처럼 지구는 둥글다고 말은 하지만, 나의 감각과 직관, 인식체계는 여전히 진실에 다가가는 것을 방해한다. 때로는 진실은 직관적이지 않다. 차라리 거짓이 직관적이다. 나란 존재하지 않는다니 말이 되는가. 도무지 믿어지지 않을 것이다.

차라리 중국의 어느 한 도시에서 야생동물을 밀렵하던 사람이 동물로부터 변형된 바이러스에 감염되더니 그 바이러스가 사람에게서 사람으로 퍼져서 지구를 몇 바퀴 돌고 내 코에까지 들어올 거라는 사실을 믿는 편이 쉬울 것이다. 우리 눈에는 보이지도 않지만 생명체인지 생명체가 아닌지조차 모호한 RNA 복제 덩어리가 있다는 사실도 믿기 어려운데, 발이 달려 있지 않은 원시 생물체가 고작 기침 몇 번으로 지구를 수십 바퀴 돌고 전 인류에 도달할 거라니, 전 인류의 절반 이상을 감염시킬 거라니, 수천만 명을 죽일 수 있다니, 수년 동안 사람들이 마스크를 쓰고 다닐 거라니, 전 세계 경제를 마비시켜 경제 위기를 초래할 거라니, 도대체 이게 말이 되는가. 사람들은 눈에 보이는 현상만 믿고 싶어 한다. 더 나아가 믿고 싶은 것만 믿는다.

지구는 자전한다. 적도에서 지구의 자전 속도는 시속 약 1,670킬로미터이다. 11분 만에 서울 부산을 주파하는 속도다. 1초에 465미터를 이동하는 속도로, 이는 총알보다 빠르다. 하지만 우리는 태어나서 한 번도 지구의 자전 속도를 느껴본 적이 없다. 시속 130킬로미터로 달리는 자동차에서는 너무 빨리 달린다는 불안감을 느끼지만 시속 1,300킬로미터로 돌고 있는 지구에서는 그 어떠한 속도감도 불안감도 느껴지지 않는다. 총알보다 빠른 속도로 평생을 움직여왔으며 우리가 총알보다 빨리 움직인다는 사실을 받아들이기는 힘들다. 단지 그 속도를 느껴본 적이 없다는 이유 때문이다.

심장이 뛰는 소리를 들을 수 있다면 평생을 심장 뛰는 소리만 들으며 다른 일은 신경 쓰지 못하고 지낼 것이다. 다행히 우리는 아주 공포스러운 상황이 되거나 교감신경이 활성화되는 일시적인 순간에만 심장이 쿵쾅거리는 소리를 들을 수 있다. 지구의 자전뿐 아니라 심장 박동을 느끼지 못하는 일이 얼마나 다행스러운지 모르겠다.

세포 분열도 그렇다. 우리 몸의 세포들은 1초에 380만 번이나 분열한다. 380만 개의 세포들에 세포 하나당 30억 개의 염기서열이 복제되는 동안 우리는 세포 분열의 속도를 느끼지 못한다. 380만 개의 세포가 태어나는 동시에 몸 한구석에서는 380만 개의 세포가 죽어 나가고 있는데 이 또한 느끼지 못한다. 1초에 순간적으로 380만 개의 세포에서 각기 30억 개의 염기 쌍들이 빛의 속도로 수천억 개씩 복사되는데 이를 느낄 수 없다. 만일 세포 분열을 느낀다면, 우리는 평생 세포 분열만 느끼느라 다른 일을 할 수 없을 것이다.

마찬가지로 우리는 내 몸이 매우 짧은 순간 생성되고 소멸하며, 이런 과정이 내 존재가 사라질 때까지 반복될 거라는 사실을 영원토록 느낄 수 없다. 그러므로 믿어지지 않는 것이 당연하다. 믿고 안 믿고는 개인의 자유지만, 안 믿더라도 사실은 사실이다. 사람은 두 가지 경우에서 착각에 빠진다. 하나는 사실이 아닌 것을 사실이라고 믿을 때. 다른 하나는 사실인 것을 사실이 아니라고 믿을 때.

믿어지지 않는다는 이유로, 또한 내가 믿지 않는다는 이유로 사실이 거짓이 되진 않는다. 반대로 내가 믿는다고 거짓이 사실이 되지도 않는다. 내가 믿건 믿지 않건 내 몸은 찰라생 찰라멸 利那生 利那滅한다. 내가 이해하건 이해하지 않건 고정불변의 나는 처음부터 없다. 내가 받아들이든 받아들이지 않든 지금 이 순간에도 내 몸은 시시각각 죽어가고 시시각각 태어난다. 우리는 살아 있지만 끊임없이 죽어가고 있다. 마치 지구가 태양 주변을 도는 것처럼 그것은 사실이다. 비록 내 감각으로는 아무리 봐도 태양이 지구를 도는 것이 맞고, 내 감각으로는 내 죽음을 도저히 느낄 수 없지만 말이다.

내 몸도 그저 어떤 조건에 따라서 모이고 없어지기를 반복하는 것뿐이다. 내 몸은 고정된 실체라기보다 모래성과 같은 존재다. 바닷가에서 조금씩 무너지는 모래성을 조금씩 다시 쌓듯이 내 몸도 없어지고 생기기를 반복하며 형태를 유지하고 있다. 다행히 DNA라는 공통 설계도를 가지고 있어서 모래성의 모양을 유지할 수 있는데, 어느 순간, 설계도에 오류가 누적되면서 처음과는 다른 모래성이 만들어진다. 모래성을 지탱하는 핵심적인 부분에 문제가 생기면 모래성은 무너지고 모래는 파도에 휩쓸려 바다로 돌아간다. 자연에서 온 나도 언젠가는 자연으로 돌아간다.

'나란 무엇인가'라는 의문에 대해 한동안 멀리했던 고타마 싯다르타는 "무아"라는 화두를 던졌다. 결국 나라는 착각이 나를 만들어냈다. 이제는 다시 뒤집어 봐야만 했다. 죽음이라는 것도 다시 뒤집어 봐야만 했다. 우리가 무의식적으로 또는 의식적으로 가장 두려워하는 그 죽음에 대해서 말이다.

죽음에 대해서 다시 뒤집어봐야 할 것은 무엇일까?

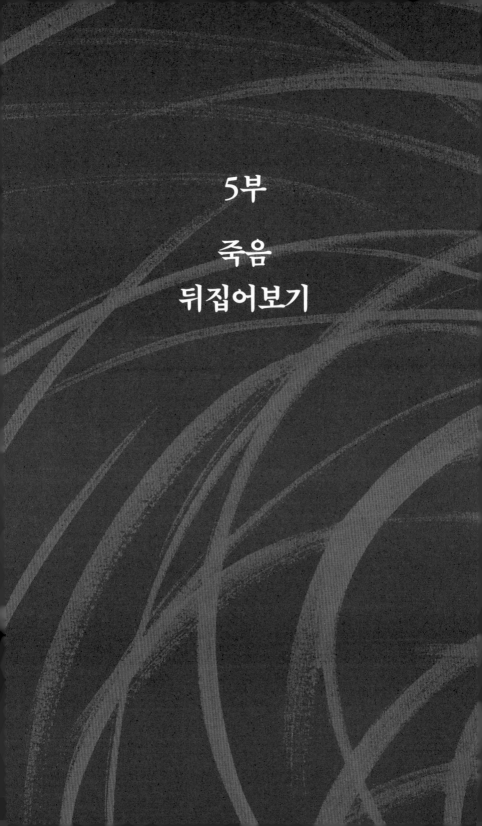

5부

죽음
뒤집어보기

13장 전환과 공존

실체로서의 죽음

"지금 상태에서 완치는 어렵습니다. 항암 치료를 통해서 조금이라도 생명을 연장하는 게 최선입니다."

"선생님, 항암 치료 안 받을래요. 때가 되면 가는 거죠. 더는 구질구질하게 살고 싶지 않아요."

"그러시군요. 잘 알겠습니다. 그 심정 이해합니다. 그러면 항암 치료 하지 맙시다."

항암 치료를 거부하는 환자들은 생각보다 많다. 완치 목적의 치료라면 당연히 해야겠지만, 완치가 아닌 생명 연장을 목적으로 하는 고식적姑息的 치료라면 이야기가 달라진다. 힘들고 고통스러운 항암 치료를 선택하느니, 존엄성을 지키다가 때가 되면 자연스럽게 생을 마감하겠다는 것도 잘못된 선택은 아니다. 문제는 암으로 인해 증상이 생길 때다.[147]

"너무 숨이 차서 못 견디겠어요. 어떻게 좀 해주세요."

"상태가 많이 안 좋습니다. 암 덩어리가 커지면서 기관지를 눌러서 숨이 차는 겁니다."

"다른 방법이 없나요?"

"종양의 크기를 줄이려면 항암 치료를 해야 합니다만…."

"그럼 저 항암 치료 할게요. 제발 좀 해주세요."

"그렇긴 한데 지금 환자분 체력이 너무 떨어져서 항암 치료가 어려워요. 그리고 지난번에 절대로 항암 치료 안 받겠다고 하셨잖아요."

"그때는 이렇게 될 줄 몰랐죠. 그때는 그때고 지금은 지금이니까, 제발 소원이에요. 항암 치료 받게 해주세요. 저 꼭 항암 치료 받고 싶어요."

"말씀드렸듯이 지금은 체력이 너무 떨어져 있어서 할 수 없어요. 간 기능도 안 좋고요. 항암 치료는 무척 힘든 과정이에요. 몸 상태가 안 되는데 무리해서 항암 치료를 하게 되면 치료 받다가 돌아가실 수 있어요. 호스피스 병원에 입원을 합시다."

의료 현장에서는 이런 경우가 자주 있다. 항암 치료를 받지 않겠다고 했던 환자들이 암 덩어리가 커지고 그로 인해 고통이 가중되면 항암 치료를 해달라고 하소연한다. 주로 암 진단을 받을 당시에는 불편한 증상이 없었던 환자들이 이런 모습을 보인다. 이럴 줄 몰랐다는 것이다. 암으로 인한 고통도, 항암 치료의 부작용도 겪어본 적이 없기 때문에 이런 일이 벌어지는 것이다.

겪어보지 않은 고통을 미리 체감하기는 쉽지 않다. 마찬가지로 겪어보지 않는 죽음을 미리 체감하는 것은 불가능하다. 죽음을 항상 접하는 나 역시 마찬가지다. 나는 암에 걸려본 적도, 암성 통증을 겪어본 적도 없다. 항암 치료를 받아본 적이 단 한 번도 없다. 겪어보지 않은 내가 아무리 환자를 많이 치료한들 그들의 고통과 절박함을 어찌 다 안다고 하겠는가. 세상에는 남들이 온전히 이해할 수 없는 내 몫의 고통이 있다.

죽음도 그렇다. 최근 죽음이 외주화되면서[148] 우리는 죽음을 가까이서 볼 기회를 잃었다. 일반적으로 가장 먼저 접하는 죽음은 조부모의 죽음이고 그다음은 부모의 죽음이다. 그런데, 요즘에는 조부모의 죽음은 요양병원으로 외주화되었고 평균 수명이 늘어나면서 오십, 육십 대가 되도록 부모의 죽음을 접하지 못하는 경우가 많아졌다.

핵가족화로 친척 사이가 멀어지자 가까운 피붙이의 죽음을 볼 기회도 잃었다. 죽음은 사적 영역이어서 아무리 가까운 친구여도 친구가 생을 마감하는 순간을 함께하긴 어렵다. 삶에서 죽음이 분리되자, 죽음은 하나의 산업이 되었다. 드라마나 영화 속 비현실적 죽음이 우리가 보는 가장 가까운 죽음의 모습이 되었다. 머릿속으로 내가 생각하는 죽음과 실체로서 나에게 다가오는 죽음 사이에 괴리는 점차 커지고 있다.

고식적 항암 치료를 받는 암 환자들은 항암 치료를 통해 생명연장이라는 대가를 얻고 있지만 실제로 자신의 생명이 연장되고 있는지 직접적으로 체감하기는 힘들다. 나는 예전에도 살아 있었고 지금도 살아 있기 때문이다. 그렇기에 지금 살아 있는 것이 너무나 당연하게 느껴지고 관습적으로 앞으로도 계속 살아 있으리라 생각하게 된다. 의사가 보기에는 이 항암제가 아니었으면 2~3년 전에 돌아가셨을 환자들도 대부분 그렇게 생각한다. 항암 치료 덕분에 살아 있는 것이 아니라 그저 당연히 살아있는 것으로 여긴다. 이처럼 우리 인간은 보통의 행운은 당연히 여기고 불행은 억울해한다. 나부터도 그렇지만, 남의 불행은 그럴 수 있는 일이고 나의 불행은 그래서는 안 되는 일로 여긴다. 남과 나를 다르게 여긴다. 타인의 죽음은 나의 일이 아니다. 그저 나와는 무관한 남의 일로 여긴다.

고식적 항암 치료는 엄밀히 말해 암이 자라지 못하도록 억제하면서 죽음에 이르는 시간을 최대한 뒤로 늦추고 있는 것뿐이다. 겪어보지 못한 죽음을 인식하기는 어렵다. 죽음은 머리로 아는 이론적 지식이 아니라 몸으로 느끼는 경험에 가깝기 때문이다. 살아 있는 우리는 나의 죽음을 알 수 없다는 근본적인 모순을 갖는다. 우리는 삶도 모르지만 죽음도 모른다.

스펙트럼으로서의 죽음

"사람이 죽는다는 것은 무엇인가요?"

어떤 환자에게 죽음이란 무엇이냐는 질문을 받은 적이 있다. 내 경험으로 비추어 보자면, 죽음은 온오프 스위치가 달린 조명이라기보다는 밝기를 서서히 조절할 수 있는 조광기가 달린 조명과 비슷하다. 삶과 죽음은 켜짐, 꺼짐처럼 이분법적으로 나누기 어렵다. 법적으로는 사망진단서에 사망 시각을 적어야 하기에 특정 시간에 사망 선언을 해야 하지만 사망의 시점을 규정하는 일은 생각보다 어렵다.

임상적 사망은 심장이 박동을 멈추고 폐가 호흡을 멈출 때 일어난다. 폐는 호흡을 해서 적혈구에 산소를 채우고 심장은 박동하며 산소가 충전된 적혈구를 온몸 구석구석으로 보낸다. 그러나 심폐정지가 일어나면 적혈구가 더 이상 돌지 않게 되고, 기관과 세포가 저산소성 손상hypoxic damage을 받기 시작한다. 그래도 마지막 호흡 이후에 4~6분 정도는 세포 안에 이미 들어와 있는 산소가 남아 있다. 심장마비가 되더라도 이 시간 안에 심폐소생술을 하거나 인위적으로 심장을 박동시키고 인공적으로 폐에 호흡을 불어넣으면 목숨을 구할 수 있다. 빠른 심폐소생술이 필요한 이유다.

심장과 폐가 멈춘 후 길게 잡아 실온에서는 6~8분, 낮은 온도에서는 10분 정도 지나면 나머지 장기가 작동을 멈추고 세포가 죽는다. 생물학적 사망biological death이 시작된다. 뇌가 죽기 시작해 뇌간을 포함한 뇌의 기능이 돌이킬 수 없게 소실되면 뇌사brain death라 한다. 미국이나 서유럽에서는 뇌사를 법적 죽음의 기준으로 채택하고 있다. 우리나라 법률은 뇌사가 아닌 심장과 폐가 멈추는 심폐사를 죽음의 기준으로 한다. 죽음의 정의가 나라마다 다르다. 그 결과 뇌사를 죽음으로 택한 나라에서 장기이식이 더 활발하다.

뇌의 어느 부분이 죽느냐도 중요하다. 뇌의 다른 부분이 죽어도 뇌간이 살아 있다면 죽은 상태가 아닌 식물인간 상태로 본다.

뇌뿐만이 아니라 우리 몸의 모든 장기는 심장과 폐가 멈춘 후 죽기 시작한다. 장이 죽기 시작하면 장 속에서는 음식의 소화를 돕고 다른 필수 기능을 제공해주던 수십조 개의 미생물이 우리 몸의 죽은 세포를 먹어 치우기 시작한다. 세포막이 허물어지면서 경계가 사라지고 세균들이 자라기 시작한다. 이를 시신이 썩는다 또는 부패腐敗한다라고 한다. 순서가 바뀌어서 아직 심장과 폐가 작동하며 살아있는데, 세균이 핏속으로 들어와서 먼저 썩기도 한다. 이를 패혈증sepsis이라고 한다. 여러 이유로 세균 및 기타 미생물에 감염되어 전신성 염증 반응을 일으키며 심각한 다발성 장기 부전multiorgan failure을 보이는 증후군이다. 패혈증은 말 그대로 피血가 썩는敗 병으로, 상처, 호흡기, 소화기관 등을 통해 침투한 세균이 면역 체계를 뚫고 번식한 상태다. 당연한 이야기지만 패혈증에 걸리면 대부분은 사망한다. 썩느냐 죽느냐 순서의 문제이지 결과는 같다.

심장과 폐가 멈추고 1시간 정도 지나면 체온이 떨어지기 시작한다. 서너 시간 후에는 칼슘이 근육 속 단백질과 결합하면서 근육이 경직된다. 이를 사후경직이라고 한다. 이후 부패가 본격적으로 일어난다. 시신은 여러 달에 걸쳐 부패하고 백골화된다. 임상적 사망이 있더라도 부패가 끝나 세포적 사망까지 이를 때까지는 상당한 시간이 필요하다.

완전한 죽음에 이르는 과정에서 심장만이 멈추는 것은 아니다. 모든 신체 조직은 나름의 속도에 따라 죽음의 과정에 돌입한다. 죽음이란 영혼이 빠져나갈 때처럼 일순간에 일어나는 현상이 아니라 일련의 과정이다.[149]

신체 조직마다 죽음의 속도가 다른 것과 더불어 또 다른 문제도 있다. 멀쩡히 심장과 폐가 잘 작동하고 있어도 모든 신체조직은 나름의 속도로 죽어가고 있다. 우리 몸의 세포들은 매일 죽고 죽는 만큼 재생되어 일정한 숫자가 유지되어야 하는데, 나이가 들수록 죽는 세포수만큼 재생이 되지 않는다. 그래서 노인이 되면 서서히 체구가 작아진다. 이를 노화라고 부르기도 한다. 생로병사에서 노老와 사死의 경계가 희미해진 단계라고 하겠다.

근육의 경우 30세부터 줄어들어 50세부터는 매년 1~2퍼센트 손실되고, 70대가 되면 절반으로 줄어든다. 예전에는 노인이 되면 근육이 줄어드는 것을 자연스럽게 받아들였으나, 세계보건기구WHO는 2016년 근감소증sarcopenia을 질병으로 정식 등재했다.[150] 이제 근감소증은 현상이 아닌 질병이 됐다. 노老와 병病의 경계가 무너졌다. 뇌의 경우에도 50세 이후가 되면 10년마다 전체 무게의 2퍼센트가 줄어든다. 현미경으로 보면 노화에 따른 뇌의 변화가 더욱 뚜렷하게 관찰할 수 있다. 전두부에서 운동능력을 담당하는 부분은 신경세포의 20~50퍼센트를 잃어버린다.[151] 뼈를 이루는 세포도 줄어들어 노인이 되면, 골다공증이 생겨 등이 굽고 키가 줄어든다. 심장은 뛰고 있지만 세포 수준에서는 이미 비가역적 사망이 시작되는 것이다.

사망을 정의하기는 더 어렵다. 만일 DNA의 소실까지를 사망으로 본다면 사망까지는 더 많은 시간이 소요된다. 수천 년 전 미라에서도 DNA를 추출할 수 있고, 심지어 조건만 맞으면 수만 년 전 고인류의 뼈에서 DNA를 추출하는 것이 가능하다.

DNA의 수준에서 보자면, 내 DNA가 후손에게 계속 전달되므로 나의 사망은 요원해진다. 개체는 죽을 운명이어도 종은 멸종되지 않는 한 불멸이다. 진화적인 관점에서 개체의 수명은 생식적합도reproductive fitness를 높이는 선택압과 생식적합도를 낮추는 선택압이 균형을 이루는 곳에서 결정된다. 그 결과 육신은 죽을 운명을, 유전자는 영생을 얻는다.[152] 이 정도면 유전자를 '불멸의 코일'이라고 해도 괜찮지 않겠는가.[153]

　　이렇듯 죽음은 정의 내리기 어렵다. 분명한 사실은 죽음은 온오프 스위치가 아니라, 서서히 어두워지는 조명과 같다는 사실이다. 죽음은 스펙트럼이다. 그 스펙트럼은 삶과 맞물려 있다. 세상을 흑백으로만 보는 사람은 회색의 오묘함을 이해하기 어렵다. 산 거면 산 거고 죽은 거면 죽은 거지, 산 것도 아니고 죽은 것도 아니고 서로 다른 두 극단의 개념이 중첩되어 공존하는 현상을 이해하긴 쉽지 않다. 이해하기 어려워도 실체는 그렇다. 죽음과 삶은 공존하는데, 죽음은 삶이 있기에 존재할 수 있다. 삶 없는 죽음 없고, 죽음 없는 삶 없다.

　　무엇보다 인간은 죽음을 피할 수 없다. 예외는 없다. 세상에는 영원한 것도 변하지 않는 것도 없다. 죽음은 부정한다고 부정되지 않는다. 그저 우리가 죽을 거라고 생각하지 못한 채 건강이 영원히 지속될 것처럼 살아가고 있을 뿐이다. 시작이 있으면 끝이 있게 마련이다.

　　죽음을 어쩔 수 없다고 한다면, 우리에게 남는 것은 무엇일까? 결국은 죽게 되어 있으니 그냥 되는 대로 막 살아도 될까? 죽으면 끝일까?

"어차피 죽으면 끝인데"

옛날에 한 사람이 있었다. 그는 우연히 도박에 손을 댔다. 처음에는 10만 원으로 시작했고 요행히 돈을 땄다. 도박이 너무나 쉬웠다. 100만 원, 200만 원 연거푸 돈을 따자 그는 새로운 세상에 눈을 떴다. 이렇게 쉽게 돈을 벌 수 있는 방법이 있는데, 그동안 왜 그리 힘들게 살았을까 자신이 어리석게 느껴졌다. 점차 도박장에 자주 가게 되었고 도박 액수가 커졌다.

1,000만 원을 베팅하던 날. 그는 처음으로 그 돈을 모두 잃었다. 믿을 수 없었다. 내가 지다니! 이번에는 2,000만 원을 걸었다. 또 잃었다. 거푸 돈을 잃으니 죽을 맛이었다. 그는 돈을 빌려 다시 도박판에 뛰어들었다. 정 안 되면 죽기밖에 더하겠나 싶었다. 어차피 죽으면 끝인데….

그는 집을 담보 삼아 3,000만 원의 빚을 냈고 또 잃었다. 사채까지 끌어다 이번에는 4,000만 원을 걸었다. 큰돈이지만 이번 한 번만 따면 그간 잃은 돈을 모조리 만회할 수 있다고 생각했다. 돈을 잃으면 죽을 생각도 했다. 죽기 아니면 까무러치기였다. 어차피 죽으면 끝인데…

그러나 이번에도 돈을 잃었다. 빚은 순식간에 2억 원을 넘어섰다. 사채까지 끌어 쓰고 나니 이제는 정말 방법이 없었다. 가족들에게 미안하지만 죽는 것 말고는 해결책이 없어 보였다. 그렇게 자살하려고 마포대교 난간에 섰다. 다리가 후들거렸다. 막상 뛰어내리려고 하니 억울한 마음이 들었다. 막상 죽으려 하니 죽는 데도 상당한 용기가 필요했다. 바람이 불어와 몸이 휘청댔다. 정말 죽을 뻔했다. 그렇게 뛰어내릴까 말까를 몇 번이나 망설이고 있는데, 이를 수상히 여긴 경찰에 의해 구조됐다.

정도의 차이가 있지만, 비슷한 사례를 주변에 자주 본다. 과연 그를 파멸로 이끈 것은 무엇이었을까? 도박으로 돈을 벌 수 있을 거라는 순진한 생각? 다른 사람들은 돈을 잃어도 나는 다를 거라는 오만? 쉽게 돈을 벌 수 있다는 자만심? 다 맞는 말이다. 하지만 내가 볼 때는 무엇보다도 '죽으면 끝이다' 라는 생각이 가장 큰 문제다.

만일 죽어서도 끝나지 않고 빚이 남아서 죽은 후에도 따라다닌다면 어땠을까? 그래도 그렇게 쉽게 빚을 냈을까? 언젠가는 빚을 갚아야 하니 1,000만 원을 잃었을 때 멈췄더라면 바닥까지 파멸하지는 않았을 것이다.

만일 사기꾼이 사기당한 사람을 나중에 다시 만나야 한다면 그렇게까지 사기 치기는 어려울 것이다. 도둑질, 사기, 성범죄 등 범죄를 저지를 때의 대표적인 심리 중 하나는 내가 피해를 준 사람을 다시 만나지 않을 것이라는 가정이다. 어차피 다시 볼 사람도 아니니까. 다시 볼 일 없는 나와는 무관한 사람이니까. 완벽한 타인이니까 그렇게 함부로 행동할 수 있는 것이다. 만일 다시 봐야 할 관계라면 또는 다음번에는 그 사람이 나에게 복수할까봐, 그렇게까지 나쁜 짓을 하긴 어렵다.

죽음도 그렇다. 죽음을 문제 회피의 수단으로 여기는 근저에는 죽으면 끝이라는 심리가 깔려 있다. 하지만 죽는다고 끝이 아니라면 생각이 달라질 것이다. 고타마 싯다르타는 이를 업業과 윤회로 설명했다.

업이란 우리가 어떤 행위를 하면 그 행위에 대한 결과가 있다는 것이다.[154] 모든 의도적 행위에는 과보果報(행동의 결과)가 따른다. 하지만 현실은 어떠한가? 나쁜 짓을 하더라도 돈 잘 벌고 떵떵거리면서 남부럽지 않게 사는 사람이 있지 않은가? 착한 일을 많이 해도 불행한 사람이 있지 않은가? 이를 설명하기 위해서는 연기와 윤회의 개념이 필요하다.

물에 파란 잉크 한 방울을 떨어뜨리면 물이 파란색으로 변한다. 하지만 작은 컵에 잉크 한 방울 떨어뜨릴 때 파랗게 변하는 정도와 큰 욕조에 한 방울 떨어뜨릴 때 파랗게 변하는 정도는 다르다. 여러 생에 걸쳐 선업善業을 쌓은 사람은 큰 욕조와 같아서 악업惡業이 있더라도 영향이 크지 않아 보일 수 있다. 큰 욕조는 얼핏 보면 변화가 없어 보이지만, 자세히 들여다보면, 분명 파랗게 변해 있다.

물에서 잉크만 따로 빼내 다시 맑은 물로 만드는 일은 불가능하겠지만, 물을 계속 부으면(선업) 파란색은 점차 옅어져간다. 이런 과정을 계속 반복하면 욕조는 다시 맑은 물에 가까워진다. 선업과 악업의 관계도 이와 같다.[155] 우리가 모를 뿐, 업은 정확하게 작동한다. 고타마 싯다르타는 수행을 하면 무명에서 벗어

나서 연기의 법칙과 윤회의 법칙을 체득하게 된다고 했다.

윤회도 살펴보자. 윤회라는 단어 자체의 종교적 색채 때문에 거부감을 갖는 이들이 많다. 최근에는 임사체험near death experience과 같은 연구[156]로 사후생을 종교의 영역이 아닌 과학의 영역에서 밝히려는 시도가 일부 성과를 내고 있지만 아직 정리되지 않은 논란이 있다. 그래도 분명한 사실은 있다. 앞의 사례에서 보듯이 '죽으면 모든 것이 끝난다'는 생각 자체가 사는 데에 별 도움이 안 된다는 점이다.

도박으로 큰 빚을 지고 자살했다고 가정해보자. 죽는다고 모든 것이 끝나는 것은 아니다. 빚은 가족에게 상속되고, 가족들의 정신건강도 문제가 된다. 자살 유족은 남은 인생을 고인의 자살을 막지 못했다는 죄책감에 시달린다. 실제로 자살 유족의 자살률은 일반 인구의 자살률보다 22.5배 더 높다.[157] 죽으면 끝이 아니라 죽음으로 인해 촉발되는 여러 사건들의 시작이다.

불교 철학에 의하면 내가 지은 살생(자살도 살인이다)이라는 업이 이번 생에 돌아오지 않더라도 언젠가는 반드시 돌아온다. 윤회의 관점에서는 현재 저지른 행위의 대가를 다음 생에서 받을 수 있다(그러니 나쁜 짓하는 사람들이 떵떵거리며 잘 산다고 너무 억울해하진 마시라). 내가 해코지한 사람도 언젠가는 어떤 형태로든 다시 만나게 된다. 다시 만날 사람이라면 상대방을 의도적으로 해코지하긴 어렵다. 윤회를 믿지 않아도 상관없지만, '남을 의도적으로 해코지하지 말라'는 사실 정도는 믿는 편이 공동체의 일원으로 살아가는 데 도움이 된다. 해코지하지 말라는 이 가르침은 세상 모든 종교에서 강조하는 아주 단순한 가르침이지만 실천하기 어려운 가르침이다.

"저는 죽으면 어떻게 될까요?"

말기 암 환자분들에게 이런 질문을 종종 받는다. 나 역시 죽음을 겪어본 적이 없기에 답은 모른다. 하지만 '죽으면 모든 것이 끝날까?' 라는 질문에 '아니다' 정도의 답은 할 수 있다.

밥을 먹어도 대여섯 시간이 지나면, 다시 배고파진다. 밥을 먹어봐야 배고파질 텐데, 이를 알면서도 우리는 또 밥을 먹는다. 어차피 죽을 것을 알면서도 우리는 하루하루를 살아낸다. 어차피 결국 죽는다는 이유로 현재의 삶이 부정당할 수는 없다. 아무리 힘든 삶이라고 하더라도 말이다. 죽음은 현실의 도피처가 아니며 우리가 죽을 운명이라고 하더라도 그냥 되는 대로 살아도 된다는 의미는 더더욱 아니다. 매일 밥을 먹고 숨을 쉬듯이 그냥 살아내는 것이다. 우리에게는 관점의 전환이 필요하다. 암에 대해서도 마찬가지다.

관점의 전환 – 암과 함께 살아간다는 것

"선생님, 이번 CT 결과는 어떤가요?"

"아주 좋네요. 안 커지고 잘 유지되고 있어요. 항암 치료 부작용도 전혀 없고요."

"암 덩어리가 줄어들었나요?"

"안 줄었어요. 하지만 커지던 것이 항암 치료를 하면서부터는 멈췄습니다. 이 정도면 괜찮은 결과지요."

"암이 안 줄었는데 괜찮다고요?"

우리는 항암 치료를 하면 암이 죽고 암 덩어리가 줄어들기를 기대한다. 환자는 당연하고, 의사인 나도 마찬가지다. 그러나 좀 더 객관적으로 생각해보면 항암 치료를 하고 "효과가 있다/없다"를 판정하기 위해서는 반응률Response rate, 무진행생존 Progression-free survival, 전체생존Overall survival이라는 지표를 봐야한다. 사람들은 눈에 보이는 현상을 좋아한다. 죽음은 체감하기 어렵기 때문에 눈에 보이는 CT검사에서 암이 얼마나 줄어들었는가 하는 검사 소견에 매달린다. 〈그림 15〉의 (가)와 (나)를 살펴보자.

(가)의 경우, 항암 치료를 한 경우가 안 한 경우에 비해서 생명이 늘어났음을 알 수 있다. 반면 (나)의 경우에는 어떠한가. 항암 치료를 해서 암이 줄어드는 것 같았지만 내성이 생기면서

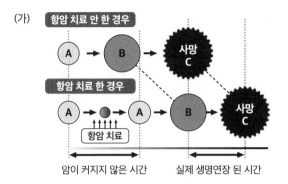

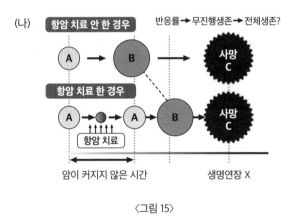

〈그림 15〉

다시 커졌고 암이 커지고 나서 바로 사망해서 실제 사망에 이른
시간은 크게 달라지지 않았다. (나)와 같은 경우에도 항암 치료를
해야 할까?

　(나)의 경우에도 만일 항암 치료에 따른 부작용이 없으면서
(A)상태에서 암으로 인한 증상이 있다면 증상을 완화하기 위한
목적으로 항암 치료를 해볼 수 있다. 암이 커지지 않는 기간 동안

암으로 인한 증상을 완화해 편하게 만드는 이득을 얻기 때문이다. 하지만 항암 치료의 부작용이 크다면 (나)의 경우에 항암 치료를 통해서 과연 무엇을 얻을 수 있는지 의문스러워진다. 항암 치료로 암은 줄어들었지만 생명 연장도 얻어내지 못했고, 치료하는 동안 부작용에 시달렸기 때문이다.

의료 현장에서는 (나)의 경우처럼 암이 줄어들어도 금방 내성이 생겨서 다시 커지는 경우가 있다. 항암 치료가 잘 듣는 순한 암세포는 죽어 없어지고, 항암 치료가 잘 안 듣는 독한 암세포만 금방 커지는 경우다. 대표적인 예로 소세포폐암 확장기extensive stage를 들 수 있다. 소세포폐암에서는 에토포사이드etoposide와 시스플라틴cisplatin이라는 항암제를 쓰면 90퍼센트 이상의 경우 암이 줄어든다. 환자들은 암이 줄어들었다고 좋아하지만 의사들은 별 감흥이 없다. 어차피 몇 달 뒤면 예외 없이 다시 암이 커지고, 1년을 넘기기가 쉽지 않다는 사실을 경험적으로 잘 알기 때문이다. 이런 문제를 극복하기 위해 더 강하고 독한 세포독성항암제를 추가하지만 결과는 일반적으로 좋지 않다. 항암제의 부작용 때문이다.

항암 치료로 암 덩어리의 크기를 줄이는 것도 중요하지만 궁극적으로는 생존 기간을 늘리는 것이 더 중요하다. 그러나 현재의 임상시험은 이를 제대로 반영하지 못하고 있다. 반응률이 높아서 혁신 신약breakthrough therapy designation 지정을 빠르게 받았는데, 막상 사용해보면 생존 기간을 늘리지 못해 퇴출된 경우가

적지 않다.[158]

그렇다면, 암의 크기를 줄이는 것을 포기하고 대신 더는 커지지 않도록 억제하면서 조금 더 오래 살게 하는 것은 어떨까? 진화적인 관점에서 보면 항암 치료 자체가 암세포에게는 환경변화가 되므로 암세포 진화의 선택압selection pressure이 된다. 항암 치료라는 환경 변화를 최소한으로만 주면서 암이 더 나빠지지 않도록 현상 유지만 해보자는 아이디어가 있다. 이는 암을 죽이는데 치중하는 주류 의료계와는 다른 관점이다.

이런 관점에서 고안된 항암 치료 방법이 바로 메트로놈 항암 치료metronomic chemotherapy와 적응 요법adaptive therapy이다.

메트로놈 항암 치료는 저용량의 항암 치료를 오랫동안 유지하는 방법이다.[159] 고용량 항암 치료를 짧은 기간 동안 세게 해서 암을 최대한 많이 죽이는 전략이 아니라, 저용량 치료로 암을 오랫동안 억제하는 개념이다.

적응 요법도 종양을 최대한 줄이는 것이 아니라 일정 수준까지만 줄어들도록 치료제 용량을 적게 사용하는 것을 목표로 한다.[160] 항암 치료에 반응하는 순한 암세포를 어느 정도는 일부러 살려둬 내성 있는 세포를 견제해 독한 세포들이 늘어나지 않게 하는 전략이다. 약에 반응하는 세포의 수가 과도하게 늘어나면 치료제 용량을 바꿔서 진압하고 어느 정도 죽으면 치료를 멈춘다. 환자의 몸에 존재하는 약물 내성 세포의 수를 조절해서 암을 안정화하는 것이 목표로, 암세포는 몸 어딘가에 남아서 계속

공존한다.[161]

　따라서 적응 요법의 목표는 암세포를 최대한 많이 파괴하
는 것이 아니라 종양세포의 균형을 유지하는 것이다. 이론적으
로는 부작용이 적고 장기적인 독성도 낮다. 암을 사멸시키지 못
할 바에야 암이 더는 번식하지 못하도록 근근이 억제하면서 어
느 정도 암과의 공존을 허용하는 전략이다. 수학적 모델링으로
컴퓨터 시뮬레이션 분석을 해보면 이론적으로는 가능한 치료다.
어찌 보면 암과의 타협이라고도 할 수 있다. 암 때문에 불편하지
만 않는다면, 마음에 들지 않는 상대이지만 암과 같이 살아보겠
다는 전략이다.

　하지만 이러한 전략은 현장에서 그다지 환영받지 못한다.
실제로 검증하려면 대규모 3상 임상시험을 해야 하는데, 이런 연
구에는 아무도 대규모 연구비를 지원하지 않기 때문에 임상시험
으로 입증하기 어렵다. 당연히 표준치료가 되지도 못했다. 완치
가 어려운 4기 암에서 암을 죽이고 적극적으로 치료하겠다고 독
한 항암제를 쓰다가 심각한 항암제 부작용을 겪는 경우는 많지
만, 암을 살살 치료하면서 암과의 공존을 택하는 경우는 많지 않
다. 한편 암과의 공존을 공식적이고 노골적으로 선언하는 의료
도 있다.

완화의료

"이제 더 이상 항암 치료는 하지 맙시다. 현실적으로는 쓸 약도 없고 몸이 견디지도 못해요. 이제 호스피스 완화의료 단계로 넘어갑시다."

"호스피스요? 그건 뭔가요? 거기는 죽으러 가는 곳 아닌가요?"

호스피스는 원래 중세 유럽에서 여행 순례자에게 숙박을 제공했던 작은 교회를 의미하는 말이었다. 호스피스의 어원인 라틴어 호스피툼hospitum은 본래 여행자의 숙소, 손님 접대를 의미했다. 이 단어는 오늘날 우리가 사용하는 병원hospital, 호스텔 hostel, 호텔hotel, 환대hospitality 같은 단어들의 공통 어원이다. 중세 유럽에서는 예루살렘으로 성지 순례를 가는 사람들을 위해 하룻밤 편히 쉬도록 해주는 작은 교회가 있었는데, 순례자가 병이나 건강상의 이유로 여행을 떠날 수 없게 되면 그곳에 남아서 치료 및 간호를 받기도 했다. 이러한 수용시설 전반을 호스피스라고 불렀다. 당시의 성지 순례자들은 특별한 존경을 받았으며 사람들은 이들에게 세심한 간호를 제공하고 그들의 축복과 기도를 청하기도 했는데 이는 임종 직전의 환자에게는 천국의 문이 열려 있다는 중세인의 신앙심에서 비롯된 행동이었다.[162]

지금은 당연히 호스피스가 의료의 영역이지만 그렇게 되기까지는 수많은 저항을 극복해야만 했다. 특히 새로운 치료법에 매달리며 암 정복에 대한 낙관론이 팽배한 의사들 사이에서 호스피스의 필요성을 주장한다는 것은 결코 쉽지 않았다. 호스피스의 선구자는 간호사였다가 의사가 된 영국인 시슬리 손더스Cicely Sanuders다.

1940년대 말, 손더스는 런던에서 암으로 죽어가는 바르샤바에서 온 유대인 난민을 돌보았다. 그는 손더스에게 죽기 직전 자신의 전 재산인 500파운드를 남겼다. 그녀는 런던 이스트엔드에 버려지다시피 한 암병동을 살펴본 후에야 그 유대인 난민의 뜻을 이해하게 됐다. 그곳에서 그녀는 존엄성, 통증완화, 심지어는 기본적인 의료조차도 거부당한 말기 환자들과 마주쳤다.[163]

손더스는 정신적, 신체적 통증 완화의 중요성을 깨닫고 완화의학palliative medicine 개념을 도입했다. 가장 큰 어려움은 의사들의 저항이었다. 완화라는 단어는 '덮는다'라는 라틴어 팔리아레 palliare에서 왔는데, 의사들은 고통을 줄이는 것은 질병의 본질을 덮는 것으로 질병을 공격하기보다는 증상을 덮어두는 것으로 생각했다. 그래서 당시 의사들은 진통제 처방에 인색했다. 이런 경향은 지금도 어느 정도 남아 있다.

나는 2000년에 본과 3학년 수업을 들으면서 응급실에서 급성 복통 환자가 오면 함부로 진통제를 주지 말라고 배웠다. 병력 청취와 신체 검진이 중요한데 무턱대고 진통제를 처방했다가 통증 양상이 변하면 정확한 진단이 어려워진다는 이유였다. 하지만 CT, MRI가 보편화된 지금 그런 이유가 여전히 타당한지 의문을 품는 연구자들이 있었다. 이에 여러 임상연구를 근거중심 의학Evidence Based Medicine의 방법론으로 평가한 결과, 급성 복통 환자에게 진통제를 준다고 해서 진단의 정확도가 떨어지지 않았고 진단이 늦춰지지도 않았다.[164] 진통제를 주지 않으면, 그저 환자만 아플 뿐이다. 그런데도 여전히 응급실에서 진통제 처방을 꺼리는 의사들이 있다. 그렇다고 그 의사들이 정확한 진단을 위해서 병력 청취나 신체 검진을 열심히 하는지도 의문이다. 이처럼 진통제를 아끼지 말라는 의학적 근거가 있지만, 진통제에 대해 한번 굳어진 의사들의 '종교적 믿음'을 바꾸는 일은 어렵다. 암 환자의 경우는 말할 필요도 없다.

당시 손더스와 같이 일했던 간호사는 이렇게 회고했다. "완화의료를 환자에게 제공하는 데에 저항이 어찌나 심했는지 우리가 목숨을 구하려는 시도를 멈추고 대신에 존엄성을 회복하는 일을 시작하자고 권하면 의사들은 우리를 쳐다보려고도 하지 않았어요. 죽음은 실패, 패배를 뜻했어요."[165] 우리나라에 호스피스 개념을 처음 도입한 의료인 중 한 사람인 허대석 교수님 역시 "그런 거는 수녀님들이나 하는 건데 의사인 당신이 왜 호스피스를 하느냐. 의사는 사람을 살려야지 그런 거 하면 안 된다"는 의사들의 저항을 받았다.

손더스에 의해 창안된 호스피스 완화의료가 제도화되기까지 30여 년의 시간이 필요했다. 손더스는 말기가 되어서도 끝까지 암과 맞서 싸워야 한다는 인식을 거부했지만, 의사들은 손더스의 인식을 거부했다. 미국에서는 1978년이 되어서야 국립호스피스기구National Hospice Organization가 결성되었고, 1982년 의회에서 인간적인 건강 관리를 위한 호스피스 법규가 통과됐다.

우리나라에서 호스피스는 오랫동안 전문적인 의료 서비스가 아니라 수녀님들이 하는 종교 봉사 활동으로 인식되다가 2003년 5월이 되어서야 암 관리법 제11조 말기 암 환자 관리 사업에 처음 호스피스라는 단어가 등장했다. 2016년이 되어서야 〈호스피스·완화의료 및 임종과정에 있는 환자의 연명의료결정에 관한 법률〉이 제정됐다. 하지만 2024년 현재 많은 이들의 인식에는 여전히 "호스피스＝죽으러 가는 곳, 죽음＝치료의 실패, 절망" 개념이 자리하고 있다.

지금도 호스피스 이야기를 꺼낼 때마다, 이제 죽으라는 이야기냐, 그게 의사가 할 소리냐라는 환자들의 절규를 듣는다. 완화의료를 통해 인간을 존엄하게 만든다는 개념이 자리 잡지 못하다 보니 말기 암 환자의 죽음의 질은 엉망이다. 2010년 〈이코노미스트〉에 발표된 '임종의 질' 보고서[166]에서 우리나라 임종의 질은 32위로 33위인 말레이시아, 39위인 우간다를 가까스로 제쳤다. 2015년 같은 보고서[167]에서 18위로 개선됐으나 이는 의료 시설 및 의료진의 질 항목에서 높은 평가를 받았기 때문이었고 실질적 변화를 체감할 수 있는 상황은 아니었다.

호스피스에 대한 인식의 전환과 더불어 제도화가 함께 이루어져야 하는데 제도화는 여전히 요원하다. 이유는 간단하다. 말기 암 환자를 돌보는 일에는 돈이 들고, 무엇보다 표票가 되지 않기 때문이다. 국가가 모든 것을 통제하는 강력한 중앙집권적 의료 시스템에서 포퓰리즘 정치는 의료를 뒤흔든다. 환자들에게 필요하지만 표가 되지 않는 의료에 정부와 정치권은 돈을 쓰지 않는다. 허리가 아픈 고령 환자들에게 한약 급여를 해주면 표가 되지만, 한 달 뒤에 돌아가실 지도 모르는 환자에게 호스피스 급여를 해줘봐야 표가 생기지 않는다. 보건복지부는 2021년 기준 키트루다 항암제 하나에만 연간 3,987억 원을 사용했다.[168] 그러나 호스피스 관련 1년 예산으로 49억 원을 사용하는 데 그쳤다.[169] 매년 암으로 사망하는 8만 명 중 호스피스를 이용하는 환자는 23퍼센트인 1만 9,000명에 불과하다.[170] 그 결과, 한국은 임종 전에 갈 곳이 없어 응급실 방문 횟수가 높고, 죽을 때까지 항암 치료를 하는 빈도가 전 세계에서 가장 높다.[171] 죽기 직전까지 항암 치료를 하는 경향은 더 심해져 국내 한 병원의 데이터를 보면, 예전에는 임종 두 달 전까지 항암 치료를 하던 것이 최근에는 임종 한 달 전까지 항암 치료를 하는 경향으로 바뀌었다.[172]

살기도 힘든 나라에서 죽기도 힘들다. 지금도 한국에서는 평온하게 죽는 일이 소수의 사람만 누릴 수 있는 특권이다. 가족이 암으로 고통스럽게 생을 마감하는 모습을 지켜본 가족들은 평생 씻을 수 없는 죄책감과 함께, 암에 대한 공포감이 갖게 된다. 암 못지않게 암을 가진 사람이 중요하지만, 암과의 슬기로운 공존과 전환은 여전히 쉽지 않아 보인다. 사람들은 암과의 공존을 불편해한다.

중요한 것은 눈에 보이지 않는다. 암 병원에서 매일 암 환자를 만나는 나에게는 정작 중요한 점을 놓치고 있다는 불안감이 점점 더 엄습했다.

내가 놓치고 있는 다른 중요한 것들은 무엇일까?

14장 죽음과 노화

암의 예방과 저속 노화

"나이가 어떻게 되시나요? 의무기록에는 63세로 되어 있는데, 정말 63세 맞으신가요?"

진료실에 들어온 폐암 환자의 얼굴을 보고 의아해서 물었다. 얼굴은 영락없는 70대 중반인데, 호적 나이로는 60대 초반이었다. 겉보기에 나이 들어 보이는 것도 있지만 실제 나이에 비해 콩팥 기능과 심장 기능이 좋지 않았다. 다리가 팔처럼 가늘어서 70대 노인이나 쓸 법한 지팡이를 짚고 천천히 걸어왔다. 이 60대

남성에게 무슨 일이 있었던 것일까?

암은 노화와 관련이 깊다. 암은 평균수명이 늘수록 증가하며, 젊은 사람보다 나이든 사람에게서 더 발생한다. 노화는 유전에 영향을 받는다. 간단히 말해 90세 장수 집안의 사람들은 장수할 확률이 높다. 개인적인 생각으로는 DNA 복구 능력이 뛰어난 집안이 장수하는 집안인 듯싶다. DNA 복구 능력이 뛰어날수록 노화도 느리고 암에 걸릴 확률도 낮아진다.

유전적 요인이라고 설명하면 이미 태어날 때부터 정해진 것이니 어쩔 수 없는 것 아니냐고 반문할 수도 있다. 그런데 꼭 그렇진 않다. 어린 시절에는 유전적 형질 보존이 중요하고 중년 이후에는 생활 습관 관리가 중요하다. 후천적 관리는 선천적 형질을 이길 수 있다.

사람들은 암 치료에 대한 이야기만 하지 암의 예방에 대해서는 놀랄 만큼 등한시한다. 암은 분명 예방 가능한 병이다. 암이 생기지 않게 할 방법이 있나고? 물론이다. 100퍼센트 예방할 수는 없지만 암에 걸릴 확률을 적어도 60~70퍼센트가량 줄이고, 또는 암이 생기더라도 최대한 늦은 나이에 생기게 하는 확실하고도 획기적인 방법이 있다. 바로 다음 방법이다.

암 예방 10계명(국립암센터)
- 담배를 피우지 말고, 남이 피우는 담배 연기도 피하기
- 채소와 과일을 충분하게 먹고, 다채로운 식단으로 균형

잡힌 식사하기
- 음식을 짜지 않게 먹고, 탄 음식을 먹지 않기
- 하루 한두 잔의 소량 음주도 피하기
- 주 5회 이상, 하루 30분 이상, 땀이 날 정도로 걷거나 운동하기
- 자신의 체격에 맞는 건강 체중 유지하기
- 발암성 물질에 노출되지 않도록 작업장에서 안전 보건 수칙 지키기
- 예방접종 지침에 따라 B형 간염과 자궁경부암 예방접종 받기
- 성 매개 감염병에 걸리지 않도록 안전한 성생활 하기
- 암 조기 검진 지침에 따라 검진을 빠짐없이 받기

획기적이라는 말에 혹시라도 비책을 기대했는데, 고작 담배 피우지 말고 운동하라는 소리냐고, 그걸 누가 모르냐고 실망했다면 정말 죄송하다. 정말 획기적인 방법임은 틀림없으나 모든 사람이 이미 알고 있어서 획기적으로 느껴지지 않을 뿐이다. 사람들은 자신이 모르던 사실을 알게 되었을 때 획기적이라고 느끼고, 효과가 눈에 보일만큼 빠르게 나타나야만 획기적이라고 말한다. 내가 실천을 안 하는 이유는 몰라서 안 하는 것이고, 알면 실천하지 않아도 무방하다고 생각한다. 앎이 삶을 항상 풍요롭게 만들지 않는다.

암 예방 10계명은 노화 예방 방법과 일치한다. 암 예방 10계명은 건강수명 (그냥 수명이 아니라 건강수명이다)을 늘리는 10계명이기도 하다. 이 10가지 습관만 잘 지켜도 암뿐만이 아니라 비만, 당뇨, 고혈압, 심근경색과 같은 성인병을 획기적으로 막을 수 있다.

노화의 속도도 늦출 수 있으며, 유병장수가 아닌 무병장수로 가는 유일한 방법이다. 물론 궁극적으로 죽음을 피할 수는 없겠지만, 여든 살을 산다고 가정할 때 일흔다섯 살부터 병원 신세를 지는 것과 예순 살부터 병원 신세를 지는 것은 삶의 질이 하늘과 땅 차이다.

사람의 몸은 시기별로 급격한 변화를 겪는다. 몸은 나이가 들수록 '몸이 예전같지 않구나' 하는 신호를 보낸다. 보통은 30대 중반에, 그리고 노화가 시작되는 60대 초반에 이 신호를 느끼게 되고, 본격적으로 노쇠해지는 80세에 한 번더 찾아온다. 노화는 평생에 걸쳐 진행되지만 항상 균일한 속도가 아니라 세 번의 급진적인 노화 시기가 있다. 과학자들이 알아낸 노화가 급속히 진행되는 변곡기distinct inflection points는 34살, 60살, 78살이다.[173] 나이가 들면서 몸 안에서 노화 가속 기어가 세 번 작동하는 셈이다.

큰 변화의 시기가 아니어도 조금만 자기 몸에 신경을 쓰면 내 몸이 나에게 보내는 신호를 읽을 수 있다. 몸에서 일어나는 소소한 변화의 흐름을 파악하지 못하고 내 몸이 언제까지나 영원히 건강할 것이라는 착각 속에서 현재의 흐름만 믿고 변화를 반영하지 못한다면, 지친 몸속의 세포들이 반기를 들지 모른다. 만성적인 작은 변화란 그래서 무섭다. 오늘 하루 담배를 더 피운다고 해서 내일 당장 달라지진 않지만, 수십 년 반복하다 보면 내 몸은 위험 신호를 보내게 된다. 이 작은 신호를 무시한 채 살아가다 보면, 결국 임계점을 넘어서 돌이킬 수 없는 상태에서 암을 진단받게 된다.

암과의 전쟁에서 가장 중요한 한 가지를 꼽으라면, 나는 단연코 예방을 말할 것이다. 예방이 가장 중요하다. 그다음으로 중요한 것이 저속 노화다. 암이 있어도 신체적으로 건강하면 수술이나 항암 치료 등을 잘 견딜 수 있다. 노쇠하면 암이 아무리 작고 초기여도 치료할 수 없는 경우가 생긴다.

그러나 안타깝게도, 예방은 가장 중요하지만 가장 등한시되고 있다. 이유는 간단하다. 잔소리처럼 들리기 때문이다. 하루이틀 안 하더라도 큰 문제가 없다고 느끼기 때문이다. 다 알고 있다고 생각하기 때문이다. 그리고 무엇보다도 돈이 되지 않기 때문이다.

운동만 해도 그렇다. 운동, 특히 저강도 유산소 운동을 하면 몸이 분열 모드에서 보존 모드로 바뀌어 세포 분열보다는 세포를 청소하고 몸을 점검하는 방향으로 가게 된다. 이 과정에서 자가포식autophagy 작용이 일어난다. 자가포식은 스스로auto 먹는다phagy는 뜻으로 세포질의 노폐물, 퇴행성 단백질, 수명이 다하거나 변형된 세포들이 분해되는 과정이다. 운동을 하면 AMPK 경로가 활성화되며 자가포식이 일어난다.[174] AMPK 경로란 혈당 조절과 암세포의 성장 억제에 관여하는 신호 전달 경로를 말한다. 이론적으로 운동을 하면 매일 생성되는 암세포들을 없앨 수 있다. 실제로 운동만으로 방광암은 15퍼센트, 유방암은 12~21퍼센트, 대장암은 19퍼센트, 식도암은 21퍼센트, 위암은 19퍼센트 정도로 발생률을 낮출 수 있다.[175] 대단하지 않은가.

하지만 우리 사회는 운동을 권장하는 것 같지만 실제로는 운동을 좋아하는 사회가 아니다. 열심히 운동하겠다고 다짐하는 사람은 많지만, 의료인의 눈으로 보기에는 영양제 같은 '쉬운 길'을 찾는 사람이 더 많아 보인다. 헬스장은 운동의 중요성을 강조하며 회원을 모집하지만 연간회원권을 끊고 회원들이 안 올수록 수익성이 더 좋아지는 구조로 운영된다. 운동을 열심히 해서 암이 예방되더라도 '아! 운동 덕분에 암에 안 걸리고 잘 살아있구나'라며 체감하기는 쉽지 않다.

반면, 폐암에 잘 듣는 기적적인 신약이 나왔다고 해보자. 획기적인 신약의 개발은 많은 이들에게 좋은 일이다. 환자들은 약의 혜택을 볼 수 있으니 좋고, 의사들은 환자를 치료할 수 있으니 좋고, 제약 회사는 매출을 올릴 수 있으니 좋고, 연구자들은 새로운 약으로 연구할 수 있으니 좋다. 심지어 기자들은 기사감이 생겨서 좋다. 이렇듯 기적의 신약은 모든 이들이 좋아하나, 암 예방은 좋아하는 사람이 별로 없다.

심지어 암 예방으로 혜택을 보는 유일한 사람인 나 자신 역시 잔소리 같아서 별로 좋아하지 않는다.

실제로 예방의학 교수들은 암 예방에 대한 연구는 하고 싶어도 연구비가 없어서 할 수 없다고 하소연한다. 우리나라에서 금연 관련해서는 한 해 113억 원의 예산이 쓰이는데,[176] 폐암 환자의 건강보험 진료비는 1조 2,799억 원에 이른다.[177] 참고로 흡연으로 인한 건강보험 진료비는 최근 5년간 16조 3,995억 원이 소요됐다.

담배 – 마약, 노화 촉진제, 발암물질

여기서 잠깐, 담배에 대한 이야기를 하고 넘어가자. 담배에는 나프틸아민, 벤젠, 비소, 베릴륨, 니켈, 크롬, 카드뮴, 폴로늄 같은 제1군 발암물질을 비롯해 70종이나 되는 발암물질이 포함되어 있다. 또한 중독을 유발하는 니코틴은 물론 아세트산, 카테콜, 아세톤 등 7,000여 종에 달하는 독성 및 유해물질이 들어 있다.

담배는 WHO에서 규정한 마약addictive drug이다. 유명인이 대마초를 하면 야단법석을 떨면서 마약을 국가에서 공식적으로 버젓이 판매하는 셈이다. 2022년 질병관리청이 발표한 담배 폐해 통합보고서에 따르면[178] 2019년 기준 흡연으로 인한 국내 사망자는 5만 8,036명이었다. 흡연이 유발하는 사회경제적 비용은 조기 사망으로 발생하는 생산성 손실 비용 6조 4,606억 원, 질병 치료비 4조 6,192억 원, 치료 기간 생산성 손실비용 1조 1,115억 원 등 총 12조 1,913억 원이었다. 이런 문제가 계속 방치되고 있다. 특히 청소년 흡연이 심각하다.

어렸을 때 발암물질에 노출되는 것은 나이 들어 발암물질에 노출되는 것보다 훨씬 치명적이다. 똑같이 담배를 피우더라도 40세에 담배를 처음 배우는 것보다 15세에 담배 배우는 것이 수백 배나 더 위험하다. 어떠한 형태로든 청소년 흡연율을 낮추는 일은 국가와 공동체의 책무이지만 현실적으로 청소년 흡연을 제대로 규제하고 있는지 의문이다. 내가 보기엔 담배를 묵인하기는커녕 담배를 장려하는 것처럼 보인다.

담배는 1989년 건강에 대한 인식이 높아지면서 군대의 정식 보급품에서 제외됐지만, 2005년까지 훈련소와 일부 부대에서 담배를 보급품으로 지급했다. 그러다 보니 비흡연자도 군대에서 흡연을 배우게 됐다. 조사에 따르면, 교육 수준과 소득수준이 낮고 육체노동을 할수록 흡연율은 높아진다.[179] 소득 수준이 낮은 사람들에게 담배 가격은 적지 않은 부담이다. 그래도 담배의 유혹을 이겨내긴 힘들다. 담뱃값을 쓰니 돈이 덜 모이고, 담배로 병에 걸리면 병원비가 든다. 니코틴은 현실을 비판 없이 수용하게 만드는 역할을 한다.

한편 부모의 교육 수준에 따라 담배의 대물림 여부가 달라진다는 연구 조사도 있다. 아버지가 전문대졸 이상인 경우 청소

년 자녀의 흡연율은 4.9퍼센트지만 아버지가 중졸 이하인 경우 청소년 자녀의 흡연율은 12.4퍼센트로 올라간다.[180] 흡연으로 건강에 이상이 생기면 이는 실업으로 이어지기도 한다. 담배는 가난을 대물림하게 만드는 족쇄로 부의 양극화를 심화시키고, 사회지배구조를 고착화시키는 데 일조한다.

일각에서는 담배 회사가 담배를 끊지 못하도록 중독 물질을 넣고 있다는 의혹을 제기한다. 물론 회사는 공식적으로 이를 부인하고 있지만 세부적인 첨가물을 전부 공개하지 않고 있는 것도 사실이다. 국가도 이를 묵인하는 것으로 보인다. 국가 입장에서는 가장 손쉽고 저항감 없이 세금을 걷을 수 있는 수단이 담배다. 4,500원짜리 담배 한 갑에 포함된 세금은 약 3,300원이다. 2020년 한 해 동안 정부는 35억 9,000만 갑의 담배에 대해 12조 원의 세금을 걷었다.[181] 하루 한 갑씩 담배를 피는 흡연자라면 매년 120만 원의 세금을 추가로 내는 셈이다. 흡연자가 부담하는 세금이 비흡연자를 위해서도 쓰인다.

그러니 정부 입장에서는 흡연자의 금연이 달가울 리 없다. 담배를 피워야 세금도 내고, 담배 회사와 농민들도 먹고살고, 의사들과 제약 회사도 먹고산다. 흡연자가 일찍 죽으면 국민연금의 부담도 줄어든다. 흡연자가 담배를 피워서 이득을 보는 사람이 세상에는 너무나 많다. 이래저래 흡연자는 그저 몸 버리고 돈 버리는 '호구'일 뿐이다. 그러니 담배라는 덫이 없어지지 않는 것이다. 담배 가격 인상이 금연을 위한 장치라는 주장은 처음부터 말이 안 되는 이야기다. 이는 금연을 위해서가 아니었고 세금이 극대화되는 가격 지점을 다시 설정한 것뿐이었다.

주변에 담배를 피우는데도 건강한 사람이 있는가? 떠오르는 얼굴이 있다면 이는 담배로 건강 잃고 돌아가신 수많은 사람들은 기억 속에서 사라지고 살아 있는 사람만 보이기 때문에 나타나는 착시효과다. 나는 괜찮을 거라고? 내일부터 끊을 거라고? 전자담배는 괜찮다고? 내 환자분들도 다들 그러다가 암에 걸렸다. 나에게 일어나지 않은 현실을 체감하고 싶다면 병원에 와서 사람들이 어떻게 아프게 됐는지를 주의 깊게 관찰해보라. 고인이 된 코미디언 이주일 씨는 임종을 앞두고 뼈저리게 후회하며 이렇게 말했다. "담배 맛있습니까? 그거, 독약입니다." 조금만 주변을 살펴보면 많은 선배 암 환자들이 담배를 끊으라는 묵언의 메시지를 무수히 보내고 있다. 그 메시지를 우리가 외면해서 그렇지.

담배는 최고의 마약이며 발암물질, 노화촉진제다. 주변에 담배를 30~40년 피운 사람이 있다면 얼굴을 자세히 관찰해 보라. 동년배보다 최소 십 년은 더 늙어 보일 것이다. 겉보기에 늙어 보이는 것뿐만 아니라, 신체 기능도 비흡연자에 비해 떨어진다. 여기에 운동도 피하고 술까지 자주 마신다면, 노년에 암, 뇌졸중, 심근경색 등 질병의 종합선물세트를 예약해 놓은 상태라고 봐야 한다. 그런 노년이 싫다면, 금연, 운동, 건강식 이 세 가지를 꾸준히 실천해야 한다.

건강한 노년과 암 예방은 돈으로 살 수 없다. 노화의 예방법과 암의 예방법은 근본적으로 같다. 다만 노화 예방법은 노화가 안 되도록 하는 것이 아니라 노화가 더디게 하는 것임을 이해하면 좋겠다. 암 예방법도 암이 절대로 안 걸리는 방법이 아니다. 암에 걸리더라도 최대한 늦게 걸리게 하는 방법이다. 어떤 예방법도 암에 걸릴 확률을 0으로 만들진 못한다. 안타깝지만 우연에 의해 걸리는 암까지 어찌할 도리는 없다. 인생에 어떻게 해도 피할 수 없는 불행이 있다는 사실은 받아들여야 하지 않겠는가. 그래도 조금만 노력하면 암을 예방할 수 있다는데 그게 어딘가. 어디 인생이 다 내 마음대로 되던가. 살면서 내가 마음대로 할 수 있는 게 생각보다 별로 없다.

노화의 부산물인 암은 오래 산다면 피할 수 없는 숙명이다. 다만 나쁜 생활 습관이 누적되어 생기는 암이 60살에 생기느냐 80살에 생기느냐 차이일 뿐이다. 유병장수하지 않기 위해 암 예방법을 30년 이상 쭉 실천하면 반드시 그 효과를 본다. 몸이 노화되기 전에 한 살이라도 젊을 때 시작해야 효과가 극대화된다.

문제라면 30년 이상 쭉 실천하기가 쉽지 않다는 점이다. 나를 포함한 보통의 사람들은 공부하기 싫어하고 고통받기 싫어하며 쉽고 편한 길을 택한다. 편한 길로 갈 수 있다면 비용을 지불하는 것도 기꺼이 감수한다. 그 틈을 노리고 우리의 호주머니를 털기 위해 남들이 모르는 쉽고 편한 길이 있다며 유혹하는 사람들을 앞으로도 계속 만나게 될 것이다. 그러나 쉽고 편한 곳에는 길이 없다.

손자병법에도 "싸우지 않고 이기는 것이 최고"라 했다. 더 최고는 싸울 상대를 아예 만들지 않는 것이다. 이미 암이 생긴 다음에는 싸워봐야 늦는다. 하수는 암이 생긴 뒤 부랴부랴 암을 죽이려 하고, 중수는 암을 죽이기보다 암을 가진 사람을 살리려 하고, 고수는 암이 아예 안 생기도록 한다. 사람들은 고수에게 고마워하지 않고, 중수를 실력 없는 의사라고 한다. 하수는 명의名醫로 통한다. 그런데 정말 중요한 게 무엇일까?

시간을 늘리는 법

"저희 아버지 장례 잘 치렀어요. 그동안 아버지를 치료해주셔서 고마웠습니다."

그 폐암 환자의 따님이 진료실을 찾아왔을 때 나는 미안했다. 폐암 진단을 받고 항암 치료를 잘 받으면 1년은 생존할 것으로 보았는데, 그분은 6개월도 채 살지 못했다. 환자를 오래 살게 하지 못해 미안했는데, 보호자는 일부러 찾아와서 나에게 고맙다는 말을 전했다.

환자가 돌아가신 후에 찾아와서 고맙다고 인사하는 가족들이 간혹 있다. 이상하게도 이런 분들은 항암 치료 결과가 좋아서 오래 산 환자의 가족이 아니었다. 항암 치료를 너무 잘해서 유별나게 오래 살았던 분들은 오히려 의사에 대한 고마움을 표현하지 않았다. 몇 달 못 살고 사망하기로 유명한 뇌연수막전이 환자를 적극적으로 치료해서 1년 이상 살게 했는데, 완치시키지 못했다며 법적 소송을 건 환자 가족들도 있었다. 좋은 결과가 너무 오래 지속되면 고맙기보다 당연한 것이 된다.

내 경우에는 나쁠 때 나쁘다는 소식을 정직하게 알려주고 시간이 많이 남지 않았음을 솔직히 말해서 미리 대비할 수 있도록 도와드린 환자 가족들이 나중에 감사 인사를 하러 찾아왔다. 평균적인 중앙생존기간median overall survival보다 짧게 살아서 나로서는 안타까웠던 분들인데, 남들보다 짧았던 시간에 가족 여행을 다니며 의미 있게 시간을 보냈다고 했다. 이분들은 6개월을 1년처럼 써서 스스로 6개월이라는 시간을 벌었다. 시간에 스스로 의미를 부여했고 소중한 사람들과 함께하며 시간을 연장했다.

종양내과 의사인 나는 항암 치료를 통해 환자의 생명을 연장하고 시간을 버는 일을 한다. 신약 임상시험도 하면서 시간을 벌어보고자 발버둥 치지만, 내 뜻대로 안 될 때가 많다. 시간을 늘리지 못한다면, 관점을 바꿔 시간을 의미 있고 알차게 쓰는 편이 맞지 않을까?

사람마다 시간의 밀도는 다르다. 하루를 이틀처럼 알차게 쓰는 사람이 있는가 하면, 세월아 네월아 하루를 그냥 보내는 사람도 있다. 물리적으로는 똑같이 24시간을 살지만, 체감상으로는 사람마다 시간이 다르다. 특히 어르신들이 그러하다. 항암 치료한 지 2년째가 됐다고 말씀드리면, 벌써 그렇게 됐냐고 1년 정도 된 것 아니냐고 반문하시는 식이다. 나도 오랜만에 친구들 만날 때 '우리 마지막에 언제 봤더라 작년에 봤던가' 하고 말하면 무슨 소리 하냐고 재작년에 만났다는 이야기를 요즘들어 부쩍 듣는다.

하루는 긴데, 1년은 짧다. 한 것 없이 나이만 먹는 것 같다. '20대에는 시속 20km, 40대는 40km, 60대는 60km로 시간이 흐른다'는 말이 있다. 나이가 들수록 체감하는 시간의 속도는 빨라진다. 온종일 한 일이 딱히 없는데 1년은 후딱 지나가버린다.

이처럼 인간의 뇌는 시간을 동등하게 기억하지 않는다. 특히 반복되는 일상은 뇌가 주목하지 않아서 장기 기억으로 저장되지 않는다. 기억이 없으니 시간이 빨리 흘러간 것으로 느끼게 된다. 심지어 시간이 통째로 증발된 것처럼 느끼기도 한다. 회사나 타인을 위해 쓴 시간도 머릿속에 특별하게 남지 않는다. 남을 위한 시간과 나를 위한 시간은 다른 속도로 흐른다.

일상의 반복은 시간을 좀먹는다. 반복되는 일상, 새로운 일 없음, 새로운 일을 할 의지도 없음, 가슴 뛰는 일도 없음. 이 4종 세트는 시간을 갉아먹으며 생명을 단축한다. 일상만 반복하다 매해 나이만 더 빨리 먹는 것이다.

반면 새로운 기억은 시간을 늘린다. 뇌과학자들에 따르면

새로운 경험을 자주하는 것은 도파민을 증가시켜 선조체Striatum
의 시간 감각 회로를 빠르게 진동시켜 우리가 느끼는 시간을 길
게 늘린다고 한다.

시간을 붙잡기 위해서는 기억에 남을 만한 새로운 경험을
늘려야 한다. 매일 반복되는 출퇴근길이라도 오늘은 다른 길로
가보는 게 어떨까. 새로운 사람을 만나보자. 색다른 음식을 먹어
보자. 새로운 음악을 들어보자. 새로운 경험과 기억은 추억이 될
뿐 아니라 수명을 늘린다. 그렇게 되면 하루는 짧아지고 1년은
길어진다.[182]

이런 이유로 몇 년 전부터 나는 환자들에게 잔소리를 하기
시작했다. 여행을 가시라. 가족들과 맛집 탐방을 하시라. 대화를
많이 나누시라. 사진을 많이 찍어두시라. 일기를 쓰시라. 물건을
사는데 돈을 쓰지 말고 경험을 사는데 돈을 쓰시라. 이런 이야기
를 해도 관습적으로 살아온 업식이 몸에 굳어서 나이가 들면 좀
처럼 변화를 주기 힘들다. 나이 들수록 뇌는 새로운 것을 받아들
이는 능력이 자연스럽게 줄어든다.

하지만 놀랍게도 암 투병을 하면서도 본인에게 의미 있는
일들을 하면서 시간을 풍요롭게 쓰는 분들이 있다. 시간이 무한
히 주어진다고 생각하면 나중으로 미루었을 일들인데, 암을 진
단받고 인생이 유한하다는 사실을 깨달으면서 무엇이든 미루지
않고 실행으로 옮긴다. 그런 분들은 참 존경스럽다.

시간을 버는 의사인 나에게 기억에 남는 분들은 시간을 의

미 있게 쓴 사람들이다. 항암 치료가 중한가, 시간을 어떻게 쓰는가가 중한가 묻는다면, 나는 단연 후자라고 답할 것이다. 우리에게는 시간이 가장 중요하다. 어쩌면 우리는 그냥 정해진 시간을 살다가 가는 존재인지도 모른다.

그렇다면 시간이란 무엇인가.

시간의 상대성

영화 〈인터스텔라〉에서 주인공 쿠퍼와 에밀리아, 롬은 인류가 이주 가능한 행성을 찾아 나섰다가 밀러 행성을 발견한다. 쿠퍼와 에밀리아는 행성으로 착륙을 시도했고 롬은 우주선에 남아서 이 둘이 되돌아오기를 기다린다. 쿠퍼와 에밀리아가 3시간 정도 탐사를 마치고 우주선에 귀환했을 때 이들은 23년 폭삭 늙어버린 롬을 만나게 된다. 이들에게는 무슨 일이 생긴 것일까?

우리는 공간 속에서 살고 있다. 두 눈으로 공간을 바라보면 공간을 생생하게 느낄 수 있다. 눈은 사물을 2차원 평면으로 인지하지만, 눈은 두 개이기에 거리감각을 만들어내며 2차원 두 개가 만나 3차원 공간을 인지하게 된다. X, Y, Z 축이 3개가 있어서 3차원 공간이다. 우리는 3차원 공간에서 살고 있다고 생각해 왔다. 하지만 이는 사실이 아니다.

우리는 친구를 만날 때 장소만 정하지 않는다. 홍대역 지하

상가에서 5시에 만나. 5시라는 시간이 없으면 우리는 친구를 만날 수 없다. 3차원 공간에 보이지 않는 시간이라는 하나의 차원이 더 연결되어 있다는 사실을 알아낸 사람이 있다. 그의 이름은 알버트 아인슈타인이다. 그는 빛의 속도는 우주 어디에서나 항상 일정하며 빛보다 빠른 것은 없다는 사실을 바탕으로 사고실험을 했다. 그리고 그 유명한 상대성 이론을 발표했다.

상대성 이론에 따르면 빛의 속도에 근접할수록 움직이는 관찰자의 시계는 정지한 관찰자의 시간보다 천천히 간다. 빛의 속도에 근접할수록 움직이는 관찰자가 측정한 정지한 물체의 질량은 고유질량보다 무거워진다. 이로 인해 중력이 시공간을 휘게 한다. 상대성 이론은 가속도를 근거로 중력을 재해석했고, 빛을 근거로 시간과 공간을 재해석했다.

아인슈타인은 시간과 공간이 한 묶음이라는 사실을 알아냈다. 사과가 떨어지는 것은 아이작 뉴턴의 말대로 지구가 사과를 잡아당기기 때문이 아니라, 지구 질량에 의해 지구 근처의 시공간이 휘어졌기 때문이었다. 사과는 중력에 끌려가는 것이 아니라 휘어진 시공간을 따라 가장 자연스러운 길로 이동하는 것뿐이었다.

4차원 시공간이 큰 중력에 의해 왜곡되면 무슨 일이 벌어질까? 영화 〈인터스텔라〉에서 주인공 일행이 도착한 행성은 질량이 어마어마한 거대 블랙홀 옆에 있었다. 블랙홀 근처의 중력은 태양의 중력보다 1억 배 이상 컸다. 블랙홀 근처에 있던 쿠퍼와 에밀리아의 1시간은 중력이 약한 곳에 있던 롬에게는 7년이 었다. 중력 때문에 시간차가 발생한 것이다. 쿠퍼가 블랙홀을 지날 때 지구의 시간은 51년이 빠르게 지나버렸고 쿠퍼는 나중에 자신보다 늙어 할머니가 된 딸 머피를 만난다. 중력이 강할수록 시간은 상대적으로 더디게 흐른다. 인공위성의 시간은 지구가 왜곡한 시공간에서 조금 덜 영향을 받기에 지구의 시간보다 빠르다. 우리가 인지하지 못하는 아주 미세한 시간차이지만 GPS 항법에 몇 미터 정도 영향을 줄 수 있기에 인공위성의 시계는 지구 시계에 맞추어 주기적으로 미세조정해야 한다. 반대로 지구의 핵 부분은 시간이 느리게 가서 지구 표면보다 2.5년이 더 젊고, 태양의 핵은 표면보다 4년이 더 젊다.

3차원 세계밖에 보지 못하는 우리는 가보지 않은 저 멀리에 산과 들이 펼쳐져 있다는 사실은 쉽게 받아들인다. 가보진 않았지만 우주가 무한히 펼쳐져 있다는 사실도 받아들인다. 하지만 우리가 가보지 않는 시간이 이미 펼쳐져 있다는 사실은 직관적으로 받아들이기 힘들다. 몇억 년 전 별빛이 지금 내 눈앞에 선명히 보여도, 몇억 년 전 과거가 지금 내 눈앞에 펼쳐져 있다는 사실은 받아들이기 힘들다. 하지만 공간과 마찬가지로 과거, 현재, 미래라는 시간도 우주에는 이미 펼쳐져 있다.

우리가 현재라고 믿는 태양 빛은 8분 전에 뿜어낸 과거의 빛이고, 지구라는 시공간의 관점에서 보면 아직 지구에 도달하지 않은 8분 뒤 태양의 미래가 존재한다. 우주 전체에서는 공통

된 지금이 없다. 지금은 국소적locality으로만 존재하는 개념이고, 우주에서는 여러 개의 서로 다른 지금이 동시에 존재한다.

우주에서는 과거, 현재, 미래 순서로 시간이 흘러가지 않는다. 과거, 현재, 미래가 동시에 펼쳐져 존재한다. 공간에 방향이 없듯 우주에서 시간에는 방향이 없다. 굳이 방향을 부여하자면 열역학 법칙에 의해 엔트로피가 증가하는 방향은 있고, 이 방향과 심리적 시간의 방향이 일치하게 느껴진다. 인간의 심리적 시간은 미래가 아니라 과거다. 과거를 이루는 것은 기억이고, 기억이 만들어지면 과거가 된다. 사건의 엔트로피 증가 방향과 뇌가 사건을 인지하는 방향이 같아서 시간이 흐르는 것처럼 느껴질 뿐이다. 치매는 뇌 시냅스와 신경전달물질이 사라지는 대표적인 질환인데, 치매 환자에게서는 자아 개념도 소실되지만, 시간과 공간에 대한 인지도 소실된다.

시간의 심리적 기원이 기억이다 보니 시간은 감정과 무관하지 않은 현상이다. 늘 시간이 아쉽다고 느껴지지 않는가. 아쉬움을 느끼고 과거를 통해 미래를 예측하려는 뇌는 진화상으로 생존에 유리했다. 진화는 이를 가능하게 하는 뇌 구조를 선택해왔다. 우리가 그 선택의 결과물이다.[183] 과거의 사건과 미래의 사건 사이에 존재하는 이 선택이 우리 정신 구조의 핵심이고 이 선택이 우리에게는 시간의 흐름이다.

물리학자 카를로 로벨리는 시간은 환상이라고 했다. 시간은 그저 '엔트로피화의 방향'에 지나지 않는다고 했다.[184] 공간상에서 한순간에서 그다음 순간으로 넘어가는 과정을 뇌가 인식하기 위해 시간이 흘러간다는 개념을 고안했다고 했다.

더 나아가 이해하기 어려운 최첨단 현대 물리학 이론들은 최근 '시간이란 존재하지 않는다'는 개념을 쏟아내고 있다.[185] 처음 보는 여자에게 시간 있냐고 물어보라. 아마 높은 확률로 시간이 없다고 답할 것이다. 시공간은 물질이 있어야만 존재하는데, 마음에 드는 이성에게 물질을 제공하면 없던 시간이 생기는 일을 경험할 수 있다. 시간이란 돈과 비슷하다. 돈은 실제로 존재하지 않지만 돈이라는 개념이 생기면서 인류가 발전해왔듯, 인류는 시간이라는 개념을 만들면서 발전했다. 시간은 돈처럼 실존하지 않는 환상이다.

우리의 직관과 어긋나서 도저히 이런 사실을 받아들이지 못하겠더라도 '시간은 상대적이다'라는 사실 정도는 받아들였으면 좋겠다. 시간은 흐르지도 않지만 굳이 흐른다고 하면 누구에게나 다르게 흐른다. 운동을 통해 노화의 속도를 더디게 만들수도 있다. 기억에 남을 일들을 많이 하면 시간이 천천히 간다. 기억은 자기 정체성과도 부분적으로는 관련이 있다고 하지 않는가.

항암 치료를 통해 환자의 생명을 연장하고 시간을 버는 일을 하는 나에게 시간의 상대성 문제는 결국 우리에게 주어지는 서로 다른 시간을 어떻게 쓰느냐 하는 문제로 귀결된다. 관점을 달리하면 의사로서 얼마나 시간을 늘리느냐가 문제가 아니라 환자가 시간을 어떻게 채우냐가 문제가 된다. 의사의 관점에서 환자의 관점으로 생각의 중심이 바뀐다. 의사 중심의 치료에서 환자 중심의 치료로 시선이 옮겨진다.

영화 〈인터스텔라〉에서 에밀리아는 중력과 사랑에 대해 이야기한다. 차원을 넘나드는 유일한 것은 중력이다. 중력은 무한한 시공에 접속할 수 있지만 아무것에도 묶여 있지 않아 오히려 차원의 한계를 만들기도 한다. 쿠퍼와 그의 딸 머피는 지구라는 같은 시공간에 살 때는 서로를 이해하지 못했다. 쿠퍼가 인류를 구원할 행성을 찾아 떠나서면서 부녀는 지구와 우주라는 다른 시공간에서 살게 되었고, 둘 사이에 다른 시간이 흐르면서 비로소 서로를 이해하게 됐다. 삶과 죽음이라는 다른 시공간에 살면서 서로를 더 잘 이해하게 되는 경우도 있는 것이다.

그 근저에는 사랑이 있다. 다른 시공간에서도 사랑만큼은 변하지 않았다. 영화 속에서 사랑이야말로 시공간을 초월하는, 우리가 알 수 있는 유일한 것이라고 말했다. 사랑은 중력보다도 강력하게 차원을 초월하는 힘이 아닐까. 사랑은 중력처럼 끌어당김을 만든다. 사랑이 있으면 시간이 느리게 간다. 사랑하는 이들과 있으면 짧은 순간이 영원처럼 느껴지지 않던가. 어쩌면 사랑은 우리가 알지 못하는 더 높은 차원의 증거인지도 모른다.

시간을 버는 의사로서 사랑으로 시간을 채우는 일만큼 값진 것은 없다고 생각한다. 하지만 내가 목도해온 현실은 그렇지 않았다. 서로 사랑하며 아껴주며 살기에도 인생은 짧지만, 현실

에서는 사랑보다 증오와 반목, 분열이 넘쳐난다. 죽는 순간까지
도 서로를 미워하는 경우를 많이 봤다. 〈고린도전서〉 13장에는
이런 말이 나온다.

사랑은 오래 참고 사랑은 온유하며 시기하지 아니하며
사랑은 자랑하지 아니하며 교만하지 아니하며
무례히 행하지 아니하며 자기의 유익을 구하지 아니하며
성내지 아니하며 악한 것을 생각하지 아니하며
불의를 기뻐하지 아니하며 진리와 함께 기뻐하고
모든 것을 참으며 모든 것을 믿으며 모든 것을 바라며 모
든 것을 견디느니라.

이보다 더 사랑의 속성을 잘 묘사한 말이 있을까.
이번 장에서는 암에 있어서 우리에게 중요한 것을 살펴보
았다. 신체적으로는 암 예방과 금연, 저속 노화가 중요하며, 무엇
보다 우리에게 주어진 유한한 시간을 사랑 같은 의미 있는 일로
채우는 것이 중요하다. 그러기 위해서는 중요한 것과 중요하지
않는 것의 구분이 필요하다. 이는 바른 견해가 토대가 되어야 가
능하다.
마지막으로 바른 견해, 정견正見에 대해 알아보자.

15장 정견 – 무엇과 싸우는가

불안과 불확실성 사이에서

"암이 커지면 그때는 어떤 항암제를 쓰나요?"

"그건 그때 가서 생각해봅시다. 지금 쓰는 항암제가 잘 듣고 있는데, 걱정을 미리 사서 할 필요는 없지요. 그리고 그건 제가 할 고민이지 환자분이 할 고민은 아니에요. 제 고민까지 대신하지 않으셔도 됩니다."

"아니요. 저는 걱정이 되어서 하는 이야기예요."

"걱정한다고 걱정이 없어지는 게 아니니 굳이 지나치게 걱정하진 말자고요. 만일 걱정해서 걱정이 없어진다면 제가 환자분께 '지금 뭐하고 있냐고, 빨리 걱정하라고 자꾸 걱정을 반복하시라'고 했겠지요. 걱정이 되시는 마음은 충분히 이해하지만, 걱정 자체가 문제를 해결하는 데 도움이 되기는커녕 없던 문제까지 만들어내기도 합니다. 하등의 도움이 안 됩니다. 제가 너무 단순한 것일 수도 있는데, 인생 별거 없어요. 밥 잘 먹고 안 아프고 잘 걸어 다니고 사람들과 잘 지내면 그뿐이에요. 복잡하게 생각하지 맙시다. 아시겠지요?"

마음이 과거에 있으면 후회하게 되고, 마음이 미래에 있으면 불안해진다. 그런데 과거에 대한 후회나 미래에 대한 걱정도 모두 '지금 여기'에서 일어난다. 과거와 미래는 지금 여기에 함께 존재한다. 앞서 살펴본 상대성 이론의 시공간 구조에 따르면 과거, 현재, 미래가 동시에 존재한다고 하지 않았던가.

암병동 의사로 살아오면서 깨달은 점이 하나 있다. 과거와 미래가 현재를 좀먹기 시작하면 삶이 불행해진다. 지금 이 순간을 살아야 하는데, 과거와 미래에서 헤어 나오지 못하기 때문이다. 현재를 살지 못하고 과거를 사는 사람들은 "예전에는 건강했어요. 예전에는 안 그랬는데… 그때 ○○하지만 않았더라도... 내가 왕년에는…" 이런 말을 자주한다. 미래를 사는 사람은 "~~게 되면 어떻게 하지요?"란 말을 자주 한다.

마음이 현재가 아닌 미래에 있으면 불안하다. 미래를 통제할 수 있고 통제해야 한다는 환상은 불안감을 증폭시킨다. 과학이 발전하면서 미래에 대한 예측이 일부 가능해졌지만 예측이 100퍼센트 맞을 수는 없다. 만일 미래를 다 예측할 수 있다면 그것이 과연 우리에게 축복일까?

"저는 이제 얼마나 더 살 수 있나요?"

나는 생명 연장 목적의 항암 치료를 주로 하다 보니, 이런 질문을 정말 자주 받는다. 심지어 역술을 업으로 삼은 환자조차 자신이 언제쯤 죽을 것 같은지 나에게 묻는다. 그러나 나도 정확히 모른다. 대략적인 평균이라는 것은 있지만 평균은 어디까지나 평균일 뿐이다. 우리나라 남자의 평균 수명이 80세라고 해서 모든 남자가 80세가 됐을 때 죽는 것은 아니지 않은가. 그렇기에 의사의 예측은 대부분 빗나간다. 잔여 수명이 1년쯤이라고 생각한 환자가 5년을 더 살기도 하고, 5개월 만에 눈을 감기도 한다. 그러니까 평균이란 말 그대로 다양한 경우의 환자들을 살펴본 결과, 중간값이 대략 1년 내외라는 뜻일 뿐이다.

만일 죽는 날을 정확히 알 수 있다면 그 날짜를 정말 알고 싶은가? 갑작스러운 사고로 한 달 뒤에 죽을 운명이라면, 질병에 시달리다가 50년 뒤에 죽을 운명이라면, 오늘 그 사실을 알고 싶은가? 나는 아니다. 절대 알고 싶지 않다. 정해진 미래가 주는 두려움 때문이다.

우리는 본능적으로 불확실한 것을 싫어한다. 그래서 새해가 되면 토정비결을 보거나 어려운 결정을 앞두고 역술인을 찾기도 한다. 자신의 미래를 미리 알면 현재를 살아가는 데 도움이 될 거라고 생각한다. 하지만 인생의 모든 것이 확실하고 예측 가능하고 정해져 있다면 오늘의 우리는 행복할까? 내가 아무리 열심히 살아도 한 달 뒤에 죽을 운명이라면 오늘 나는 무엇을 해야 할까? 평소에 하고 싶었던 일을 남은 한 달 동안 실컷 하면서 신나게 살게 될까, 아니면 한 달밖에 못 산다고 원망하면서 한 달 동안 괴로워하다가 죽음을 맞이하게 될까. 그런 인생은 조금은 무섭게 느껴진다.

나는 지금 여기서 열심히 노력하면 운명을 바꿀 수 있다고 믿고 싶다. 인생은 항상 처음 가는 길이다. 걷다 보면 꽃길도, 가시밭길도 마주치게 마련이다. 꽃길만 걸으라는 말은 덕담이 아닌 강요나 폭력에 가깝다. 언제 끝날지 모르는 인생이지만 어느 정도의 불확실성이야말로 여러 가능성을 열어두며 우리의 현재 삶을 값지게 만드는 요인이 아닌가 싶다.

우리 삶의 일정 부분을 불확실성으로 남겨두는 일. 불확실성을 하나하나 확실성으로 바꾸어가며 열린 가능성으로 하루하루 살아내는 일. 예상하지 못한 일이 생겨도 그것조차 인생의 일부로 받아들이며 살아내는 일. 내일은 어떤 일이 벌어질지 모르지만 그 불확실성 속에서 무언가를 배우는 일. 이런 일들이 모여 우리의 오늘을 더 가치 있게 만드는 것 아닐까. 그래서 내일 지구의 종말이 오더라도 오늘 나는 한 그루의 사과나무를 심겠다는

말이 나오는 것 아닐까.[186]

다른 사람들은 어떻게 생각할지 모르지만 내 생각은 그렇다. 쉽지 않지만 나는 불확실성을 인정하고 우리 삶을 지배하는 우연의 힘을 받아들이고 싶다. 마음의 문을 열어 어떤 우연이든 우연조차 삶의 일부로 받아들이는 자세를 갖고 싶다. 좋은 우연만 당연하게 받아들이고 나쁜 우연은 거부하는 선택적 수용이 아니라, 어떠한 우연이든 간에 말이다. 그리고 우연을 때로는 인연으로, 때로는 필연으로 만들고 싶다. 진화, 암 발생, 생명 현상, 나아가 인생 등 우리가 살아온 순간에 우연과 필연이 아니었던 것은 없었다.

다만 불확실성과 우연도 있는 그대로 바라보고 받아들여야지, 지나치게 불안해하거나 공포를 가지면 손해가 된다. 항암 치료만 해도 그렇다. 불안감 또는 공포감 때문에 항암 치료를 선택하는 경우가 종종 있다. 그렇다면 항암 치료는 왜 하는가. 그리고 언제 하는가.

항암 치료를 하는 유일한 경우

겉으로 드러나는 현상은 복잡해 보여도 속에 담긴 본질은 하나다. 항암 치료를 하는 경우는 단 한 가지 경우밖에 없다.

항암 치료를 통해 얻는 것(이득)이 잃는 것(손해) 보다 클 때.

이 외의 경우에는 항암 치료를 하지 않는다. 암이 있다고 항암 치료를 하는 것도 아니고 불안하다고 해서 항암 치료를 하는 것도 아니다. 그저 항암 치료의 이득이 손해보다 클 것으로 예상될 때만, 항암 치료를 한다. 복잡해 보여도 본질은 단순하다.

그렇다면 4기 암환자에서 항암 치료를 통해 얻을 수 있는 것은 무엇인가? 항암 치료를 통해 얻는 것은 단 2가지밖에 없다.

첫째, 생명 연장.
둘째, 암으로 인한 증상 완화.

이 2가지 외에 그 어떠한 것도 항암 치료를 통해 얻지 못한다. 항암 치료를 해서 불안감이 없어지는 것도 아니고, 항암 치료를 해서 희망을 얻는 것도 아니다. 그런 것들은 그저 간접적인 마음의 위안일 뿐이다. 우리가 그저 그렇게 믿고 싶은 것들일 뿐이다.

앞서 이야기했지만, 암의 크기가 줄어들어도 이것이 생명 연장으로 이어지지 않는다면 소용없다. 다만 암이 줄어들면서 암으로 인한 증상이 호전되었다면 이는 항암 치료를 통한 이득에 해당한다. 다시 말하지만 항암 치료를 통해 얻는 것은 단 2가지밖에 없다. 생명 연장과 증상 완화.

반면 항암 치료를 해서 잃는 것은 많다. 오심, 구토, 피로감, 백혈구 감소증, 점막염, 탈모 등 다양한 항암 치료의 부작용과 함께 부작용에 따른 삶의 질 하락, 경제적 비용, 병원에서 써야 하는 시간, 사람들 사이 관계의 손상, 직업 상실, 불안함, 우울함 등 손으로 헤아리기 어려울 정도다.

이처럼 항암 치료를 통해서 잃는 것은 많은데도 의사들이 항암 치료를 권하는 이유는 얻는 것이 잃는 것보다 많을 것으로 예상되기 때문이다. 물론 그 예상은 평균에 기반한 것이어서 개별 환자에게 적용했을 때 예상하지 못한 결과가 나오기도 한다. 예상했던 것보다 부작용이 심하게 발생하면 의사들은 난감해 한다. 부작용이 너무 심하면 잠시 항암 치료를 쉬거나 중단한다. 만일 항암 치료가 손익분기점을 넘어서 득보다 실이 크면 항암 치료를 더 이상 권하지 않는다. 이 시점이 되면 호스피스 완화의료로 전환된다.

이렇게 놓고 보면 간단한 것 같지만, 여기에 몇 가지 변수가 더 있다. 그중 하나는 바로 증상이 없는 경우다.

최근 조기 검진 및 건강검진이 보편화되면서, 증상이 없는 상태에서 우연히 건강검진을 했다가 이미 온몸에 암이 퍼진 4기로 진단받는 경우가 점차 늘고 있다. 아무 증상이 없는데, 검사해 보니 암이라고 하고 다른 데 퍼져있다고 한다. 믿기진 않지만 의사가 그렇다니 그런가 보다 한다. 이런 경우에는 지금도 암으로 인한 증상이 전혀 없기 때문에 항암 치료를 통한 이득은 '생명 연장' 한 가지가 된다. 생명 연장을 위해서 항암 치료의 부작용을 감내해야만 한다. 환자 입장에서는 나는 불편한 것 하나도 없었는데, '의사가 항암 치료를 권해서 했더니 힘만 들더라' 하게 된다. 이분들은 항암 치료를 통해 생명 연장이라는 대가를 얻고 있지만, 이를 체감하기 어렵다. 나는 예전에도 살아 있었고 지금도 살아 있기 때문이다. 항암 치료 덕분에 살아 있는 것인지, 당연히 살아 있는 건데 힘들게 항암 치료를 하고 있는 것인지 구분하기 어렵다.

그러기에 의사로서는 증상이 없는 환자의 항암 치료가 어렵다. 항암 치료의 효과는 느껴지지 않지만 부작용은 금방 느껴지기에 이분들은 항암 치료를 피하고 싶어 한다. 생명 연장은 중요한 가치이지만, 느껴지지도 않고 눈에 보이지도 않는다. 원래 중요한 것은 눈에 보이지 않는 법이다.

반면 암으로 인해 통증이 심하거나 숨이 차는 등 증상이 있는 분들은 다르다. 암으로 인해 증상이 심했다가 항암 치료를 해서 암이 줄어들면서 증상이 좋아지면 암이 좋아진 것을 몸으로 느낀다. 그래서 의사가 항암 치료를 권하면 선뜻 받아들인다.

여기에 추가되는 다른 변수는 심리적 인식이다. 증상이 없는 암 환자들은 대개 생각이 많다. 몸이 너무 힘들고 고되면 아무 생각도 안 나지 않던가. 증상이 없으면 항암 치료를 하는 게 맞는 건가 등 생각이 많아지며 심리적으로도 예민해진다. 인터넷에 넘쳐나는 가짜 정보에 매달리기도 한다. 인터넷 알고리즘이 인도하는 자연치료 유튜브 영상을 몇 개 보고서 확증편향에 빠져 항암 치료를 무조건 거부하는 경우도 드물지 않다. 항암 치료를 받는 경우도 의사의 설명을 명확히 이해하고 득실을 따져서 결정하기보다는, 그저 의사가 시키니까 혹은 암이 퍼졌다니까 불안해서 항암 치료를 받는 경우가 많다. 안 하면 죽을까 봐 그저 두려워서 뭐라도 붙잡고 있어야 할 것 같아 항암 치료를 받기도 한다.

상황이 이렇다 보니 진료 현장에서 내가 느끼기에는 암과 싸우는 것인지 암에 대한 나의 인식과 싸우는 것인지 모호할 때도 많다.

소록도의 암환자

"조직검사 결과 나왔나요?"

일주일 전에 했던 조직검사의 결과를 확인하러 온 30대 여성 환자가 진료실에 오자마자 물었다. 선양낭포암adenoid cystic carcinoma이라는 희귀한 침샘암 환자다. 3년 전에 선양낭포암을 진단받고 입천장을 들어내는 수술을 성공적으로 받았다. 다행히 그간 아무 문제가 없었다. 그러던 중 추적관찰하며 시행한 CT에서 폐에 2밀리미터부터 1센티미터 정도 되는 결절 몇 개가 발견됐다. 폐 전이가 의심되어 조직검사를 시행했다.

"조직검사에서 암세포가 나왔어요. 예전에 있던 선양낭포암이 그대로 나왔네요. 안타깝지만 폐로 재발되고 전이가 되었네요."

"폐 전이가 몇 개인가요?"

"암을 개수로 따지긴 좀 어려운데 크게 보이는 덩어리는 6개 정도고 그것보다 작은 깨알만한 덩어리는 더 많아요."

"그러면 폐 전체에 다 번진 건가요?"

"굳이 대답하자면 그렇긴 해요. 암세포가 폐에 전이될 때 피를 타고 전신을 다 돌고 폐에 늘러붙거든요. 그런데 다 퍼졌다고 하면 기분이 나쁘니 그냥 '폐전이가 있다'라고만 이해합시다."

"조직검사 결과 나올 때까지 기다리는 한 주가 너무 힘들었어요."

"혹시 숨이 차거나 기침 가래가 있었나요? 폐전이 크기가 너무 작아서 아직 암 때문에 불편한 증상은 없을 텐데요."

"그런 건 아니고 폐로 전이되면 어떻게 하나 걱정이 돼서 그냥 막 힘들었어요."

환자는 그만 펑펑 울기 시작했다. 나는 답했다.

"울지 마세요. 운다고 해결되는 문제가 아니에요. 미안하지만 우는 건 문제 해결에 도움이 안 됩니다. 이럴 때일수록 냉정해져야 합니다. 지금 와서 돌이켜보면 수술 후에 미세한 암세포 몇 개가 몸에 계속 남아 있었던 거예요. 이런 미세한 암세포는 CT검사에서도 안 나타나요. CT검사에서는 1센티미터는 되어야 암을 찾아낼 수 있는데 암세포 10억 개가 뭉쳐야 암 덩어리가 1센티미터가 되거든요. 수술 후에도 암세포는 변함없이 몸 안에 있었던 거예요. 몰라서 그렇지 우리 몸에는 여러 종류의 미세한 암세포들이 생겼다가 없어졌다가를 반복해요.”

사실 암세포가 언제부터 있었는지 모르지만 그녀의 몸속에 계속 있었다. 수술로 다 제거되었다고 믿었지만 3년이 지난 시점이 되어서야 찾아낼 수 있을 정도로 암이 커진 것뿐이었다. 암이 계속 내 몸 안에 있어왔다는 사실에는 변함이 없다. 그런데 암이 있는지 몰랐을 때는 행복했고, 암이 있다고 알게 되었을 때는 불행해졌다.

그렇다면 나를 괴롭히는 것은 ‘암 자체’일까 아니면 ‘암이 있다는 사실을 인지한 내 마음’일까? 내 마음이 괴롭다면 ‘암 자체’ 때문이 아니라 암이 있다는 사실을 알게 되어서 촉발되는 내 마음의 부정적 반응 때문은 아닐까? 암이 신체적 증상을 일으키지 않는다면, 암이 나를 괴롭히는 것이 아니라 내 마음이 나를 괴롭히는 거라고 볼 수도 있다. 내가 만든 마음속 감옥에 스스로를 가둔 셈이다.

반대의 경우도 있었다. 2007년 나는 한 해 동안 국립소록도병원에서 공중보건의사로 일했다. 국립소록도병원은 한센병, 예전 이름으로는 ‘나병’을 치료하는 특수병원이다. 한번은 흑변

melena과 빈혈이 있는 환자에게 위내시경 검사와 조직검사를 했는데, 진행성 위암으로 진단됐다. CT를 찍어서 암이 어디까지 번졌는지 평가를 하고 수술을 할지 항암치료를 할지 정해야 했다. 나쁜 소식을 전하는 일은 언제나 어렵다. 나는 환자분께서 충격받지 않도록 천천히 말했다.

"조직검사 결과에서 암세포가 나왔어요. 진행성 위암입니다. 내시경 검사만 봐도 암이 꽤 커요. CT 검사를 해봐야 알겠지만 위암이 많이 퍼져 있을 가능성이 높아요. 추가적인 정밀검사를 하고 치료 계획을 세웁시다. 최악의 경우에는 손쓸 수 없을 가능성도 있기는 해요."

나는 대학병원에서 수련받은 대로 설명했다. 그런데 환자의 반응은 뜻밖이었다.

"제가 암인 건가요? 많이 진행되었나요? 오… 하느님 아버지. 감사합니다. 아멘. 이제 얼마 안 있으면 드디어 하느님 아버지를 직접 뵐 수 있겠네요. 이제서야 병든 육신을 버리고 하늘나라로 갈 기회를 주시는군요. 감사합니다."

당혹스러웠다. 암이라는데, 그것도 상태가 심각하다는데, 죽을 수 있게 되어 고맙다니… 도대체 이게 무슨 소리인가 싶어 어안이 벙벙한 채로 있자, 소록도에 오래 근무했던 간호사가 나에게 조용히 귓속말을 했다.

"여기 소록도에서는 암에 걸려도 적극적으로 치료 안 해요. 일반인하고 달라요."

효과적인 치료제가 나오고 영양 상태가 좋아지면서 지금은 잊힌 병이 된 한센병은 성경에도 등장할 만큼 오래된 병으로 결핵균과 비슷한 항산균인 나균에 의해 생기는 만성 감염병이다. 나균은 증식 속도가 매우 느려서 병의 잠복기가 수십 년에 이를 만큼 길고 전염 경로가 아직도 정확히 밝혀지지 않았다. 이 병에 걸리면 피부와 신경이 서서히 파괴되고 상처가 나도 인지하지 못해 심하면 손발이 떨어져 나가기도 한다. 손발이 썩어 문드러진다고 해서 '문둥병'이라고도 불렸다. 과거에 이 병이 세균에 의한 병임을 모르고 치료제가 없었을 때는 공포 그 자체였다. 무지는 공포를 낳는다. 과거에는 문둥이가 아이들 간을 빼먹는다는 근거 없는 소문이 돌기도 했다. 그래서 한센병에 걸리면 사회적 매장을 당했다. 그렇게 버려진 사람들이 발가락 하나씩 떨어져 가며 가도 가도 먼 붉은 황톳길을 걸어서 찾는 곳이 소록도였다.

소록도에 와도 누구 하나 반겨주는 이는 없었다. 일제 강점기에 강제노동과 구타 같은 가혹 행위는 일상이었고[187] 1980년 대까지도 강제로 단종 수술이 이루어졌다. 이들을 향한 사회적 편견은 당연한 것으로 여겨졌다. 가족에게도 버림을 받다 보니 이들이 의지할 곳은 하느님뿐이어서, 이들은 대개 신앙심이 깊었다. 이들에게 암은 이제 질병으로 얼룩진 육신을 벗어 던지고 고통스러운 삶을 끝낼 기회였던 셈이다.

그날, 암을 진단받고 감사 기도를 올리는 한센병 환자를 보면서 나는 당혹스러웠다. 똑같이 암에 걸려도 누구는 절망했고 누구는 감사했다. 암이 문제일까 아니면 암에 대한 인식이 문제일까. 어쩌면 암에 대한 심리적 고통은 우리가 만들어내는 것은 아닐까.

3인칭으로 한발짝 떨어져서 바라보기

암으로 인한 고통은 크게 2가지로 분류할 수 있다.

첫째, 암으로 인한 몸의 고통.
둘째, 암으로 인한 마음의 고통.

우리는 물질과 정신 또는 몸과 마음으로 이루어진 존재다. 따라서 고통을 크게 분류하면 몸의 고통과 마음의 고통으로 나눌 수 있다. 다른 고통은 없다. 이 중 몸의 고통을 '증상'이라고 한다. 의사들은 증상을 조절하기 위해 다양한 방법을 쓴다. 통증이 심하면 진통제를 쓰고, 암이 기도를 눌러 숨이 차면 항암 치료나 방사선 치료를 통해 숨찬 증상을 완화시킨다. 뼈 전이로 인해 골절이 되면 수술을 해서 골절 부위를 회복시킨다. 의사들은 학생 때부터 전문적으로 이러한 훈련을 받으며 치료 기술을 쌓아나간다. 정신건강의학과 의사를 제외하면 의사들의 관심사는 몸의 고통에 집중되어 있다.

암으로 인한 고통 중에 신체적인 고통도 있지만, 그에 못지 않게 중요한 것이 심리적인 고통이다. 부정적인 생각, 우울한 생각, 인생이 끝났다는 생각, 곧 죽을지도 모른다는 생각, 억울하다는 생각, 치료가 안 되면 어떻게 하나 하는 생각. 이런 부정적인 생각의 감옥에 갇혀버리면 심리적 고통이 시작된다.

그렇게 생긴 부정적인 감정은 생각보다 빠른 속도로 '나'를 억누른다. 일부 환자는 암 자체보다도 내가 암에 걸렸다는 사실 자체가 고통스러워서 못 견뎌 한다. 세상은 달라진 게 없고, 몸에 느껴지는 것도 달라진 것 없고, 남들의 시선도 달라진 게 없는데, 내가 만든 마음속 지옥으로 들어가는 것이다.

이럴 때는 주변에서 건네는 위로의 말도 도움이 안 된다. 암에 안 걸린 사람들이 뭘 안다고 이야기하나 싶다. 점점 더 예민하고 우울해지니 주변에서도 슬슬 눈치를 보기 시작한다. 그런 모습을 보면 주변 사람들이 더 싫어진다. 부정적인 생각에서 빠져나오겠다고 마음을 먹더라도, 정말 쉽지 않다. 교회에 다녀봐도 절에 다녀봐도 비슷하다. 내 마음이 도저히 내 마음대로 안 된다. 이런 글을 쓰고 있는 나조차도 마음 수양이 덜 되어서, 내 마음을 내 마음대로 잘 조절하지 못한다.

어떻게 해야 할까? 이럴 때 나를 제3자, 즉 남처럼 취급하고 한 발짝 떨어져서 관찰해보면 힘든 것이 조금은 좋아진다. 나를 1인칭 시점이 아니라 3인칭 시점으로 바라보는 훈련을 해보는 것이다. 부정적인 감정이 올라오면 마치 남의 감정처럼 바라보는 것이다. 그러다 보면 문제의 답이 찾아지는 것이 아니라, 문제 자체가 없어진다.

여기서 잠깐 감정emotion에 대해 짚고 넘어가자. 우리의 직관적 인식과 달리 감정은 보편적이지 않다. 뇌과학 연구자는 분노, 사랑, 기쁨과 같은 특정 감정을 담당하는 뇌의 영역이나 신체지도를 찾으려 애썼으나 지금까지 실패했다. 현재까지의 연구 결과로는 특정 감정을 담당하는 특정한 신체 영역은 없다. 감정을 객관적으로 측정하려는 시도도 실패했다. 사람마다 분노와 같은 특정 감정을 표현하는 단어도 서로 다른 의미로 사용한다. 개인적인 상황마다 다르고 집단적으로도 문화권마다 그 의미가 다르다. 우리의 감정은 보편적이지 않다. 문화에 따라서도 다르다. 같은 문화권에 살더라도 개인차가 있다.

감정은 촉발되는 것이 아니다. 인간이 감정을 만들어낸다. 갓난아기는 특정 감정을 타고나지 않는다. 감정은 신체특성과 긴밀한 관계를 맺으며 발달하는 유연한 뇌와 문화 양육 조건의 조합으로 출현한다. 심리학자 리사 배럿의 '구성된 감정이론 theory of constructed emotion'에 따르면 뇌는 과거 경험의 조각들을 사용해 이런 상황에 대처하기 위해 무엇을 해야 할지를 신속히 예측하고 감정 경험을 구성해낸다.[188]

그런 측면에서 감정은 합의의 산물이다. 독일어에는 분노에 대한 단어가 세 개가 있지만 중국어는 다섯 개가 있다. 당연히 중국인들이 독일인에 비해 분노를 더 잘 느끼고 표현할 수 있다. 우트카 에스키모인에게는 분노라는 단어가 없고 타히티인들에겐 슬픔에 해당하는 단어가 없다. 우리가 슬픔을 느낄만한 상황에서 타이티인들은 아픔, 피곤, 곤란, 시큰둥함 등을 느끼면서 이 모든 걸 통틀어 페아페아peapea라고 표현한다. 이 단어는 우리가 보기에 얼굴을 찌푸린 정도의 감정을 나타낼 뿐이다.[189] 이처럼 감정 온도의 차이는 크다.

감정의 다양성을 받아들이는 데 좋은 방법이 있다. 바로 각 문화권에서 사용하는 단어를 이해하는 것이다. 각 문화권에서는 오랜 관습에 따라 적절한 감정 표현법이 발달해왔는데, 감정 개념이 있어야만 관련된 감정을 경험하거나 지각할 수 있다.[190] 예를 들어, 한국인의 미묘한 감정표현에 사용되는 단어들은 대부분 영어와 일대일로 짝지어지지 않는다. 시원섭섭하다, 짠하다, 찡하다, 거시기하다, 후련하다, 복장 터진다, 뭉클하다, 이런 단어들은 외국인들의 사전에 존재하지 않는다. 당연히 이들에게 설명하기도 어렵다. 이들이 한국에 20년쯤 살면서 한국인들이 어떤 상황 맥락에서 '시원섭섭하다'고 느끼는지를 학습하고 그러한 상황을 한국인과 공감하면서 피드백 받고, 본인의 감정에 시원섭섭함이라는 단어를 직접 태깅tagging해봐야 비로소 시원섭섭함을 느낄 수 있다.

미국 사람들이 정情이 없는 이유도 한국어의 '정'에 해당하는 영어 단어가 없기 때문이다. '한恨이 맺히다' 할 때 '한'이나 '화병火病 난다' 할 때의 '화병'도 영어에 없다. WHO 질병코드에 등재된 화병의 공식적인 영어 단어는 파이어 디지즈fire disease가 아니라 Hwa-Byung이다. 언어는 감정을 매개하며 감정은 언어로서만 드러낼 수 있다. 고로 감정 단어를 많이 알면 감정 통제가 쉬워진다.

가령 유독 '짜증 나'라는 말을 달고 사는 사람들이 있는데, 이들을 자세히 관찰해보면 대부분 감정 조절을 힘들어한다. '짜증 난다'는 말은 일이 마음대로 되지 않거나, 남에게 괴롭힘을 당하거나, 상대방의 언행이 못마땅하거나, 누군가가 자신을 귀찮게 하거나, 결과가 원하는 대로 나오지 않아 실망스럽거나 할 때 나오는 감정을 묘사한 말인데, 크게 보면 불쾌감을 기본으로 한다. 분노, 화, 스트레스, 도발, 상대에 대한 통제 불능, 무언가 마음에 들지 않는 상황 등과도 연관 있다. '짜증 나'라는 단어는 매우 다양한 불쾌한 상황을 뭉뚱그려서 표현하는 두루뭉술한 단어다.

만일 "과장님 때문에 짜증 나" 대신에, "어제도 과장님이 갑작스럽게 야근을 지시해서 밤 10시에 퇴근하는 바람에 몸이 피곤했는데, 오늘도 퇴근시간을 30분 앞두고 갑자기 급한 자료라며 오늘 내로 정리하라고 하니 오늘도 집에 늦게 들어가게 될까 봐 화가 나고, 나를 아랫사람이라고 마구 명령해도 되는 사람 취급하면서 반복적으로 무시하는 것 같아서 속상하고 불쾌하다"라고 표현하면 감정을 통제하는 게 더 쉬워진다.

그런데 우리는 자신이 왜 화가 나고 불쾌한지 정확히 인지하려고 노력하기보다는 '짜증 난다'는 표현으로 일축해버리곤

한다. '짜증'은 좌절이나, 노여움, 슬픔과 같은 부정적인 감정과
도 쉽게 연결되어 확대재생산된다. 그래서 '짜증나'라는 말을 입
에 달고 사는 사람들은 주변인과 마찰이 잦고, 고립된 인간관계
를 갖는다는 특징을 보인다. 사람들이 나에게 왜 그러는지 본인
만 모르는 경우가 많다. 모르니 더 짜증 난다. 감정은 사회적 산
물이어서 주변 사람에게도 쉽게 전염된다.

  구성주의 감정이론에 따르면 감정은 문화와 학습, 단어라
는 표상에 의해 공유된 개념인데, 암으로 인한 마음의 고통도 이
와 유사하다. 우리는 '암'이라고 하는 단어에 특정 개념을 부여하
며 사회적으로 공유한다. 암에 태깅되는 개념은 대부분은 부정
적인 뜻을 담고 있고, 그 자체로 고통을 일으킨다.

  나는 그동안 감정에 대해 완전히 잘못 알고 있었다. 감정에
대해 잘못 알고 있었던 스토리의 영향이 컸다.

암을 둘러싼 서사

  나는 어릴 때부터 이야기를 좋아했다. 할머니에게 옛날이
야기를 해달라고 자주 졸랐다. 인간은 이야기를 만들며 이야기
를 통해 살아간다. 스토리텔러인 의식consciousness은 끊임없이 이
야기를 만들어낸다. 이러한 이야기는 들려지는 이야기story tolen일
뿐 아니라 살아지는 이야기story lived 이기도 하다. 우리가 어려서

부터 들어온 이야기 구조는 우리가 세상을 인지하는 방식과 세상을 살아가는 방식의 기본 방향을 결정한다.

어린 시절부터 우리가 듣는 이야기는 강한 악당과 그에 맞서 싸우는 정의롭고 용감한 주인공을 중심으로 펼쳐진다. 악당은 강하고 주인공은 약하다. 그러나 주인공은 불굴의 의지로 온갖 역경을 이겨내고 정의의 이름으로 악당을 물리친다. 실제로 우리는 유년기에 만화책, 영화 등을 통해 이러한 서사를 소비하고, 나를 주인공에게 감정이입한다. 그리고 그러한 주인공의 관점에서 세상을 살아간다. 성인이 되어서도 마찬가지다. 드라마나 영화나 뉴스, 정치 이야기는 기본적으로 선악善惡의 대립구도를 갖는다. 그런 이야기 속에서 나는 늘 주인공이라는 항상 선하고 정의로운 존재다.[191]

그래서 나를 괴롭히는 사람은 모두 나의 적이자 악당이다. 특히 나보다 사회적 지위가 높거나 권력이 강하거나 돈이 많으면 더욱 악당이 된다. 악당은 강자고 강자는 지위가 높거나 부도덕하다. 나보다 약한 사람은 악당이기보다는 무시의 대상으로 인식한다. 악당은 내가 단호하게 응징해야 한다. 그러기 위해서는 나는 악당을 증오하고 분노해야 한다. 증오와 분노라는 감정을 억지로라도 만들어내야 한다.

우리는 무의식중에 나라는 선한 주인공 대 나쁜 악당의 대립구조로 이 세상을 바라보도록 배워왔다. 온라인에서 난무하는 수많은 댓글들을 보라. 자기는 옳고 도덕적이고 선하고 현명한

데 댓글의 대상은 사악하고 부도덕하고 나쁘고 멍청하다고 평가한다. 객관적으로 보기에는 댓글 쓴 사람이 더 멍청하고 나쁜 것 같은데, 댓글 쓴 사람 본인은 그렇게 생각하지 않을 것이다. 악플을 쓴 사람들도 자신이 정의롭고 선하다고 생각한다. 이러한 근거 없는 자기 확신이 어디에서 왔을까? 누구나 내가 주인공이라는 환상 속에서 살고 있기에 가능한 일이 아닐까?

이러한 세계관 속에서는 내가 혹시라도 어떤 어려움에 맞닥뜨리면 그 어려움의 원인을 제공하는 존재는 당연히 악당으로 간주된다. 암에 대한 인식도 마찬가지다. 우리는 암에도 서사를 씌운다. 암 = 무서운 병, 죽는 병, 두려움, 공포, 상실, 통증 등등 주로는 부정적인 서사다. 우리가 생각할 수 있는 온갖 부정적이고 나쁜 서사를 암에 씌울 수 있다. 인간은 공포를 느낄 수밖에 없는 존재이기에 암에 대한 서사는 늘 비슷했다. 그런데 부정적인 서사는 부정적인 생각을 일으킨다.

"왜 저에게만 이런 시련이 찾아온 걸까요?"

커다란 고통에 직면한 사람들은 종종 자신이 왜 이러한 일을 겪어야 하는지 의미를 찾다가 더욱 고통스러워지기도 한다. 많은 암 환자가 병에 걸린 이유를 살면서 저지른 잘못 때문이거나 자신의 감정을 잘 다스리지 못한 탓이라고 생각한다. 고부갈등이 심한 유방암 환자들은 시어머니 때문에 스트레스 받아서 암에 걸렸다는 이야기를 흔히 한다. 걱정을 쌓아두면 암이 발생한다는 입증되지 않은 믿음이 많은 환자에게 부가적인 고통을 안겨준다. 어떤 정신적인 원인이 암을 직접적으로 유발한다는 과학적 증거는 지금까지 발견되지 않았다. 그에 반해 유전자의 우연한 변화가 거듭되어 암이 유발된다는 증거는 차고도 넘친다.

우리 삶에서 벌어지는 모든 일에는 우연이 관여한다. 우리의 삶은 우연히 일어났다가 우연히 사라지는 것들로 가득하다. 우연을 다른 측면에서 정의해보면 '인과관계에 기반한 스토리텔링으로 설명할 수 없는 것'이라고 할 수 있다. 스토리텔링은 우연을 싫어한다. 우리의 본능은 우연을 거부한다. 우연을 우연으로 받아들일 수 없는 인간의 마음이 종교를 만들었고 과학을 발전시켰다. 인간은 삶에서 우연의 요소를 제거하기 위해서 온갖 신화를 만들고, 신을 창조했으며, 이론을 개발하고, 뉴스를 생산했다. 때로는 음모론이나 황당한 교리를 만들기까지 한다.

각종 신이나 우주 이론은 우연이라는 빈자리를 메우는 만병통치약이다.

정교한 과학 이론이나 사이비 종교에 이르기까지 모든 설명의 본질적인 목적은 같다. 우연을 우연으로 받아들이지 않고 어떻게 해서든지 모든 사안에 대해 인과적인 스토리텔링을 만들어내려는 시도다. 과학이라는 이름으로 우연의 일부를 합리적으로 설명하는 데 성공했지만 아직 알아내지 못한 사실이 더 많다.

설령 객관적으로 사실을 입증해도 우리는 여기에 스토리를 부여하려 한다.

동전을 던질 때, 앞면 또는 뒷면이 나올 확률은 0.5로 같다. 누구도 부정하기 힘든 과학적 사실이다. 하지만 여기에 돈을 걸고 내기를 하고 도박을 하면 스토리가 된다. 돈을 따면 0.5라는 확률의 문제가 아니라 신이 어려운 나를 도와줘서 돈을 땄다는 스토리가 나오고, 돈을 잃으면 상대방이 나에게 속임수를 썼다는 스토리가 나온다. 당연히 상대방은 악당이다.

사실은 내가 상대방에게 악당일 수 있다는 생각은 좀처럼 하지 않는다. 하느님이 보우하사 돈을 땄다고 생각하지만, 상대방은 내가 속임수를 써서 돈을 땄다고 생각한다. 이처럼 인간은 자기 자신을 가장 소중하게 생각하며, 항상 자신을 중심에 놓고 세상을 바라본다. 이를 자기중심성이라고 한다. 자기중심성의 세계에서 나는 항상 '선'이다. 상대방에 대한 이해나 나에 대한 성찰은 중요하지 않다. 박주영 판사는 그의 책 《법정의 얼굴들》에서 이렇게 말했다.

우리는 대부분 악의로 가해하지 않는다. 그러나 몰랐다고 죄가 없어지는 것은 아니다. 악과 불의를 식별하고 악행을 반복하지 않으려면 내가 누굴 가리거나 밟고 있는 것은 아닌지 나 때문에 누가 고통을 겪는 것은 아닌지 항상 경계하고 돌아봐야 한다. 언제나 중요한 것은 악을 자각하는 일이다. 그걸 깨닫는 순간 세상이 무너지는 듯한 충격을 받겠지만 그건 가해자의 죄과이므로 기꺼이 감내해야 한다. 악이 진정으로 노리는 것은 선이 계속 악을 모른 채 살아가는 거다.[192]

악은 선을 알지만 선은 악을 모른다.[193] 악인들도 자신을 악이라 생각하지 않는다. 오히려 자신만의 선으로 타인들의 악을 징벌한다고 생각한다. 악은 생각보다 평범하다. 홀로코스트 같은 역사 속 악행은 광신자나 반사회성 인격장애자들이 아니라 국가에 순응하며 자신들의 행동을 보통이라고 여기는 평범한 사람들에 의해 행해졌다.[194]악은 타인의 현실에 대해 아무런 사유도 하지 않고 그저 시키는 대로 행동할 때도 나타난다. 유대인 600만 명을 학살한 나치의 실무자, 아이히만의 전범재판을 지켜본 한나 아렌트는 "당신도 아이히만이 될 수 있다"고 했다. 모든 사람이 당연하게 여기고 평범하게 행하는 일이 악이 될 수 있다.

나 역시도 그랬다. 나는 성실히 항암 치료를 하면서 환자에게 선을 행하고 있다고 믿어왔다. 하지만 냉정하게 되돌아보면, 그렇지 않을 때도 있었다. 주로 자아가 견제받지 못한 채 비대해질 때 그랬다. 내가 틀릴 수도 있다는 생각을 하고서 나를 돌아보고, 내 치료 과정을 냉정하게 복기해본 끝에 내린 결론이다. 교수가 되고 5년쯤 지나고 경험이 쌓이자 비로소 찾아온 깨달음이었다. 필요한 항암 치료는 꼭 해야겠지만, 불필요한 항암 치료를 하지 않음으로써 더 큰 이득을 얻는 환자가 있다는 사실을 몇 년이 지난 후 알게 되었다.[195] 내가 악일 수 있고 환자에게 나쁜 짓을 했을 수 있다는 사실은 충격이었고 괴로웠지만, 인정해야만 했다.

그 후로는 '환자에게 해를 끼치지 말라Do not harm'라는 단순한 원칙을 지키기 위해 부단히 노력하고 있다. 그러나 여전히 확신이 안 설 때가 있다. 치료 방침이 확실하다고 생각하면 틀리게 되고, 잘 모른다고 생각하면 맞는 경험을 종종 한다. 알면 알수록 모르는 게 많다는 사실을 절감하게 된다. 다행스럽게도 내가 환자에게 해를 끼치는 평범한 악의 집행자일 수도 있다는 생각을 하면 한 번 더 살펴보게 되고 덕분에 전반적으로 실수할 확률이 줄어든다. 내가 완벽한 사람이 아니라 실수할 수 있는 나약한 인간이라고 인정하자 실수가 줄었다. 나는 완벽한 선이 아니었다. 선악은 때로는 모호했고 세상은 선악의 대립이 아닌 선과 선의 대립인 경우가 많았다.

내가 선이라는 스토리텔링에서 벗어나자, 있는 그대로를 바라보고 이를 받아들이기 편해졌다. 일어나는 사건들에 스토리텔링을 적용하지 않고 있는 그대로를 정확히 관찰하는 것. 고타마 싯다르타는 이를 정견定見이라고 했다.

우리는 무엇과 싸우는가

"폐 전체에 다 번진 거면 이제 저는 말기 암 환자가 된 거
고, 제 인생은 이제 다 끝난 거네요. 저는 이제 겨우 서른 살이에
요. 아직 할 일도 많고 친구들은 다들 행복하게 잘 사는데 나만
이게 뭐예요. 속상하고 억울해요."

선양낭포암이 폐에 번져 울었던 30대 환자에게 나는 항불
안제를 처방하지 않았다. 20년 넘게 하루에도 수십 명씩 말기 암
환자를 상대하다 보니 공감능력이 메말라버린 나는 환자의 손을
잡고 따스하게 위로해주지 못했다. 대신 암의 생물학적 특징에
대해 한참을 설명했다. 말기와 4기의 다른 점을 설명했고, 항암
치료의 이득과 환자가 감당해야 할 손해에 대해 설명했다. 선양
낭포암이 다른 암과는 다른 특징도 설명했다. 선양낭포암은 다
른 암과 달리 특이하게도 일단 전이부터 되고 잘 자라지 않아서
설령 폐에 전이되더라도 다른 암에 비해서는 자라는 속도가 무
척 느리다. 암을 가진 채 몇 년간 아무런 증상을 겪지 않는 환자
가 많다. 나는 그녀에게 암이 있지만 아직 항암 치료를 하지 말고
경과관찰만 하자고 권했다. 그녀는 반발했다.

"경과 관찰이요? 아니, 폐전이가 있고 여기저기 암이 다 번
져 있다면서 왜 아무것도 안 해주세요? 의사라면 뭐라도 해야 하

는 것 아니에요? 왜 항암 치료 안 해주세요?"

세포독성항암제는 빨리 분열하는 세포를 죽이는 약이다. 빨리 분열하지도 않는 상태에서 세포독성항암제를 써봐야 부작용만 있고 효과를 보기 어렵다. 이런 상황에서 항암 치료는 득보다 실이 컸다. 항암 치료 대신 나는 그녀에게 2가지를 요청했다.

첫 번째, 감정이라는 장막을 걷어내고 편견 없이 현실을 있는 그대로 정확하게 볼 것. 그런데 이게 정말 어렵다. 사실 현실을 있는 그대로 정확히 보는 사람은 내 경험상 1퍼센트 미만이다. 1퍼센트 미만이면 너무한 것 아니냐고 생각하는 사람들을 위해 조금 넉넉히 잡아도 5퍼센트 미만이다. 그 소수의 사람들은 지혜롭고 존경스럽다. 이런 분들을 보면 정말 많은 것을 배운다. 나를 비롯한 평범한 사람들은 헛된 불안에 사로잡히거나 현실을 제대로 보지 못한 채 그냥 사는 대로 산다. 눈이 있어도 현실을 보지 못하고 귀가 있어도 듣지 못한다. 정견은커녕 헛것을 보고 진실이라 믿기도 한다.

두 번째, 생각을 바라보고 멈출 것. 생각이 멈추면 마음이 편해진다. 이것이 가능하려면 자신의 생각과 마음을 알아차려야 한다. 이를 마음 챙김mindfulness이라고 한다. 이것 또한 쉽지 않다. 일단은 암이 문제가 아니라 암으로 인해서 '나에게 떠오르는 생각들'이 나를 괴롭힌다는 사실만 알아도 성공인데 이마저도 쉽지 않다. 생각이 많아서 좋을 것이 없다는 사실만 알아도 성공이다. 생각을 줄이면 줄인 만큼 편안해진다.[196] 생각이 많은 사람치고 행복한 사람을 별로 보지 못했다. 생각이 많은 사람들은 생각이 꼬리에 꼬리를 물고 떠오르며 벌어지지도 않은 최악의 상황을 향해 생각이 치달아 괴로워한다.

생각을 다스리려면 첫 생각부터 알아차려야 한다.[197] 호흡을 가다듬고 떠오르는 생각을 정확히 관찰만 해도 생각이 줄어든다. 알아차리고 인정하고 판단을 멈추고 분별을 하지 않으면 고통이 줄어든다. 생각을 다스리는 대표적인 훈련법이 명상이다. 명상은 실제 벌어지는 일을 있는 그대로 보는 훈련이다.[198]

우리에게 직접 영향을 주는 것은 외부 세계가 아니다. 외부 세계에 대한 우리의 반응이 우리에게 영향을 준다.[199] 외부가 아닌 내부에 시선을 두고, 나에 대해 알게 되면 두려움이 줄어든다. 현재를 살 수 있게 된다.

몇 번의 진료를 더 하면서 나는 그녀에게 몇 가지를 더 요청했다. 남과 비교하지 말 것. 오늘의 행복을 내일로 미루지 말 것. 소확행(소소하지만 확실한 행복) 한두 개를 매일 실천할 것. 스스로를 사랑하고 용서할 것. 매일 꾸준히 운동할 것. 술 마시지 말 것. 물건에 집착하지 말 것. 방을 깨끗이 치우고 항상 주변정리를 할 것. 여행을 갈 것. 일기를 쓸 것. 자신의 감정을 최대한 자세히 표현할 것. 감사한 마음으로 음식을 먹을 것. 주변 사람들을 배려할 것. 쓸데없는 말을 하지 말 것. 죽음에 대해 과도하게 공포감을 갖지 말 것. 그녀는 폐전이를 진단받은 이후 항암 치료 없이 3년째 건강히 지내고 있다. 암을 가진 채 그럭저럭 살고 있다. 그녀는 행복한지는 모르겠지만 마음의 고통은 줄었다고 했다.

"지금 와서 생각해보니 그때는 여러 가지 안 좋은 감정이 밀려왔는데, 무엇보다 죽음에 대한 두려움이 컸던 것 같아요. 이렇게 죽는다고 생각하니 두렵고 억울했어요. 지금은 그런가 보다 해요."

정신건강의학과 전문의 전현수 박사님은 죽음에 대한 두려움을 극복하는 3가지 방법을 이야기했다.[200]

첫째, 몸과 마음이 내 것이 아니라는 것을 분명히 알아야 한다. 우리는 내 것이 없어질 때 두렵지 남의 것이 없어질 때는 두렵지 않다. 내 몸이 내 것이 아니라고 생각하면 두려운 마음이 줄어든다.

둘째, 현재에 계속 깨어 있어도 죽음에 대한 불안감이 없어진다. 마음이 미래에 가 있지만 않아도 불안감이 줄어든다.

셋째, 관찰을 통해서 모든 것이 원인과 결과에 따라서 일어난다는 것을 깨달아도 죽음에 대한 두려움이 줄어든다. 원인과 결과에 따라서 죽음에 이르는 조건이 갖추어졌을 때 죽게 되니 죽음이 찾아와도 그걸 받아들이게 되고 그러면 두려움이 줄어들게 된다.

결국 죽음을 두려워할 것이 아니라 삶을 두려워해야 한다. 어떻게 죽을지를 고민하기보다 어떻게 살지를 고민해야 한다. 그런데 나에게 얼마나 더 살 수 있냐고 집요하게 물어보는 환자는 수없이 많았지만, 어떻게 살아야 하냐고 물어보는 환자는 없었다. 어떻게 살지보다 얼마나 살지에만 방점이 찍혀있는 모습이 우리의 모습이었다.

그러나 임종을 앞둔 시기가 되면 조금 달라진다.

"아마 다음 달이면 저는 이 세상에 없겠지요? 죽음 자체는 두렵지 않아요. 그런데 죽기 전에 많이 아플까 봐 그게 두려워요. 외롭게 혼자 쓸쓸히 죽고 싶진 않은데 잘 될지 모르겠어요."

임종을 앞둔 환자들과 이야기를 나누어보면 임종이 현실화되면 막상 죽음 그 자체에 대한 공포는 줄어든다. 체념일 수도 있고 수용일 수도 있다. 그런데 좀 더 대화를 나누어보면 죽기 직전의 삶이 고통스러울까 봐 또는 마지막에 혼자서 죽을까 봐 두려워한다. 뼛속까지 사회적인 존재인 우리 인간은 혼자서 죽는 것을 두려워 한다. 죽음에 대한 공포라기보다 고통스러운 삶에 대한 공포인 경우가 많다.

자살하는 사람들도 죽고 싶은게 아니다. 이렇게 살기가 싫은 것이다. 지금이 너무 괴로워서 일단 죽어서 괴로움에서 벗어나야지 하는 측면이 있다.[201] 돈이 없어서 자살하려는 사람에게 충분한 돈이 생기면 자살하려는 마음이 없어진다.

내가 관찰한 바로는 사랑과 신뢰에 기반한 관계를 많이 쌓아둔 분들은 그렇지 않은 분들에 비해 죽음에 대한 공포가 덜했다. 이를 정량화해서 논문을 쓰고 의학적 근거로 만들진 못했지만 체감상 그랬다. 평소 사람들에게 혹독하게 대하고 나쁜 짓을 많이 한 사람들은 죽음에 대한 공포를 크게 느꼈다. 과도한 탐욕이나 집착을 가지고 있어도 그랬다. 돈이 너무 많아도 아까워서 죽음을 받아들이지 못하고 돈에 대한 상실 또는 죽음에 대한 공포가 컸다. 타자화와 질병에 대한 혐오가 클수록 공포가 컸다. 결국 죽음에 대한 공포는 삶에 대한 태도로 줄일 수 있다. 내가 목도한 현실에서 죄짓지 않고 거짓말하지 않고 남에게 해코지 않고 청정하고 떳떳하게 살며 평소 선업을 많이 쌓은 사람들은 매사에 두려움이 적었다. 좋은 삶 없이는 좋은 죽음도 없다.

세상은 세상의 법칙대로 돌아간다. 결코 내 뜻대로 움직이지 않는다. 내 믿음이 객관적, 과학적 사실에 기반한 정확한 믿음이 아닌 허술한 믿음인데, 세상이 내 뜻대로 그렇게 돌아갈 리 없다. 가령 주가가 오르면 오를 만한 이유가 있기 때문에 오른다. 떨어지면 떨어질 만한 이유가 있어서 떨어진다. 그래서 주식 시장이 움직이는 원리를 잘 아는 사람은 주식으로 돈을 벌 수 있다.

하지만 우리는 주식시장이 움직이는 원리를 모르는 채 투자를 하면서, 내가 돈이 필요하기 때문에 내가 산 주식이 오를 거라는 사고방식을 갖고 있다. 그렇게 몇번 돈을 잃고 나면 주식은 돈을 잃는 지름길이라며 주식 투자를 하지 않겠다고 선언한다. 잘못된 투자 정보를 주었다며 남 탓을 할 때도 있다. 그러다가 다른 사람들이 주식으로 큰돈을 벌었다는 소식을 들으면 다시 주식시장에 기웃거린다. 나보다 못난 사람이 주식으로 성공했다는데 나라고 못할 것 있느냐는 생각이 든다. 그러나 주식시장에 대한 공부가 부족한 것이 문제였지 주식시장 자체에는 문제가 있지 않았다.

세상의 이치를 알수록 인생살이가 편해진다. 암에 대한 생물학적 이해가 깊어질수록 암을 대하기가 쉬워진다. 억울하고 슬픈 감정이 든다면 왜 그런 감정이 드는지, 감정이 어떤 영향을 미치는지 몸과 마음의 속성을 이해하면 편해진다.

불과 100여 년 전만 해도 사람들은 번개가 치면 신이 노여워한다고 두려워했다. 그래서 제물을 바치고 번개가 멈추게 해달라고 기도했다. 하지만 이제 과학이 발달하면서 우리는 번개가 구름과 구름, 구름과 지표면 사이에서 공중 전기의 방전이 일어나 만들어진 전기 흐름이라는 사실을 안다. 번개는 더 이상 신이 노했다는 증거가 아니라 원인과 조건에 따라 발생하는 하나의 자연현상일 뿐이다. 과학이 발전한 지금은 번개가 칠 것에 대비해서 피뢰침을 설치하고 번개가 치면 안전한 집으로 피신한다. 21세기를 살아가는 우리는 번개를 보더라도 신이 노했다며 제사를 지내지 않는다. 번개를 크게 두려워하지도 않는다.

하지만 유독 암에 대해서만은 두려움이 깊다. 과학이 발전하며 암 역시 하나의 생명 현상으로 설명할 수 있게 되었지만 암에 대한 두려움은 좀처럼 줄어들지 않는다. 왜일까? 암 때문일까? 우리가 세상을 제대로 보지 못한 탓일까? 암에 대해 여전히 잘 모르기 때문일까? 암 자체보다 우리가 암에 부여하는 서사가 더 문제일까? 어쩌면 암을 똑바로 바라보지 못한 나의 무지가 가장 큰 문제 아닐까?

암을 정복하겠다며 시작한 나의 공부는 나의 무지를 명확히 일깨워주었다. 암에 대해 공부를 할수록 무엇과 싸우는지가 희미해졌다. 과연 암과의 전쟁은 전쟁이 맞는지조차 점차 분명하지 않아졌다.

여정을 마치며

슬슬 책을 마무리해야 할 때가 됐다. 어제도 암 환자 한 분이 돌아가셨다.

"○○○ 환자분, 2024년 4월 23일 오후 4시에 사망하셨습니다."

아직 체온이 식지 않은 몸에 청진기를 대고 심장이 뛰지 않음을 확인하고 사망 선언을 했다. 자꾸 허공을 바라보려는 감기지 않는 두 눈을 손으로 지그시 감겨드렸다. 아직 몸이 따뜻했다. 그간 고생 많으셨다고 유가족을 위로하고 임종방에서 나왔다.

나는 지금도 이분들의 목숨을 담보로 하여 그들을 대신해 진료실에서 때로는 연구실에서 암에 맞서고 있다. 의사라는 직업으로, 연구자라는 정체성으로 때로는 임상시험 전문가나 교수라는 정체성으로 살아가고 있다. 암 치료에 있어서 소소한 성공을 거둘 때도 있지만 아직은 도망다니거나 패배를 인정하는 때가 더 많다.

나는 암으로 가족을 잃었고, 지금도 계속 환자를 잃고 있다. 앞으로도 그럴 것이다. 나 역시 3분이 1의 확률로 언젠가는 암에 걸려서 이 지독한 질병으로 목숨을 잃을지도 모른다. 나는 이 싸움에서 종국에는 질 것이란 사실을 알지만 그렇다고 해서 싸움을 멈출 수는 없다. 죽을 것을 안다고 해서 살지 않을 수 없고, 배고파질 것을 안다고 해서 밥을 안 먹을 수는 없다. 다만 인간됨의 숙명은 받아들이기로 했다.

패배가 예정되어 있다고 해서 이 싸움이 의미 없지는 않다. 헤어질 것을 알지만 사랑하는 것처럼, 죽음을 피할 수 없지만 살아내는 것처럼, 인간의 위대함은 결과를 알더라도 묵묵히 자기 자리에서 자기 할 도리를 하는 데 있다고 믿는다. 그렇게 우리는 여기까지 왔다.

우리는 암이라는 질병 앞에서 그간 수술, 방사선 치료, 항암 치료 이 세 가지 무기로 맞서 싸웠다. 항암 치료만 놓고 보자면 2차 세계대전 때 생화학 무기였던 독가스가 폭격으로 누출되면서 세상에 우연히 등장했다. 약으로 암을 치료한다는 생소한 개념이 탄생했다. 왜 효과를 나타내는지도 모른 채 항암 치료로 성급한 공격을 하며 얼떨결에 어느 정도의 성과를 거뒀다. 항암 치료의 발전은 눈부셔서 세포독성항암제에서 분자표적항암제, 면역항암제까지 다양한 종류의 항암제가 속속 개발되고 있다. 모두 암의 특성을 이용한 치료제들이다.

그중 일부는 성공했고 일부는 실패했다. 성공한 항암제는 암세포에만 있는 특유의 성질을 잘 이용했고, 실패한 항암제는 그렇지 못했다. 세포 분열과 암유전자의 변이, 환경까지는 어느 정도 공격할 수 있었지만, 진화와 변화까지는 어찌하지 못했다. 우연이라는 관점에서 드러나는 DNA 복제 오류에 대한 대응책 역시 갖고 있지 않다. 암을 설명하는 4가지 키워드인 유전자, 진화, 환경, 우연은 생명체가 오랜 기간 가지고 있는 근원적이고 고유한 면모였다.

결국 암에 대처하기 위해서는 본질을 봐야만 했다. 보이지 않지만 존재하는 세상을 이해해야만 했다. 과학과 철학은 우리 몸속, 세포 속, 유전자 속의 보이지 않지만 존재하는 세상을 조금씩 우리에게 보여주었다. 수십조 개의 세포들, 수십억 개의 DNA 염기서열들, 수만 개의 단백질들이 상상하기 힘든 질서를 이루며 우리 몸을 이루고 생명 활동을 해왔다. 다세포 생명이 개체를 이루며 수십억 년에 걸쳐 환경의 변화에 대응하며 진화해온 장엄한 생명의 역사를 우리는 암의 생물학적인 특성을 연구하면서 알게 되었다. 암을 죽이는 방법을 연구하다가 생명의 경이로움을 발견했다. 알지 못하고 보지 못했지만, 그 경이로운 세계는 계속 우리와 함께 있어왔다. 부족한 것은 나의 이해였지 세상이 이상한 게 아니었다. 문제는 내 인식이었다. 사람의 눈으로 보면 지구는 평평하지만, 과학의 눈으로 보면 지구는 둥글다. 직관을 버리고 합리라는 눈으로 봐야만 열리는 세계를 내 감각은 거부해왔던 것이다.

세상은 세상의 원리에 의해 움직이지, 내 마음대로 움직이지 않는다. 암은 생물학적인 조건에 의해 움직이는데, 내 감정, 특히 분노, 원망, 좌절 같은 감정들이 암을 움직일 거라고 믿었다. 암에 대한 분노와 적개심이 암을 치료하기 위한 인간의 노력으로 바뀌어 과학을 진일보시키기도 했지만, 때로는 현실을 있는 그대로 정확하게 보지 못하게 만드는 장벽이 되기도 했다. 스토리와 서사는 그 장벽을 강화했다.

나는 나도 모르는 사이에 암에게 악이라는 서사를 부여했고, 좋고 나쁨이라는 가치판단을 했다. 그 서사는 우주에서 나만 특별한 존재라고 여기도록 만들었다. 나 이외의 존재들은 타자화시켰다. 하지만 거꾸로 암세포의 입장에서 서사를 부여하자면 암세포 역시 억울하긴 마찬가지일 것 같다. 공동체를 무시하고 이기적으로 굴다가 공동체의 조화가 무너지며 공동체가 무너진 것이 어디 암세포에만 국한된 일이던가. 암세포나 사람이나 이기심과 욕망은 같았다. 특히 영생에 대한 욕망은 우리 자신에게도, 다른 모든 생명체에게도 있었다.

서사의 장막을 걷어내고 과학의 눈, 철학의 눈으로 정확히 세상을 바라보면 전환과 공존이라는 단어가 눈에 들어온다. 나에게 내 몸은 생물학적 원리에 따라 움직이는 존재일 뿐 그 이상도 이하도 아니다. 서사를 걷어내면 나는 그저 주어지는 시간을 살다가 가는 존재일 뿐이다. 수명이 다하면 죽는다. 자연의 일부인 나는 내 생각만큼 대단한 존재가 아니다.

지구가 평평하지 않다는 것을 깨달았을 때 인류는 비로소 대양을 건널 수 있었다. 지구가 우주의 중심이 아니라는 것을 깨달았을 때 인류는 비로소 우주로 나아갈 수 있었다. 내가 세상의 중심이 아니라 그냥 전체의 일부one of them이라는 사실을 깨달았을 때, 자기에 대한 집착self interest이 타인에 대한 관심social interest으로 바뀌게 되며[202] 내 인생이 더 소중해진다. 내 몸이 내 것이 아니라는 것을 깨달았을 때 내 몸이 더 소중해지고, 나라고 칭할 만한 고정불변의 실체가 없다는 것을 깨달았을 때 나에 대해서 비로소 알게 된다.

암은 처음부터 변형된 나 자신이었다. 그토록 없애버리고 싶은 암은 변형된 자아였고, 내가 싫어하는 나 자신의 모습이기도 했다. 그렇게 암은 의외의 메시지를 나에게 주었다. 소소한 하루하루의 소중함도 알려주었다.

인생은 본디 우연으로 점철된 불확실한 것이기에 소중하다. 우리의 기적은 바로 여기에 있다. 오늘 하루가 기적이다. 암에 걸린 것이 불행이 아니라 암에 걸리지 않고 살아 있는 것이 기적이다. 우리가 당연하게 여겼던 모든 것들은 당연하지 않다. 이 모든 것들이 암에 대한 공부를 하지 않았다면 알지 못했을 평범한 진리였다.

내 깨달음과 별개로 수십 년 동안 어둠 속에서 방황했던 연구자들은 점차 암 이해의 개척지에 가까워지고 있다. 내가 몰라서 그랬지 진리는 항상 존재했다. 의학의 과제는 암에 대한 새로운 이해를 향해서 그 여정을 계속하는 것이다. 끝이 아니라 새로운 시작을 향해 우리는 조금씩 더 나아갈 것이다.

늘 그래 왔듯이.

어떤 끝에서 시작을 이야기하다

얼마 전 큰아들에게 목욕탕에 함께 가자고 했다가 바로 거절당했다. 이제는 내가 암에 걸린 아버지 나이가 됐고, 내 아들은 아버지를 잃었을 때의 내 나이가 됐다. 사춘기를 훌쩍 넘긴 아들은 이제는 더 이상 나와 함께 목욕탕에 가지 않는다.

혼자 목욕탕에 갔다. 예전에 아들과 같이 가던 그 목욕탕이었다. 살짝 다리를 문질렀더니 때가 밀려 나왔다. 내 몸은 계속 죽어가고 있었다. 그러나 그 자리는 새로운 생명으로 채워졌다. 죽어 나가는 각질 세포가 산 세포를 보호하고 새 세포를 잉태할 수 있도록 한다. 나는 매일 죽고, 죽는 만큼 매일 태어난다.

7년 주기로 몸이 전부 바뀌니 내 아들도 더는 예전의 아이가 아니다. 나도 지금까지 7번 정도 몸이 완전히 바뀌었다. 어느 시점부터 아이가 아니라 성인에 가까운 존재가 되었는지 경계는 잘 기억나지 않지만 큰아들은 이제 거의 성인이 됐다. 경계를 훌쩍 넘어 성인이 됐다. 변해버린 내 아들을 더 이상 어린아이 취급하면 안 되고, 이제는 성인으로 인정해야만 한다. 젊은이들이 나보다 나을 거라고, 늘 그래왔듯 젊은 사람들이 세상을 좋은 곳으로 만들 거라고 믿어야 한다.

내 몸도 계속 변해왔다. 밀려 나오는 때처럼 내 몸은 계속 없어졌고 계속 생겨왔다. 나이가 들면서 이제는 슬슬 몸이 예전 같지 않다. 50년 전에는 이 세상에 존재하지 않았던 몸이 어찌어찌 인연 따라 조건 따라 존재하게 되었고, 서서히 노화하며 변화하고 있다. 내 몸은 계속 변해왔고 앞으로도 변할 것이다. 그리고 내 몸도 언젠가는 아버지의 전철을 밟아 이 세상에서 사라지게 될 것이다.

몇 년 뒤일지는 알 수는 없지만, 내 몸 외부와 내부의 경계가 소멸될 것이다. 내 몸을 이루는 원자들은 자연으로 돌아가 다른 이의 몸을 이루거나 자연의 어딘가를 순환하게 될 것이다. 그렇게 나는 돌아갈 것이다.

시간이 흘러 결국 다시 원점이다. 나는 여전히 내가 어렸을 때부터 가졌던 질문들과 매일 마주하고 있다. 환자들도 나에게 같은 질문을 던진다. 사람은 왜 죽을까요. 왜 암으로 죽는 것일까요. 암이란 병은 무슨 병일까요. 도대체 왜 암이라는 병이 생기는 걸까요. 죽음이란 과연 무엇일까요.

거인의 어깨에 올라타서 세상을 바라보고 있음에도 불구하고 아직 답을 다 찾지 못했다. 모른다는 사실만은 명확하다. 그럼에도 불구하고 확실하게 알아낸 사실은 있다. 그것은 같음과 없음이었다. 같음과 없음으로 인해 문제가 해결된 것이 아니라 문제 자체가 없어졌다.

암과 암이 아닌 것은 무엇인가, 정상과 비정상은 무엇인가, 셀프와 넌셀프란 무엇인가. 이 질문들을 깊이 파고들어 갈수록 구분짓는 경계가 무너졌기에 새로운 프레임이 필요했다. 암은 정상 생리작용을 흉내 내고 나름의 방법으로 생존해왔다. 암세포 입장에서는 그저 살려고 하는 것일 뿐이다. 그 생존 본능은 암세포에만 있는 흉악한 본능이 아니라 모든 생명체가 가지고 있는 근본적 본능이다. 악질적이라고 바라봤던 암세포의 능력은 과연 무엇이 정상이냐는 불길한 의문을 제기했다.

혈액종양내과 의사 싯다르타 무케르지는 암을 '새로운 정상'이라고 했다. 암은 변해버린 우리의 정상일 수 있다. 우리는 노화되면서 암을 향해 나아가는 존재인지도 모른다. 나 역시 나이 들면 암세포처럼 탐욕스럽고, 주변의 말을 듣지 않고, 고집스럽고 완고하며, 기능적으로는 퇴화했으나 다른 한편으로는 영악해져서 주변에 피해를 주고, 아직도 젊은 줄 알고, 죽음이 다가와도 죽기를 거부하는 존재가 될지 모르겠다.

인정하기 싫어도 아마도 높은 확률로 나는 그렇게 될 것 같다. 내가 나이 들어 그렇게 되고 치매나 암에 걸린다면, 암과 암이 아닌 것은 무엇인가, 정상과 비정상은 무엇인가, 셀프와 넌셀프란 무엇인가 하는 문제가 나에게 또다시 대두될 것이다. 암과 암이 아닌 것, 정상과 비정상, 셀프와 넌셀프 사이의 경계가 모호해질 것이고 서로 다른 이질적인 두 개념들은 하나로 만날 것이다. 경계가 없어지고 양극단이 만나 혼돈을 이루다가 새로운 질서 상태로 들어갈 것이다. 그 속에서 같음과 없음이 만나 인간이 그려놓은 선이 인위적이었음이 밝혀질 것이다. 그런데도 지금의 나는 계속 구분지으려 하고 암을 없애고 싶어 한다.

암을 적군처럼 박멸하겠다는 인식으로는 처음부터 암 정복이 불가능했을는지도 모르겠다. 개별 환자의 암은 치료될 수 있을지 몰라도 인류에게 암을 없애는 일은 처음부터 불가능한 일이었다. 마치 노화를 없애겠다는 시도만큼, 또는 진화를 없애겠다는 시도만큼 무모한 시도였다.

암 발생률을 줄이거나 예방하는 일, 또는 암이 더 나중에 발생하도록 하는 일은 충분히 가능하지만, 그런 중요한 일에는 아무도 관심이 없다. 건강할 때 건강을 지키는 일에는 다들 지극히 무관심하더니, 일단 암이 생기고 건강을 잃고 나서야 비로소 암을 박멸하겠다고들 한다. 왜 나만 이런 병에 걸린 거냐며 절규한다.

DNA를 기반으로 하고 세포 분열을 하는 지구상의 모든 생명체에게 암은 피할 수 없는 숙명이다. 생로병사는 생명체의 피할 수 없는 숙명이나 그 숙명으로 인해 모든 생명체는 발전하고 진화해왔다. 문제라면 쉽고 편안하게 생로병사를 정복하겠다는 인간의 오만함이 문제였다. 그 오만함이 지구상에 수많은 문제를 야기해왔고, 인류는 지구를 파괴하는 암적인 존재가 됐다. 우리의 인식이 문제였다.

삶과 죽음만 해도 그렇다. 삶과 죽음은 본래 하나다. 삶과 죽음은 같음이다. 서로 상극되는 양극단이 중첩되는 세상에서 삶이 곧 죽음이고 죽음이 곧 삶이다. 나는 살아 있기도 하지만 하루하루 죽어가고 있다. 어쩌면 죽음은 삶을 지탱하는 수단인지 모른다. 죽음은 직선이 아닌 삶으로 이어지는 원이며, 삶과 죽음 사이는 직선이 그어져 경계지어지지 않는다. 삶과 죽음은 그렇게 하나인데, 나는 그걸 몰랐다.

같은 것은 이뿐만이 아니었다. 너와 나도 같았고, 낮과 밤도 같았고, 음과 양도 같았다. 내가 있기에 네가 있었고, 낮이 있기에 밤이 있었고, 음이 있기에 양이 있었다. 상반되는 개념은 서로 의지해서 공존하며 같음을 드러냈다.

또한 같음은 없음으로 이어진다. 삶이라고 할 만한 또는 죽음이라고 할 만한 고정된 실체가 사실은 없었다. 없는 것은 이뿐만이 아니었다. 나라고 할 만한 고정된 실체가 없었다. 내 몸을 이루는 세포들은 끊임없이 죽어 나갔고 끊임없이 생성되고 변했다. 나라고 할 것이 처음부터 없었다. 암이라고 할 만한 것도 처음부터 없었다.

그저 이 몸이 나라는 착각, 내 몸은 영원할 것이라는 착각이 있었고, 죽으면 안 된다는 허상이 있었을 뿐이다. 그저 관습적 실체와 개념적 실체, 개념적 판단이 있었을 뿐이다. 좋은 것도 싫은 것도 처음부터 없었다. 인간이 혼돈 속에서 그려놓은 인위적인 선만 있었을 뿐이다. 그저 인간의 안이비설신의眼耳鼻舌身意로 만들어내는 인식의 착각만 있었을 뿐이다.

현실을 있는 그대로 보지 못하는 인간의 분별심이 좋고 싫음을 만들어냈다. 가치 중립적인 세상에 우리는 서사를 부여하고 의미를 부여하며 우리만의 시선으로 세상을 자기중심적으로 바라보기를 고집했다. 스스로 스토리를 만들어내며 자신을 스토리 속 주인공으로 만들었다. 스토리 속에서 희로애락했다. 스토리는 허망해서 지나고 보면 마치 꿈만 같았고 실체가 없었다. 그래서 인생은 나비의 꿈胡蝶之夢인 것일까.

굳이 없음에서 있음을 찾아본다면 있는 것도 있다. 순간순간 변화하는 물질과 정신들이 원인과 조건에 따라서 맺어지는 관계는 있다. 존재는 없어도 관계는 있다. 세상 만물이 상호 의존적 관계를 통해 이루어진다. 관계없이 존재하는 것은 없다. 무언가를 정의 내리기 위해서는 관계가 필요하다. 모든 것은 관계 속에 연결되어 있었다. 시간과 공간도, 전자와 양성자도, 너와 나도, 삶과 죽음도. 원인 따라 조건 따라 관계 따라 세상 모든 것은 변했다. 변화는 있었다.

그 변화를 분별하려는 개념적 판단도 있었다. 가치중립적인 세상에 서사를 부여하고 의미를 부여하고, 좋고 싫음을 만들어내는 인간의 분별심은 있었다. 그 분별심은 나의 눈을 흐리게 했고, 나의 시선으로 세상을 바라보기를 고집했다. 부산물로 자기중심성과 아상我相이 생겨났다. 타자화를 통해 세상을 바라보려 하며 남과 나를 분리해서 바라봤다. 당연히 세상을 있는 그대로 바라보지 못했다. 이로 인해 나에게는 고통이 생겨났다.

고타마 싯다르타, 예수, 장자, 예전의 몇몇 현인들은 이 사실을 알고 있었다. 이 사실을 전하기에는 인간의 언어가 불완전했고 (지금도 불완전하다. 나의 짧은 언어로는 진리를 표현할 수 없다) 언어가 불완전하다는 이유로 혹은 자신의 인식 체계와 맞지 않는다는 이유로 나는 진실을 거부했다. 내가 편한 대로 해석했다. 보고 싶은 것만 보았고 듣고 싶은 것만 들었다.

예전에 아버지가 폐암으로 힘들어하실 때 1,080배를 열심히 하면 아버지의 폐암이 나을 거라 생각했지만 부처님은 처음부터 나와 약속한 적이 없었다. 부처님은 정견正見, 세상을 있는 그대로 제대로 바라보기를 강조했지, 병을 낫게 해준다고 하지 않았다. 부처님은 고통을 줄이기 위한 방법을 제시한 것이었지, 암을 낫게 해준다고 약속한 적이 없었다. 오히려 부처님은 몸에 병 없기를 바라지 말라 하셨다. 그저 나 혼자서 1,080배를 하면 아버지의 병이 나을 것이라 착각했을 뿐이다. 어리석은 것은 나였다. 실체를 있는 그대로 보지 못하고 나 혼자 암에 서사를 부여하고 혼자서 슬퍼했고 뜻대로 되지 않았다고 분노했다. 엄하게 부처님을 미워했다.

암을 연구한 지 20여 년이 지난 지금은 암이 어떤 생물학적 원인과 조건에 따라서 발생하고 진행한다는 사실 정도는 안다. 암에 대해 분노한다고 해서 암이 죽는 것이 아니라는 사실 정도는 안다. 하지만 나는 여전히 세상이 나를 중심으로 돌아간다고 생각하는 자기중심적 세계관을 가지고 있어 나의 무고한 환자들이 암으로 죽어갈 때마다 여전히 슬프고 화가 난다. 나의 슬픔이나 분노는 암의 진행과 무관한데도 말이다. 세상 모든 일처럼 질병은 가치 중립적이며 그 자체로 좋고 나쁨이 없는데도 말이다.

나는 이제 아버지의 죽음이 나쁜 것도 좋은 것도 아니라는 사실 정도는 안다. 그저 하나의 자연 현상이라는 사실을 안다. 세상이 돌아가는 이치를 모르는 나의 무지가 문제이기에 세상의 원리를 알려고 노력하지만 나는 여전히 무지몽매하다. 모르는 것이 너무나 많다. 그래서 자꾸 분별하려 하고 멋대로 판단하려 하고 자기중심적 스토리를 만들어내고 선과 악으로 대비시키고 악을 응징하려 한다. 실존하지 않는 대상에게도 말이다.

그랬다. 처음부터 죽음이란 없었다. 삶도 없었다. 죽음도 삶도 처음부터 없었다. 삶과 죽음은 하나이나 존재하지 않았다. 본래무일물本來無一物. 본디 나라고 할 것이 없는데 우리가 죽음이라 믿어왔던 것들은 과연 죽음일까. 나는 여전히 죽음에 대해서도, 삶에 대해서도 알지 못한다. 암과의 싸움은 피아구분이 어려운 싸움이고 어쩌면 승자와 패자가 정해져 있지 않은 싸움인지도 모른다. 어쩌면 승패를 가리는 싸움이 아닐지도 모른다.

　10대 후반에 가졌던 질문에 대한 답을 찾기 위해 많이 돌아왔지만, 여정은 아직 끝나지 않았다. 끝에서 출발해 시작으로 돌아온 여정은 아직도 나에게 질문을 던지고 있다. 우리가 죽음이라 또는 삶이라 부르는 것은 과연 무엇일까? 우리가 암이라 믿는 것들은 과연 무엇일까? 이제 당신의 대답을 기다려본다.

감사의 말

책이 나오기까지 감사해야 할 분들이 너무나 많다. 가장 먼저 나와 인연을 맺은 환자분들께 감사드린다. 환자분들이 없었다면 오늘의 내가 존재할 수 없었다. 나는 20년 가까이 종양내과 의사로 살아오며 그들의 삶을 지켜볼 수 있는 특권과 행운을 누렸다.

책을 쓰며 다른 이들의 앞선 책들에서 정신적 영감과 모티브를 얻었다. 혈액종양내과의사인 싯다르타 무케르지가 쓴 책 《암 : 만병의 황제의 역사》《유전자의 내밀한 역사》는 특히 나에게 많은 영감을 주었다. 《물고기는 존재하지 않는다》와 《이기적 몬스터》도 나에게 많은 영감을 주었다. 책을 읽으며 데자뷰가 느껴진다면 이는 전적으로 내가 이 책들에 심취해있기 때문이다. 책상 위에 두고 늘 살펴보는 《사피엔스》《손자병법》《장자》《무소유》와 초기 불교 경전들에서도 늘 영감을 얻는다.

불교 사상에 대한 부분을 검토해주신 전현수 박사님께 감사드린다. 전현수 박사님을 통해 알게 된 초기 불교가 인간 심리와 종양생물학을 이해하는데 큰 도움이 되었다. 생물학적 관점과 진화의 관점에서 원고를 검토해주신 최재천 교수님, 면역항암제 부분을 검토해주신 도준상 교수님께 감사드린다. 본과

1학년 때 나를 연구의 세계로 이끌어주신 병리과 김종재 교수님 께도 감사드린다. 고인이 되신 김노경 교수님께 깊은 존경을 표한다. 나를 종양내과 의사로 성장시켜준 방영주, 허대석, 임석아, 김동완 교수님께 감사드린다. 이분들은 나의 선생님이자 종양내과 의사로서 나의 롤모델인 분들이다. 이 분들이 안 계셨다면 오늘의 나는 없었다. 지면이 허락하지 않아 일일이 나열하진 못하지만 서울대병원에서 함께 근무하며 암환자 진료를 도와준 많은 선생님들께도 감사드린다.

고등학생 수준에서 어렵지 않은지 검토해준 아들에게도 고맙다. 일부 어렵다고 한 부분이 있었지만 가급적 쉽게 쓰려고 노력했다. 그럼에도 불구하고 이 책이 어렵게 느껴졌다면 이는 전적으로 내 실력이 부족한 탓이다. 혼자서 방에 틀어박혀 책을 쓴다며 집안일에 소홀한 나를 이해해준 아내에게 감사한다. 거친 글을 다듬어준 신성식 편집자님에게도 감사드리고, 멋진 일러스트를 그려준 김윤경 작가님에게도 감사드린다.

현재 과학적 사실이라고 알려진 사실이 나중에 아닌 것으로 판명되면서 몇 년 뒤에는 이 책에도 오류가 생기리라 생각한다. 의학은 늘 그렇게 발전해왔다. 새로운 사실과 새로운 패러다

임이 나오면서 내 책에 오류가 생기고, 더 나은 치료법이 나와서 환자분들께 도움이 되기를 바란다. 무엇보다도 지금 이 순간에도 암과 함께 살아가는 많은 분들이 고통스럽지 않기를 간절히 바란다.

2024년 12월

김범석

미주

1   Harrison's Principles of Internal Medicine 14th edition, Fauce A et al.
    McGraw-Hill, volume1, p499.
2   Gann DS, Carlson DE, Byrnes GJ, et al. Impaired restitution of blood volume
    after large hemorrhage. J Trauma. 1981; 21: 598 -603.
3   https://www.joongang.co.kr/article/22137730#home
4   Sender R, Fuchs S, Milo R. Revised Estimates for the Number of Human and
    Bacteria Cells in the Body. PLoS Biol. August 2016:e1002533.
5   De Luca F, Shoenfeld Y. The microbiome in autoimmune diseases Clin Exp
    Immunol. 2019; 195(1): 74-85.
6   Akash Kumar A, Pramanik J, Goyal N et al. Gut Microbiota in Anxiety
    and Depression: Unveiling the Relationships and Management Options.
    Pharmaceuticals. 2023; 16(4): 565.
7   Gopalakrishnan V, Spencer CN, Nezi L, et al. Gut microbiome modulates
    response to anti-PD-1 immunotherapy in melanoma patients. Science.
    2017:97-103.
8   S. Retsas oncology in Egyptian papyri in "Palaeo-oncology : the antiquity of
    cancer" 5th edition.
9   룰루 밀러, 《물고기는 존재하지 않는다》, 곰출판, p93.
10 싯다르타 무케르지, 《암 : 만병의 황제의 역사》, 까치, p91.
11 "X rays Used as a Remedy for Cancer" New York Times, Noverber 6, 1901
12 https://www.history.com/news/wwii-disaster-bari-mustard-gas
13 Guy B. Faguet,《The war on cancer : an anatomy of failure》, Springe p71
14 Marshall EKJR. Historical perspectives in chemotherapy. In: Golding
    A, Hawking IF, editors. Advances in chemotherapy, vol. 1. New York:
    Academic Press; 1964. p. 1-8.
15 https://www.history.com/news/wwii-disaster-bari-mustard-gas

16 싯다르타 무케르지,《암 : 만병의 황제의 역사》, 까치, p107

17 DeVita VT Jr, Chu E. A history of cancer chemotherapy. Cancer Res. 2008;68
    (21):8643-53.

18 Goodman LS, Wintrobe MM, Dameshek W, et al. Nitrogen mustard therapy:
    use of methyl-bis (β-chloroethyl) amine hydrochloride and tris (β-chloroethyl)
    amine hydrochloride for Hodgkin's disease, lymphosarcoma, leukemia, and
    certain allied and miscellaneous disorders. JAMA 1946; 132: 126 - 32.

19 김수열,《암과의 전쟁 100년》, On Books, p48.

20 Faber S, Diamond LK. Temporary remissions in acute leukemia in children
    produced by folic acid antagonist, 4-aminopteroyl-glutamic acid. New Eng
    J Med. 1948;238(23):787-93.

21 Denis R, Miller A. tribute to Sidney Farber-- the father of modern
    chemotherapy Br J Haematol 2006;134(1):20-6.

22 유발 하라리,《사피엔스》, 김영사, p339.

23 Li MC, Hertz R, Bergenstal DM. Therapy of choriocarcinoma and related
    trophoblastic tumors with folic acid and purine antagonists. N Engl J
    Med 1958; 259: 66 - 74.

24 DeVita V, Hellman S, Rosenberg S. Principles of medical oncology. Cancer
    principles and practice of oncology. Lippincott Williams and Wilkins,
    Philadelphia, 2005, pp 295 - 301.

25 DeVita VT Jr, et al. COMBINATION VERSUS SINGLE AGENT
    CHEMOTHERAPY: A REVIEW OF THE BASIS FOR SELECTION OF DRUG
    TREATMENT OF CANCER. Cancer 1975; 35:98-110.

26 윤유선, 〈대한민국의 결핵 현상의 제난관〉, 결핵1 (1954), p52-54.

27 https://www.much.go.kr/webzine/vol32/sub/sub4.html

28 캣 아니,《이기적 몬스터》, 현암사, p326.

29 https://www.cancer.go.kr/lay1/S1T648C649/contents.do

30 https://www.index.go.kr/unity/potal/main/EachDtlPageDetail.do?idx_
    cd=2770

31 Thatcher N, Chang A, Parikh P et al. Gefitinib plus best supportive care
    in previously treated patients with ractory advanced non-small-cell lung
    cancer: results from a randomised, placebo-controlled, multicentre study

(Iressa Survival Evaluation in Lung Cancer. Lancet. 2005;366(9496):1527-37.

32 Nishiwaki Y, Yano S, Tamura T, et al. Subset analysis of data in the Japanese patients with NSCLC from IDEAL 1 study on gefitinib, Gan To Kagaku Ryoho, 2004, 31, 567-73.

33 Lynch TJ, Bel DW, Raffaella Sordella R et al. Activating Mutations in the Epidermal Growth Factor Receptor Underlying Responsiveness of Non - Small-Cell Lung Cancer to Gefitinib N Engl J Med 2004; 350:2129-2139.

34 Han SW, Kim TY, Hwang PG, Predictive and prognostic impact of epidermal growth factor receptor mutation in non-small-cell lung cancer patients treated with gefitinib. J Clin Oncol, 2005;23(11):2493-501.

35 싯다르타 무케르지, 《암 : 만병의 황제의 역사》, 까치, p431.

36 Bailar JC, Gornik HL. Cancer undefeated. N Engl J Med. 1997;336(22):1569-74.

37 Romond EH, Perez EA, Bryant J et al. Trastuzumab plus adjuvant chemotherapy for operable HER2-positive breast cancer N Engl J Med. 2005;353(16):1673-84.

38 Soda M, Choi YL, Enomoto M et al. Identification of the transforming EML4-ALK fusion gene in non-small-cell lung cancer. Nature. 2007;448(7153):561-6.

39 Lee JO, Kim TM, Lee SH, et al. Anaplastic lymphoma kinase translocation: a predictive biomarker of pemetrexed in patients with non-small cell lung cancer. J Thorac Oncol. 2011;6(9):1474-80.

40 Kim H, Shim HS, Kim L, et al. Korean Cardiopulmonary Pathology Study Group. Guideline Recommendations for Testing of ALK Gene Rearrangement in Lung Cancer: A Proposal of the Korean Cardiopulmonary Pathology Study Group. Korean J Pathol. 2014;48(1):1-9.

41 https://jhealthmedia.joins.com/article/article_view.asp?pno=792

42 Subbiah V, Kreitman RJ, Wainberg ZA, et al. Dabrafenib and Trametinib Treatment in Patients With Locally Advanced or Metastatic BRAF V600-Mutant Anaplastic Thyroid Cancer. J Clin Oncol. 2018;36(1):7-13.

43 Bang YJ, Cutsem EV, Feyereislova A, et al. Trastuzumab in combination with chemotherapy versus chemotherapy alone for treatment of HER2-positive advanced gastric or gastro-oesophageal junction cancer (ToGA): a phase 3,

open-label, randomised controlled trial. Lancet. 2010;376(9742):687-97.

44 Keam B, Hong MH, Shin SH, et al. Personalized Biomarker-Based Umbrella Trial for Patients With Recurrent or Metastatic Head and Neck Squamous Cell Carcinoma: KCSG HN 15-16 TRIUMPH Trial. J Clin Oncol. 2024;42(5):507-517.

45 Drilon A, Laetsch TW, Kummar S et al. Efficacy of Larotrectinib in TRK Fusion-Positive Cancers in Adults and Children. N Engl J Med. 2018;378(8):731-739.

46 Hochhaus A, Larson RA, Guilhot F et al. Long-Term Outcomes of Imatinib Treatment for Chronic Myeloid Leukemia. N Engl J Med. 2017;376(10):917-927.

47 캣 아니,《이기적 몬스터》, 현암사, p399.

48 The Biology of Cancer 2nd edition, Robert A Weinberg, Garland Science, p833.

49 싯다르타 무케르지,《암 : 만병의 황제의 역사》, 까치, p519.

50 Topalian SL, Brahmer JR, Hodi FS et al. Anti-PD-1 (BMS-936558, MDX-1106) in patients with advanced solid tumors: Clinical activity, safety, and a potential biomarker for response. 2012 ASCO abtract CRA2509.

51 Topalian SL, Hodi FS, Brahmer JR, et al. Safety, activity, and immune correlates of anti-PD-1 antibody in cancer. N Engl J Med. 2012;366(26):2443-54.

52 Brahmer JR, Tykodi SS, Chow LQ, et al. Safety and activity of anti-PD-L1 antibody in patients with advanced cancer. N Engl J Med. 2012;366(26):2455-65.

53 Muro K, Chung HC, Shankaran V, Pembrolizumab for patients with PD-L1-positive advanced gastric cancer (KEYNOTE-012): a multicentre, open-label, phase 1b trial. Lancet Oncol. 2016;17(6):717-726. Chow LQM, Haddad R, Gupta S, et al Antitumor Activity of Pembrolizumab in Biomarker-Unselected Patients With Recurrent and/or Metastatic Head and Neck Squamous Cell Carcinoma: Results From the Phase Ib KEYNOTE-012 Expansion Cohort. J Clin Oncol. 2016;34(32):3838-3845.

54 https://www.ksmcb.or.kr/webzine/1906/content/research_01.html

55 Ishida Y, Agata Y, Shibahara K, et al. Induced expression of PD-1, a novel member of the immunoglobulin gene superfamily, upon programmed cell death. EMBO J. 1992;11(11):3887-95.

56 A cure within, Neil Canavan, cold spring harbor laboratory press, p39.

57 도준상,《면역치료를 이해하려면 알아야 할 최소한의 것들》, 바이오스펙테이터, p127.

58 Nishimura H, Nose M, Hiai H, et al. Development of Lupus-like Autoimmune Diseases by Disruption of the PD-1 Gene Encoding an ITIM Motif-Carrying Immunoreceptor. Immunity 1999; 11:141-155.)(Ishida Y, Agata Y, Shibahara K, et al. Induced expression of PD-1, a novel member of the immunoglobulin gene superfamily, upon programmed cell death. EMBO J. 1992;11(11):3887-95.

59 도준상,《면역치료를 이해하려면 알아야 할 최소한의 것들》, 바이오스펙테이터, p128.

60 찰스 그레이버,《암 치료의 혁신 면역항암제가 온다》, 김영사, p69.

61 William B coley, The treatment of inoperable malignant tumors with the toxins of erysipelas and bacillus prodigiosus 1895; 47:65-70.

62 찰스 그레이버,《암 치료의 혁신 면역항암제가 온다》, 김영사, p86.

63 찰스 그레이버,《암 치료의 혁신 면역항암제가 온다》, 김영사, p87.

64 Dunn et al. the three Es of cancer immunoediting, Annu Rev Immunol. 2004;22:329-60.

65 Pitt JM, Vétizou M, Daillère R, et al. Resistance Mechanisms to Immune-Checkpoint Blockade in Cancer: Tumor-Intrinsic and -Extrinsic Factors. Immunity. 2016;44(6):1255-69.

66 김기협,《망국의 역사, 조선을 읽다》, 돌베게, p127.

67 Hanahan D, Weinberg RA. The hallmarks of cancer. Cell. 2000 Jan 7;100(1):57-70.

68 Hanahan D, Weinberg RA. Hallmarks of cancer: the next generation. Cell. 2011 Mar 4;144(5):646-74.

69 Azra Raza,《The first cell》, Basic Books, p13.

70 데이비드 크리스천, 신시아 브라운, 크레이그 벤저민,《빅히스토리》, 웅진지식하우스, p70.

71 김성구,《아인슈타인과 우주적 종교》, 불광출판사, p152.

72 데이비드 크리스천, 신시아 브라운, 크레이그 벤저민,《빅히스토리》, 웅진지식하우스, p82.

73 데이비드 크리스천, 신시아 브라운, 크레이그 벤저민,《빅히스토리》, 웅진지식하우스, p99~103 재구성.

74 찰스 코켈,《생명의 물리학》, 열린책들, p313.

75 권오식, 유민,《생명의 기원》, 계명대학교출판부, p67.

76 Woese, C. The universal ancestor. Proc. Natl Acad. Sci. USA 1998, 95(12), 6854-6859.

77 브라이언 그린,《엔드오브타임》, 와이즈베리, p135.

78 데이비드 크리스천, 신시아 브라운, 크레이그 벤저민,《빅히스토리》, 웅진지식하우스, p151.

79 Frum T, Ralston A. Cell signaling and transcription factors regulating cell fate during formation of the mouse blastocyst Trends Genet. 2015 ;31(7):402-10.

80 Harbitz TB, OA Haugen OA, Histology of the prostate in elderly men. A study in an autopsy series Acta Pathol Microbiol Scand A 1972;80(6):756-68.

81 에른스트 마이어,《진화란 무엇인가》, 사이언스북스, p196.

82 에른스트 마이어,《진화란 무엇인가》, 사이언스북스, p236

83 최재천,《다윈지능》, 사이언스북스, p93.

84 최재천,《다윈지능》, 사이언스북스, p104.

85 슈테판 클라인,《우리가 운명이라고 불렀던 것들》, 포레스트북스, p118.

86 브라이언 그린,《엔드오브타임》, 와이즈베리, p151.

87 에드워드 윌슨,《지구의 정복자》, 사이언스북스, p104.

88 린 마굴리스, 도리언 세이건,《마이크로 코스모스》, 김영사 p293.

89 데즈먼드 모리스,《털 없는 원숭이》, 문예춘추사, p104.

90 Hu W et al. Genomic inference of a severe human bottleneck during the Early to Middle Pleistocene transition Science 2023(6661):979-984.

91 폴 너스,《생명이란 무엇인가》, 까치, p87.

92 캣 아니,《이기적 몬스터》, 현암사, p364.

93 캣 아니,《이기적 몬스터》, 현암사, p367.

94 de Visser KE, Joyce JA. The evolving tumor microenvironment: From cancer initiation to metastatic outgrowth. Cancer Cell. 2023;41(3):374-403.

95 Grunewald TG et al. Understanding tumor heterogeneity as functional compartments--superorganisms revisited. J Transl Med 2011;9:79.

96 Paget S. The distribution of secondary growths in cancer of the breast. Lancet. 1889; 133: 571-573.

97 Langley RR, Fidler IJ. The seed and soil hypothesis revisited - the role of tumor-stroma interactions in metastasis to different organs. Int J Cancer. 2011; 128(11): 2527 - 2535.

98 폴 너스, 《생명이란 무엇인가》, 까치, p215.

99 폴 너스, 《생명이란 무엇인가》, 까치, p79.

100 싯다르타 무케르지, 《암 : 만병의 황제의 역사》, 까치, p374.

101 Li MC, Hertz R, Bergenstal DM. Therapy of choriocarcinoma and related trophoblastic tumors with folic acid and purine antagonists. N Engl J Med 1958; 259: 66 - 74.

102 제이슨 펑, 《암코드》, 한솔출판사, p136.

103 제이슨 펑, 《암코드》, 한솔출판사, p160.

104 린 마굴리스, 도리언 세이건, 《마이크로 코스모스》, 김영사, p202~203.

105 Helander HF, Fändriks L Surface area of the digestive tract - revisited. Scand J Gastroenterol. 2014;49:681 - 689.

106 Sender R and Milo R. The distribution of cellular turnover in the human body. Nature Medicine 2021;27;45 - 48

107 The Biology of Cancer 2nd edition, Robert A Weinberg, Garland Science, p46

108 https://www.hankookilbo.com/News/Read/A2021011018550004789

109 https://www.hani.co.kr/arti/society/labor/1102747.html

110 https://www.khan.co.kr/national/national-general/article/202405070600021

111 조지 존슨, 《암 연대기》, 어마마마, p307.

112 제이슨 펑, 《암코드》, 한솔 출판사, p142.

113 박주영, 《법정의 얼굴들》, 모로, p162.

114 네사 케리, 《정크DNA》, 해나무, p15.

115 빌 브라이슨, 《거의 모든 것의 역사》, 까치, p396.

116 김상욱, 《하늘과 바람과 별과 사람》, 바다출판사, p246 내용 재구성.

117 빌 브라이슨, 《거의 모든 것의 역사》, 까치, p397.

118 Pray L. DNA Replication and Causes of Mutation. Nature Education 2008,1(1):214.

119 린 마굴리스, 도리언 세이건, 《마이크로 코스모스》, 김영사, p79.

120 Sender R, Milo R. The distribution of cellular turnover in the human body Nat Med. 2021;27(1):45-48.

121 The Biology of Cancer 2nd edition, Robert A Weinberg, Garland Science, p43.

122 Sender R, Milo R. The distribution of cellular turnover in the human body Nat Med. 2021;27(1):45-48

123 Tomasetti C, Li L, Vogelstein B, Stem cell divisions, somatic mutations, cancer etiology, and cancer prevention. Science. 2017;355(6331):1330-1334.

124 Couzin-Frankel J. The bad luck of cancer, Science, 2015, 347(6217),12.

125 Weinberg CR, Zaykin D. Is bad luck the main cause of cancer?. J Natl Cancer Inst. 2015;107(7):djv125, Tomasetti C, Li L, Vogelstein B, Stem cell divisions, somatic mutations, cancer etiology, and cancer prevention. Science. 2017;355(6331):1330-1334. Perduca V, Alexandrov LB, Kelly-Irving M, et al. Stem cell replication, somatic mutations and role of randomness in the development of cancer. Eur J Epidemiol. 2019;34(5):439-445.

126 싯다르타 무케르지, 《암 : 만병의 황제의 역사》, 까치, p158.

127 이일하, 《생물학 산책》, 궁리, p45.

128 정우현, 《생명을 묻다》, 이른비, p75.

129 The Biology of Cancer 2nd edition, Robert A Weinberg, Garland Science, p514.

130 Meadow JF, Altrichter AE, Green JL, Mobile phones carry the personal microbiome of their owners. Peer J. 2014:2:e447.

131 Winnick M. Putting a Finger on Our Phone Obsession. Descout report https://blog.dscout.com/mobile-touches (2016).

132 Olsen M, Nassar R, Senok A et al. Mobile phones are hazardous microbial platforms warranting robust public health and biosecurity protocols. Sci Rep. 2022;12(1):10009.

133 샘 해리스, 《나는 착각일 뿐이다》, 시공사, p116.

134 Cristina M. Alberini CM, Travaglia A. Infantile Amnesia: A Critical Period of

Learning to Learn and Remember. J Neurosci. 2017; 37(24): 5783 - 5795.

135 샘 해리스,《나는 착각일 뿐이다》, 시공사, p118.

136 마이클 셔머,《천국의 발명》, 아르테, p217.

137 마이클 셔머,《천국의 발명》, 아르테, p255.

138 유호종,《철학자의 우주 산책》, 필로소피, 전자책 38퍼센트.

139 T Shin T, Kraemer D, Pryor J, et al. A cat cloned by nuclear transplantation Nature. 2002; 415 (6874): 859.

140 https://v.daum.net/v/20240316131301286

141 한요셉, 60세 정년 의무화의 영향: 청년 고용에 미치는 영향을 중심으로, 정책연구 시리즈 2019-13. 서울: 한국개발연구원 2019

142 김윤수,《불교는 무엇을 말하는가》, 한산암, p71.

143 샘 해리스,《나는 착각일 뿐이다》, 시공사, p122.

144 샘 해리스,《나는 착각일 뿐이다》, 시공사, p171.

145 샘 해리스,《나는 착각일 뿐이다》, 시공사, p134.

146 김윤수,《불교는 무엇을 말하는가》, 한산암, p67.

147 김범석,《어떤 죽음이 삶에게 말했다》, 흐름출판, p52-55 내용 재구성.

148 https://www.donga.com/news/Opinion/article/all/20220311/112279061/1

149 셔윈 눌랜드,《사람은 어떻게 죽음을 맞이하는가》, 세종, p79.

150 https://www.icd10data.com/ICD10CM/Codes/M00-M99/M60-M63/M62-/M62.84

151 셔윈 눌랜드,《사람은 어떻게 죽음을 맞이하는가》, 세종, p99.

152 마이클 셔머,《천국의 발명》, 아르테, p385.

153 유시민,《문과 남자의 과학 공부》, 돌베개, p125.

154 전현수,《초기불교 32강》, 불광출판사, p119.

155 전현수,《초기불교 32강》, 불광출판사, p138.

156 P van Lommel, R van Wees, V Meyers et al. Near-death experience in survivors of cardiac arrest: a prospective study in the Netherlands. Lancet. 2001;358(9298):2039-45.

157 Jang J, Park SY, Kim YY et al. Risks of suicide among family members of suicide victims: A nationwide sample of South Korea. Front Psychiatry. 2022;13:995834.

158 Liu ITT, Kesselheim AS, Cliff ERS. Clinical Benefit and Regulatory Outcomes

of Cancer Drugs Receiving Accelerated Approval. JAMA. 2024 Apr 7:e242396.

159 Pasquier E, Kavallaris M, André N, Metronomic chemotherapy: new rationale for new directions. Nat Rev Clin Oncol. 2010;7(8):455-65.

160 Gatenby RA, Silva AS, Gillies RJ et al. Adaptive therapy. Cancer Res. 2009;69(11):4894-903.

161 캣 아니,《이기적 몬스터》, 현암사, p357.

162 고윤석 외,《죽음학 교실》, 허원미디어, p140.

163 싯다르타 무케르지,《암 : 만병의 황제의 역사》, 까치, p253.

164 Manterola C, Vial M, Moraga J et al. Analgesia in patients with acute abdominal pain. Cochrane Database Syst Rev. 2011:(1):CD005660.

165 싯다르타 무케르지,《암 : 만병의 황제의 역사》, 까치, p253.

166 https://www.economist.com/news/2010/07/14/quality-of-death

167 https://impact.economist.com/perspectives/health/2015-quality-death-index

168 http://www.hitnews.co.kr/news/articleView.html?idxno=52577

169 https://www.seoul.co.kr/news/society/accident/2023/10/12/20231012500173

170 https://www.seoul.co.kr/news/plan/euthanasia/2019/03/12/ 20190312009006

171 Keam B, Oh DY, Lee SH, Aggressiveness of cancer-care near the end-of-life in Korea. Jpn J Clin Oncol. 2008;38(5):381-6, Kim JS, Lee SY, Lee MS, et al. Aggressiveness of care in the last days of life in the emergency department of a tertiary hospital in Korea. BMC Palliat Care. 2022 Jun 7;21(1):105.

172 Choi Y, Keam B, Kim TM, et al. Cancer Treatment near the End-of-Life Becomes More Aggressive: Changes in Trend during 10 Years at a Single Institute. Cancer Res Treat. 2015 Oct;47(4):555-63.

173 Lehallier B, Gate D, Schaum N. et al. Undulating changes in human plasma proteome profiles across the lifespan. Nat Med. 2019;25(12):1843-1850.

174 He C, Sumpte R, Levine B. Exercise induces autophagy in peripheral tissues and in the brain. Autophagy. 2012 Oct 1; 8(10): 1548-1551.

175 https://www.cancer.gov/about-cancer/causes-prevention/risk/obesity/physical-activity-fact-sheet

176 https://www.korea.kr/briefing/policyBriefingView.do?newsId=148784251&tongYeog=Y&pageIndex=&startDate=2022-06-19&endDate=2023-06-

19&srchWord=

177 http://m.yakup.com/news/index.html?mode=view&cat=11&nid=286070

178 http://www.kdca.go.kr/contents.es?mid=a20205010601

179 Kim SR, Kim OK, Yun KE, et al. Socioeconomic factors associated with initiating and quitting cigarette smoking among Korean men. Korean J Fam Med 2009;30(6):415-425.

180 https://news.kbs.co.kr/news/pc/view/view.do?ncd=3632618

181 https://www.joongang.co.kr/article/23981719#home

182 https://www.chosun.com/opinion/every_single_word/2021/03/17/ZIBAAP6JUVHLPMCCYEP4DTIGGI/

183 카를로 로벨리, 《시간은 흐르지 않는다》 쌤앤파커스, p180.

184 카를로 로벨리, 《만약 시간이 존재하지 않는다면》, 쌤앤파커스, p170.

185 카를로 로벨리, 《만약 시간이 존재하지 않는다면》, 쌤앤파커스, p144.

186 동아일보칼럼 재구성 https://www.donga.com/news/Opinion/article/all/20220401/112640394/1

187 김범석, 《천국의 하모니카》, 휴먼앤북스, p220.

188 리사 배럿, 《감정은 어떻게 만들어지는가》, 생각연구소, p22~23.

189 리사 배럿, 《감정은 어떻게 만들어지는가》, 생각연구소, p279.

190 리사 배럿, 《감정은 어떻게 만들어지는가》, 생각연구소, p268.

191 김주환, 《내면 소통》, 인플루엔셜, p588~589 재구성.

192 박주영, 《법정의 얼굴들》, 모로, p234.

193 프란츠 카프카, 《꿈같은 삶의 기록》, 솔, p427.

194 윤은주, 《한나 아렌트의 예루살렘의 아이히만 읽기》, 창미디어, p110.

195 김범석, 《어떤 죽음이 삶에게 말했다》, 흐름출판, p177.

196 전현수, 《생각사용설명서》, 불광출판사, p45.

197 전현수, 《생각사용설명서》, 불광출판사, p57.

198 전현수, 《생각사용설명서》, 불광출판사, p52.

199 전현수, 《생각사용설명서》, 불광출판사, p35.

200 전현수, 《정신과 의사가 들려주는 초기불교 31강》, 불광출판사 p376.

201 H Jeon. Buddhist psychotherapeutic approach to suicide. Korean Journal of Meditation in Medicine 2024;4(1):48-55.

202 기시미 이치로, 고가 후미타케, 《미움 받을 용기》, 인플루엔셜, p217.

죽음은 직선이 아니다

초판 1쇄 인쇄 2024년 12월 18일
초판 1쇄 발행 2025년 1월 3일

지은이 김범석
펴낸이 유정연

이사 김귀분
책임편집 신성식 **기획편집** 조현주 유리슬아 서옥수 황서연 정유진 **디자인** 안수진 기경란
마케팅 반지영 박중혁 하유정 **제작** 임정호 **경영지원** 박소영 **일러스트** 김윤경 **교정교열** 허지혜

펴낸곳 흐름출판(주) **출판등록** 제313-2003-199호(2003년 5월 28일)
주소 서울시 마포구 월드컵북로5길 48-9(서교동)
전화 (02)325-4944 **팩스** (02)325-4945 **이메일** book@hbooks.co.kr
홈페이지 http://www.hbooks.co.kr **블로그** blog.naver.com/nextwave7
출력·인쇄·제본 삼광프린팅(주) **용지** 월드페이퍼(주) **후가공** (주)이지앤비(특허 제10-1081185호.)

ISBN 978-89-6596-682-1 03510